HEYNE<

W0180040

Das Buch

Es gibt zum Thema »Süskind« und seinem Roman »Das Parfum« eine Fülle an Rezensionen, Aufsätzen und wissenschaftlichen Untersuchungen, allerdings fehlte bislang eine umfassende Darstellung, die diesen Jahrhundertroman mit breiter Perspektive aufarbeitet und dabei sowohl dem Kenner des Romans wie auch einem Publikum, das an das Buch und den Film herangeführt werden will, so viel Lese- und Erkenntnisvergnügen bereitet. Dieses Buch bietet zudem eine Biographie des scheuen Schriftstellers – und sie steckt voller überraschender Einsichten. Verbunden wird die Lebensgeschichte eines Dichters, der sich die Welt vom Leibe hält, mit einer Reise in die Welt der schönen Düfte, der Parfums, die unser Leben mehr denn je begleiten und bestimmen.

Zum Autor

Dr. Alexander Kissler hat Germanistik und Geschichte studiert. Er war von 1999 bis 2001 Mitarbeiter im Feuilleton der »Frankfurter Allgemeinen Zeitung«. Seit 2002 ist er Kulturjournalist bei der »Süddeutschen Zeitung«. Er hat mehrere Sachbücher verfasst.

Carsten S. Leimbach (M.A.) studierte Germanistik und Philosophie und leitet seit 2003 die Lektorats- und Literatur-Agentur Marburg.

Alexander Kissler / Carsten S. Leimbach

Alles über Patrick Süskinds Das Parfum

WILHELM HEYNE VERLAG
MÜNCHEN

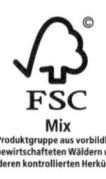

FSC

Mix
Produktgruppe aus vorbildlich
bewirtschafteten Wäldern und
anderen kontrollierten Herkünften

Zert.-Nr.SGS-COC-1940
www.fsc.org
© 1996 Forest Stewardship Council

Verlagsgruppe Random House FSC-DEU-0100
Das für dieses Buch verwendete FSC-zertifizierte Papier
München Super liefert Mochenwangen.

Vollständige Taschenbuchausgabe 10/2006
Copyright © by Alexander Kissler und Carsten S. Leimbach
Copyright © 2006 by Wilhelm Heyne Verlag, München,
in der Verlagsgruppe Random House GmbH
Printed in Germany 2006
Umschlagillustration und Umschlaggestaltung:
© Nele Schütz Design, München
Satz: Buch-Werkstatt GmbH, Bad Aibling
Druck und Bindung: GGP Media GmbH, Pößneck
ISBN-10 : 3-453-81809-9
ISBN-13: 978-3-453-81809-1

http://www.heyne.de

Danksagung:
Danken heißt etymologisch »in Gedanken« halten. In diesem Sinne danke ich Kathrin Schmölzer für unvoreingenommene Lektüre und kritische Hinweise, Frank Kaufmann für immer offene Gespräche und mentale Förderung und schließlich Jutta M. Berth für so viele kontemplative Momente und stets konstruktive Diskussionen.
Carsten S. Leimbach. Marburg, Juli 2006.

Patrick Süskinds *Das Parfum*.
Der Film – Das Buch – Der Autor

Anstatt einer Einführung:

Die Kopfnote

Es gibt im 20. Jahrhundert zwei entscheidende, zwei epochale Entdeckungen in der Welt des schönen Duftes: »Chanel No. 5« im Jahre 1921 und Patrick Süskinds »Parfum« von 1985. Für den vielleicht erfolgreichsten Duft aller Zeiten sorgt im ersten Fall Marilyn Monroe, die auf die Frage, was sie denn nachts anhabe, seidenweich erklärt: »Nur das Radio und ein paar Tropfen ›Chanel No. 5‹.« Damit ist die Forderung Coco Chanels erfüllt, die Anfang der zwanziger Jahre die Idee verwirklichte, »ein Parfum für Frauen zu kreieren, das wie eine Frau riecht«. Einen Duft, der zeitlose Weiblichkeit repräsentiert. Und noch mehr ist ihr gelungen: Die Frau jeder Herkunft kann mit diesem Duft teilhaben an einem Lebensstil, am Traum von Urbanität und kultiviertem Leben, von Schönheit und sinnlicher Anziehungskraft. Zumindest im Duft, der eben nicht mehr riecht nach Veilchen, Jasmin oder Rosen, sondern ganz eigen, nach Chanel eben, kann dieser Traum für einen flüchtigen Moment wahr werden.

Im zweiten Fall gelingt Patrick Süskinds Held Jean-Baptiste Grenouille eine wirkliche Sensation. Der Traum, der hier geträumt wird, ist überirdisch und riecht nach vollendetem Glück. Jean-Baptiste

Grenouille kreiert ein Parfum, das die Menschen einander lieben lässt, über Schranken und Unterschiede hinweg. Nur ein paar Tropfen seines Duftes, und die Menschen sind von einer Hingabe und Begierde beseelt, die über die Anziehungskraft der Monroe hinausgeht. Von der Entdeckung und Entstehung dieses Traums soll hier erzählt werden. Er beginnt Anfang der achtziger Jahre, als sich eine Literaturagentin anschickt, das Manuskript ihres Schulfreunds auf Reisen, sprich: in die Verlagswelt zu schicken. Doch weil jede große Idee sich ihren Weg erst suchen muss, erntet die Agentin statt eines Vertrags nur Absagen: Dieses Manuskript da, hieß es unisono aus den Lektoraten, könne man dem deutschen Publikum nicht zumuten, das Thema sei asozial und unmoralisch. Wie man daraus einen Erfolg machen solle, sei vollkommen schleierhaft.

So erhält die Agentin Absagen über Absagen und Einheitsbescheide über Einheitsbescheide. Ihrer Ausdauer, ihrem Beharrungsvermögen und eben ihrem Glauben an die gute Nase des Lese-Publikums für das »Parfum« ist es zuzuschreiben, dass ein Schweizer Verleger sich des Manuskripts annimmt. Daniel Keel ist bereit, das Buch in einer kleinen Startauflage zu drucken und es dem Publikum entgegen den Vorbehalten seiner deutschen Kollegen zuzumuten. Dass unsere Agentin, die gerade dabei ist, ihre eigene Agentur zu gründen, keinen Vertrag mit dem Autor abschließt, ist für sie zu diesem Zeitpunkt zweitrangig, wird später aber zu ihrem Verhängnis. Der Roman »Das Parfum« des bis dahin eher unbekannten Patrick Süskind erscheint im Jahr 1985, und was nun folgt, kann zu diesem Zeitpunkt niemand ahnen: Das Buch verkauft sich allein zehn Millionen Mal als Hardcover und ist über neun Jahre lang auch nur als solches zu erhalten. Dann erst, im Jahre 1999, folgt eine Taschenbuchausgabe, von der bis 2005 weitere geschätzte 15 Millionen Exemplare verkauft werden. Ein Ende des Booms ist nicht abzusehen.

Das Buch gehört, ähnlich wie »Chanel No. 5« in seiner Branche, mittlerweile längst nicht nur zu den Klassikern der deutschen Literatur, sondern ist der erfolgreichste deutsche Roman aller Zeiten. Die Macher der großen Verlagshäuser in Deutschland zeigten offenbar keine Nase für den Publikumsgeschmack und auch nicht für den Erfolg. Das deutsche und internationale Publikum hingegen schon – es ist süchtig geworden nach dem Duft der Liebe, nach dem Odeur des Romans.

Warum aber wurde der Roman so populär, dass nun eine Verfilmung entstand, die die bisherigen Zuschauerrekorde des deutschen Kinos brechen soll? Dieser Frage wollen wir nachspüren. Deshalb laden wir zu einer doppelten Reise ein: Einmal wandern wir durch die bunte Welt des postmodernen Erzählens am Beispiel des »Parfums«. Wir lernen den scheuen Autor kennen, sein Werk, seine Ängste, seinen familiären und kulturellen Hintergrund. Wir begegnen den Personen und Figuren, die für sein Leben und sein Schreiben entscheidend sind. Wir treffen auf die Macher des Films, die Düfte in Bilder übersetzen wollen.

Und dann unternehmen wir eine sinnliche Erlebnisreise durch bedeutende Parfümerien, die zugleich eine Reise durch die vielfältige Welt der Düfte ist, immer auf den Spuren des Süskind'schen Romanhelden. Wer den Duft von Chanel wahrnimmt, der atmet nichts weniger

11

als die Frau selbst, und wer den Duft der Liebe entdecken will, der wird nunmehr eingeladen zur *Tour de
Fragrance*. Die Reise führt in die Stadt der Städte, Paris,
ins ländliche Montpellier und schließlich ins Mekka der
Düfte, nach Grasse. Atmen wir also tief ein, atmen wir
tief und langsam und machen uns auf in die duftenden
Welten des »Parfums«.

Die Herznote

Erste Spuren: Ein Welterfolg und seine Geheimnisse

Sein Name ist Frosch, Johann Baptist Frosch, und seit er am 16. Oktober 1984 die Bühne der Weltliteratur betrat, bekommt die Welt nicht genug von ihm. Der Frosch, französisch: Grenouille, mit dem frommen Namen, dieser Jean-Baptiste Grenouille, ist eher ein Tier als ein Mensch, mehr ein Monster, ein Vampir, denn ein Held. Und ein Mörder, ein Serienkiller ist er obendrein. Jungfrauen, sechsundzwanzig an der Zahl, meuchelt er nieder. Er redet kaum, denkt wenig und kommt bestialisch zu Tode. Nichts bleibt übrig von ihm, nachdem die Mädchen tot und die Morde vergessen sind. Warum nur hat die Welt das gewissenlose Scheusal so sehr ins Herz geschlossen, dass sie seine Lebensgeschichte Millionen Mal kaufte? In über fünfzig Ländern, dies- und jenseits des Äquators?

Sein Name ist Süskind, Patrick Süskind, und seit er am 26. März 1949 das Licht der Welt erblickte, will er sich die Welt vom Leibe halten. Er selbst hat diese Formulierung geprägt, ohne sie auf sich zu beziehen. Vieles jedoch, fast alles spricht dafür, dass damit das Selbst- und Weltbild des Patrick Süskind beschrieben ist. Der scheue Autor aus Ambach am Starnberger See lässt nichts unversucht, um falsche Fährten zu legen. Er ist ein Meister des Schweigens und ein Genie der

Maskerade. Doch wie schon im Fall seines Romanhelden Jean-Baptiste Grenouille lässt die Welt sich
nicht abschütteln. Sie quillt hervor noch aus den kunst-
vollsten Ablenkungsmanövern, sie ist der verborgene,
aber bei weitem nicht unauffindbare Schlüssel zu den
Rätseln und Legenden, die »Das Parfum« umstellen.
Dieses Buch erzählt von den richtigen Spuren hinter
den falschen Fährten. Wir erzählen von den Welten des
Autors und seines geliebten Ungeheuers – und von der
Welt dahinter, dem Kosmos der Bücher und dem ver-
führerischen Reich der Düfte.

Eng sind diese Welten verwoben. Wer sich mit ihnen
beschäftigt, stößt immer wieder auf das vermeintliche
Ur-Mysterium aller kleinen und großen Geheimnisse,
die zum enormen Erfolg des »Parfums« beitragen,
den Autor. In der Regel heißt es: Wenig sei über ihn
bekannt, kaum jemand kenne ihn, und wer ihn kenne,
der schweige, ja der müsse schweigen, weil ihm sonst
»der Patrick«, genannt »Petzi«, die Freundschaft kün-
dige. So ist es aber nicht. Keine Verschwörung findet
da statt, keine (oder nur eine kleine) Bruderschaft des
Schweigens hat der ehemalige Geschichtsstudent aus
der Taufe gehoben. Wer sein Umfeld befragt, bekommt
erstaunlich detaillierte Auskünfte aus einem teils hoch-
komplexen, teils sympathisch bodenständigen Dichter-
dasein. Allein damit ließe sich die zwar lückenhafte,
doch ungemein spannende Chronik eines Welterfolgs
schreiben.

Die Lücken, die das Leben noch lässt, beginnen sich
zu schließen, untersucht man sodann die verschiedenen Textwelten des Patrick Süskind. An sehr vielen, oft
entlegenen Stellen hat der Autor von sich und seinem

Schreiben gesprochen. Nie geschah dies in enthüllender Absicht, nie wollte er sich öffentlich erklären. Die Hinweise aber ergeben in der Summe ein stimmiges Porträt. Es könnte den Titel tragen: Patrick Süskind und wie er vergeblich die Welt floh. Warum will er die Welt und die Menschen meiden? Er sagt es uns selbst: Aus Angst, aus panischer Angst. Angst aber wovor? Aus Angst vor Enttäuschung, Angst vor Unordnung, Angst vor Kontrollverlust, Angst vor dem Untergang in der Masse. Es sind also die Ängste des spätmodernen Menschen, die Ängste des 20. und des 21. Jahrhunderts, die das Süskind'sche Schreiben explosionsartig in Gang brachten und die es nun ins Verstummen führten.

Neben den Textwelten und dem Umfeld aus nahen und fernen Bekannten wurde eine weitere, ganz entscheidende Bedingung auch dieses Schreibens bisher übersehen: der familiäre Hintergrund. Patrick Süskind wurde in eine Welt hineingeboren, die ganz aus Geist und Sprache bestand. Er ist der Sohn des einst sehr berühmten Schriftstellers, Journalisten, Übersetzers und Kulturkritikers Wilhelm Emanuel Süskind. Patrick Süskinds Weg zum Dichter ist die Verwirklichung des väterlichen Lebenstraums, die dem Sohn gelang, indem er gegen den Vater rebellierte. Auch von diesem verschlungenen Pfad werden wir erzählen.

Im umfangreichen, weithin vergessenen Werk des Vaters findet sich sogar die Beschreibung einer folgenreichen Geburt: »Mein jüngster Sohn«, schreibt Wilhelm Emanuel Süskind, kam »auf einem Halbjahresband der Wirtschaftszeitung zur Welt, den man der Mutter zu ihrer Bequemlichkeit unterschob. Die Hoffnung, dass er davon ein kaufmännisches Genie werden könnte, ist mir lieb.« Den Aufstieg des Jüngsten zum Buchmillionär erlebte der Vater nicht. Er starb bereits 1971, im Alter von siebzig Jahren. Patrick Süskind studierte gerade Geschichte in München. Nicht im Entferntesten zu ahnen war damals, dass der Student schon die Idee zu einem Roman in sich trug, der ihm schließlich geschätzte zwanzig Millionen Euro Einnahmen bescherte – ohne ein kaufmännisches Genie zu sein.

»Ich kenne Menschen, in denen steckt ein ganzes Universum, unermesslich. Aber herauskriegen tut man es nicht. Ums Verrecken nicht.« Mit dem 1981 uraufgeführten Ein-Personen-Stück »Der Kontrabass« begann die Popularität des zuvor unbekannten Gelegenheitsschriftstellers – fast über Nacht. Der Kontrabassist flieht vor dem »barbarischen Lärm« in ein Schallschutzzimmer, »doppelt und innen versteppt«, das ihm Lebensraum, Übungszimmer und Stätte seiner Einsamkeit wird. Er selbst aber ist keineswegs ein solches fugendicht verschlossenes Universum. Er redet viel und redet elegant, und auch wo er sich in Posen gefällt, spricht er, verschlüsselt, von sich. Ähnlich verhält es sich mit dem Autor. Patrick Süskind, sein Leben und sein Schreiben mögen ein Buch mit sieben Siegeln sein. Die meisten Siegel aber lassen sich öffnen.

Nicht verschweigen wollen wir, dass auch am Anfang dieses Buches eine Absage stand. Unser Versuch, den Autor zur direkten Auskunft zu bewegen, erntete ein promptes und sehr höflich begründetes Schweigen. Patrick Süskind ließ auf einem Papierbogen ohne Absenderangabe, in schöner, akkurater Schreibschrift aus dunkelblauer Tinte wissen: Er könne »wirklich nicht behilflich sein. Die Sache, um die es geht, liegt

Dezennien zurück, und ich habe mit ihr nichts mehr zu tun – noch weniger mit dem Film, der nun daraus entsteht.« Durchaus überzeugen kann die Argumentation. Über zwanzig Jahre sind seit der Veröffentlichung des »Parfums« vergangen. Die Zustimmung zu Bernd Eichingers und Tom Tykwers Verfilmung soll eher eine Kapitulation vor dem Unvermeidlichen denn ein freudiges Ja gewesen sein. Doch schon Anfang 1985, im Erscheinungsjahr des »Parfums«, erklärte Patrick Süskind der »Schweizer Illustrierten«: Das ganze Buch sei bereits jetzt für ihn »erledigt«. Woraus wohl folgt: Hier bleibt einer sich auf ganz rare Weise treu bis zur Selbstverleugnung.

Eine Absage nach der anderen haben Dutzende von Journalisten in mindestens zwei Dezennien erhalten. Nachweislich gesprochen hat er 1981 mit der Münchner »Abendzeitung«, 1985 mit der »Schweizer Illustrierten«, 1986 mit der »International Herald Tribune« und dem »Corriere della Sera«. Deutschland, die Schweiz, Italien und der angelsächsische Raum wurden also je einmal ins Vertrauen gezogen. Fotos von diesen Zusammentreffen gibt es nicht. Die Texte, die daraus entstanden sind, erhellen wenig – mit Ausnahme des klugen Porträts, das in der »New York Times« und der »International Herald Tribune« publiziert wurde. Es wird uns noch beschäftigen, da es einen zentralen Baustein liefert zur Deutung des »Parfums«.

Wer eine Absage erhält, kann versuchen, sie zum Reden zu bringen. Angeblich birgt die Handschrift den ganzen Menschen. Ein Reporter des »Playboy« ging deshalb im Frühling des Jahres 1988, den achtzeiligen Brief aus München in Händen, zu einem Graphologen.

Dieser beugte sich über den Fluss der Buchstaben, bestaunte die energischen Ab- und Aufschwünge, blau auf weiß auch hier, und berichtete dem Reporter, was dieser wie folgt an die Leserschaft weiterleitete: »Dieser Süskind simuliert nur, scheu zu sein. ›Im Grunde seines Wesens ist der Schreiber kein ausgesprochen verschlossener Mensch.‹ Aber stur. ›Ihm sind mehr zweckrationale, auch ökonomische Gesichtspunkte im Handeln zu eigen. Er möchte im Beruf weiterkommen, der mit gesellschaftlichen und anerkennenden Erfolgserlebnissen zusammenhängt.‹ Aus der schrägen Schreibe spürt der Psychologe, Patrick Süskind sei ›mit seiner gegenwärtigen Situation nicht voll zufrieden. Er strebt nach Selbstverwirklichung, bringt Dinge voran, hofft in der Erfüllung zukünftiger Pläne angemessenen Ausgleich zu finden, stellt dabei das Gemüthafte beziehungsweise emotionale Bedürfnisse zurück.‹«

So, so, denkt der »Playboy«-Leser. Dann ist Patrick Süskind ein Mensch wie Millionen andere auch. Er hat Pläne, er ist nicht ganz oder nicht immer zufrieden, er mag den Erfolg. Gewonnen ist damit nichts. Gerade im sattsam Bekannten, gänzlich Überraschungslosen, im durch und durch Durchschnittlichen droht der Autor zu verschwinden. Zählt sogar seine Handschrift zu dem, was Wilhelm Emanuel Süskind einmal die »individuelle Maske« der Persönlichkeit nannte? Gibt es da nichts wirklich Einmaliges? Doch, natürlich: Es gibt das einmalige Kunstwerk namens »Das Parfum«, und es gibt einen einmaligen Lebenslauf. Ob sich dahinter, als Motor, »auch ökonomische Gesichtspunkte« verbergen, ob des Vaters Hoffnungen auf ein »kaufmännisches Genie« doch in Erfüllung gingen, ist eine der wenigen Fragen, die tatsächlich nicht zu beantworten sind.

Auf den ersten Blick eine ebenso schwierige Frage zu sein scheint jene nach den Gründen der Einmaligkeit. Geschätzte dreißig Millionen Leser weltweit und nun auch viele Millionen Kinobesucher erfreuen sich an einem Werk, das objektiv einmalig ist. Noch nie hat jemand zuvor die Geschichte eines Mörders erzählt, der zugleich Künstler ist und Handwerker und der beide Talente einsetzt, um das perfekte Parfum zu schaffen. Diese Mischung aus Gewalt und Erotik, aus schönen Mädchen und betörenden Düften, aus Flieder, Rosmarin, Angstschweiß und Blut hat einzig und allein Patrick Süskind ersonnen und so überaus elegant formuliert. Alle Strategien der Interessenschürung durch Absonderung und Schweigen – so es überhaupt Strategien sind und nicht Notwendigkeiten aus Angst – wären bizarr, sinnlos, deplatziert bei einem Werk, über das die Welt achselzuckend hinweggeht. Das Schweigen mag, wie ein Literaturwissenschaftler schrieb, die »Aura der Exklusivität verstärken«; es kann diese Aura aber nicht schaffen. »Das Parfum« als Romanereignis ist wirklich und wahrhaftig exklusiv. Es ist eine Welt für sich, anmutig, brutal, künstlich und kunstvoll. Ein schwarzes Paradies, fast ganz ohne Luft und Liebe.

Ebendiese wunderbar parfümierte, pardon: erzählte Mischung zieht fast jeden in den Bann. Was verbindet den Fußballprofi Sascha Rösler und die Olympiasiegerin Heike Drechsler, den Eishockey-Nationalstürmer Andreas Morczinietz und das ehemalige Model Diane Kruger, den Lebemann Rolf Eden und den Manager

Walter Steinbach, Joachim Kaiser und Marcel Reich-Ranicki und Kurt Cobain? Sie alle haben »Das Parfum« sehr, sehr gerne gelesen. Kurt Cobain widmete dem Leben und Sterben Jean-Baptiste Grenouilles auf dem letzten »Nirvana«-Album »In Utero« sein zornigstes Lied. Dreieinhalb Minuten lang schrie Kurt Cobain sich die Seele aus dem Leib, fasste Grenouilles Lebensekel in zwei Worte. »Go away!«, »Haut ab!«, lautet der Refrain von »Scentless apprentice«. Grenouille ist dieser »geruchlose Geselle«, dem sich Kurt Cobain laut eigener Aussage verbunden fühlte: »Ich hatte sehr ähnliche Gefühle. Ich wollte so weit weg von den Menschen sein wie nur möglich. Schon ihr Geruch stieß mich ab.« Am 8. April 1994 setzte sich Kurt Cobain das Gewehr an die Schläfe. Mit einem Knalleffekt und ganz freiwillig verließ er diese ungastliche Welt – wie der lebensmüde Parfümeur, der sich auflöst ins Nichts, der eingeht in gierige, fremde Körper, gleich seinen Schöpfungen, den zwischen Schulterblatt und Schlüsselbein spurlos verschwebenden Düften.

Dass dieser Grenouille trotz aller seelischen Defekte ein begnadeter Duftmischer ist, sorgt nicht nur für eine große Fallhöhe. Das fortwährende Nebeneinander von Genie und Verkommenheit, von – nicht nur moralischem – Gestank und Wohlgeruch, Schmutz und Reinheit bildet das Bauprinzip des »Parfums«. Hier trifft effektvoll aufeinander, was oft streng geschieden ist, hier schlagen die Kontraste Funken. Die Lust am Gegensätzlichen treibt die Erzählung bis zum apokalyptischen Ende. Deshalb wäre ein Buch über dieses Gesamträtselwerk aus Erfindung und Erfahrung unvollständig, würde nicht auch dieser Lebenskreis ausgeschritten: die Moderne als eine Welt, in der man nicht mehr stinkt, sondern die selbst schon duftet. Mit Amber und Moschus, mit Veilchen und Narzissen, mit Eau de Cologne und Acqua di Parma werden der Menschen Gerüche verdrängt.

Schuld daran ist vielleicht Monsieur Jean de Galimard, der 1747 eine der ersten Parfümerien in Grasse eröffnete – in jenem südfranzösischen Ort, in dem Jean-Baptiste Grenouille zur Lehre ging und dessen Aromen sich Patrick Süskind über Haut und Haar einst wehen ließ und der noch heute die Welthauptstadt der Düfte ist. Zwischen Rosen- und Lavendelfeldern entstanden dort erstmals Flüssigkeiten, die dank ihrer alkoholischen Basis festhalten, was sich zuvor jeder Verstetigung widersetzt hatte: die duftende Seele der Natur. In Grasse wanderte der unsichtbare, ungreifbare Duft, diese vergänglichste aller Erscheinungen, in Kolben, Tiegel, Gläser und konnte, fixiert und vertäut, die Reise antreten in ferne Regionen und fremde Zeiten.

Nie wieder wird es ein solches bestialisches Zugleich von »Pesthauch und Blütenduft« geben – so der Titel der »Geschichte des Geruchs« von Alain Corbin aus dem Jahre 1982 – wie in der vorrevolutionären Welt des 18. Jahrhunderts, die Patrick Süskind zugleich beschreibt und erfindet. Heute leben wir in einer Welt des Luchses. Wir werden permanent von künstlichen Gerüchen aus dem Chemielabor überschüttet. Sinnbild hierfür ist der sprichwörtlich pfiffige Luchs, auf Englisch *lynx*. So nennen die Werbestrategen der Firma Unilever ihren Verkaufsschlager, einen Duftcocktail für junge Briten. In Deutschland heißt dasselbe Deospray »Axe«. Den »Axe-Effekt« erläutert ein

Filmchen, das Anfang 2006 auf allen Fernsehkanälen zu sehen war.

In besagtem Werbespot läuft der anerkannt gut aussehende Jungschauspieler Ben Affleck durch die Straßen der Großstadt, um in einer luxuriösen Hotellobby zu enden. Jeden schmachtenden Blick, den eine Frau ihm schenkt, quittiert er mit einem klickenden Geräusch. In seiner Hand hält Affleck ein kleines Gerät, eine Art Stoppuhr mit vier Ziffern. Das Gerät hat den alleinigen Zweck, die Anzahl der schmachtenden Blicke festzuhalten. Als Ben Affleck die Lobby durchquert hat, lächelnd hier, lächelnd da, trifft er im Aufzug auf einen schmächtigen, unscheinbaren Liftboy. Dieser verbirgt das gleiche Gerät in seiner Hand. Die Großaufnahme bringt es an den Tag: Der Hollywoodstar wurde 103-mal angehimmelt, das Allerweltsgesicht hingegen 2372-mal. Das muss der »Axe«-Effekt sein. Der arme Ben duftet falsch.

Rührend naiv ist diese werbende Geschichte und rührend falsch. Tatsächlich gaben zur selben Zeit, im März 2006, britische Lehrer zu Protokoll: Unerträglich seien diese »Axe«- beziehungsweise »Lynx«-Duftmarken. Schon neunjährige Knaben griffen mit beiden Händen zum Deospray. Die Klassenzimmer seien kontaminiert, unterrichten könne man nur nach einer mehrminütigen Lüftung. Noch aus den unerwünschten Nebenwirkungen aber spricht die Macht der Düfte. Sie lassen niemanden gleichgültig, sie zwingen uns zur Wahrnehmung ihrer selbst. Und der Traum, der sich für den Liftboy verwirklicht, ist die harmlose Variante jenes Traums, der Jean-Baptiste Grenouille zum Mörder macht: dass die Welt den am meisten liebt, der am besten riecht.

Der moderne Mensch ist einerseits ein Opfer zunehmend penetranter, zunehmend einförmiger und stets künstlicher Duftattacken. Jeder Schaufensterbummel und jede Zugfahrt beschert extreme Dufterlebnisse in rascher Folge. Andererseits ist der Mensch unserer Tage weniger als irgendein Mensch vor ihm in der Lage, zur Welt ein riechendes Verhältnis zu entwickeln. Von den rund tausend Genen, die für die Wahrnehmung von Gerüchen zuständig sind, nutzt der Menschen nur noch ein Drittel, der Schimpanse immerhin das Doppelte. Vermutlich verstärken sich beide Entwicklungen gegenseitig: Je stärker das Riechvermögen verkümmert, desto massiver müssen die Düfte sich gebärden, damit sie uns noch erreichen; und je heftiger die Parfums uns bedrängen, desto schwächer wird die Nase. Irgendwann werden Weib und Mann in Duftwolken statt in Kleider gehüllt sein, und sie werden es kaum merken. Einen olfaktorischen Analphabetismus hält die Zukunft – vielleicht – bereit.

Insofern ist die Lektüre des »Parfums« auch ein nostalgisches Vergnügen. Patrick Süskind führt die Leser zurück in eine Gegenwart, da nicht entschieden war, wie der Kampf enden würde. Gerade eben, in Gestalt der Parfümeure von Grasse, erwuchs dem Gestank ein ebenbürtiger Gegner. Noch gab es beides, den technisch verfeinerten Blütenhauch und die Ausdünstungen der sterbenden Männer und der gebärenden Frauen und der verwesenden Tiere, gab es Kot und Abfall und Spezerei. Der Gestank war im Vorteil. Er hatte die Rechte des Älteren. Jahr um Jahr aber schloss der Kreis sich enger, und irgendwann, weit nach dem Ende des »Parfums«, war der Gestank so dauerhaft vertrieben, wie der ungeliebte Grenouille sich hatte vertreiben lassen. Auf Nimmerwiedersehen.

Noch ist es nicht so weit. Noch stehen wir am Anfang der staunenswerten Geschichte eines Pariser Mädchenschänders und Originalgenies – und jener Geschichte, wie es zu dieser Geschichte kam. Denn dass die Lebensgeschichte des Autors auf diesen Roman zulief und dass der Roman die früheren wie die späteren Werke Patrick Süskinds enthält, dass auch sie allesamt Abstecher sind ins Imperium der Angst und sich dabei von Ironie und Witz trösten lassen: davon können wir ausgehen. Der Vater also scheint das Motto vorzugeben für das Schaffen des Sohnes. Wilhelm Emanuel Süskind wusste: »Wir haben die Kraft des Entsetzens verloren. Das Entsetzen ist keine Macht mehr auf Erden.« Doch das hat sich geändert. Jean-Baptiste Grenouille ist gekommen. Folgen wir seinen Spuren.

Ein Rätsel namens Süskind:
Der Dichter und er selbst

1 Jakob Windisch, Neurosenbündel
und Erfolgsgarant

Ein Satz fehlt in keiner Besprechung der Filmkomödie
»Rossini oder die mörderische Frage, wer mit wem
schlief«. Das Drehbuch verfasste Regisseur Helmut
Dietl gemeinsam mit Patrick Süskind, seinem langjäh-
rigen Freund. Was liegt näher, als zu behaupten, zu vermuten, zu unterstellen, die Filmfigur Jakob Windisch,
dieser skurrile Auflagenmillionär, weise gewisse Parallelen zu Patrick Süskind auf? Auch in literaturwissenschaftlichen Untersuchungen, die nach dem Kinostart
von »Rossini« im Januar 1997 erschienen sind, fehlt ein
solcher Hinweis nicht. Eine Studie von 2002 hält fest:
»Hinter der Figur des Jakob Windisch dürfen wir einen
maskierten und ironisierten Süskind vermuten.« Ein
Germanist schreibt 2005: »Im preisgekrönten Film ›Rossini‹ scheint Süskind alias Jakob Windisch sich ironisch
selbst parodieren zu wollen.«

Die Zurückhaltung, mit der die Kritiker und Wissenschaftler ihren Verdacht formulieren, ist löblich, aber
unangebracht. Freunde bestätigen: Jakob Windisch
ist Patrick Süskind. Gewiss, Windisch, nicht Süskind
schrieb ein Buch mit Namen »Loreley. Die Geschichte
einer Hexe«, Süskind, nicht Windisch floh vor dem

Lärm der Münchner Großstadt und ihrer Gesellschaft nach Südfrankreich, während Windisch sein Refugium im schottischen Hochmoor fand. Doch der Charakterkopf und Künstler Jakob Windisch vereint all jene seelischen Qualitäten (und Zumutungen), die einen Großteil des Menschen Patrick Süskind ausmachen. Das Porträt des Dichters als Neurosenbündel, Angsthase und Erfolgsgarant: in »Rossini« finden wir es.

Ein anderes fiktionalisiertes Dokument ist zu nennen, wollen wir uns dem Phänomen Patrick Süskind – in einem ersten Schritt – auf gleichsam indirekte Art nähern. Für großes Aufsehen im Freundes- und Bekanntenkreis sorgte 1991 »Die Geschichte von Herrn Sommer«. Zum ersten und bislang einzigen und vermutlich letzten Mal schrieb Patrick Süskind offen autobiographisch. Nur hier wählte er als Erzählperspektive die »Ich«-Form, nur hier schrieb er von einer Kindheit am Starnberger See zwischen Ambach, Seeheim und Holzhausen. »Die Geschichte von Herrn Sommer« ist darum die zweite Säule, auf dem die Chronik dieses Dichterlebens fußt. Danach folgen die Spuren, die er, der jüngste Sohn, im Werk des schriftstellernden Vaters hinterließ und schließlich die vielfältigen Kollisionen des Eigenbrötlers mit der realen Welt. Beginnen aber sollten wir mit »Rossini« und mit Jakob Windisch in seinem Hinterzimmer.

Windisch, wunderbar verschroben gespielt von Joachim Król, ist ein Mann der Innenräume. Beim Edel-Italiener »Rossini« verbirgt er sich laut Drehbuch hinter einer »mit einem Vorhang verhängten Glastür eines Nebenraums im Halbstock«. Mehr Dazwischen, mehr Rückzug ist unmöglich, sofern man kein Einsiedler ist. Windischs Wohnung, ein »schmales Zweizimmerappartement«, gleicht einem Bücherlager. Bis zur Decke türmen sich, Rücken an Rücken, die »Loreley«-Ausgaben in mannigfachen Sprachen. Windisch legt auf Statussymbole und Luxus keinen Wert. Er hat die Welt mit deutschem Sagenstoff erobert. Sein Roman, den der Produzent Oskar Reiter (Heiner Lauterbach) und der Regisseur Uhu Zigeuner (Götz George) unbedingt verfilmen wollen, beginnt mit den Worten: »Der Mondschein verwirrte die Täler weit und breit, über die glatten Fluten des Rheins warf die samtene Nacht den zitternden Flügelschlag ihres Schattens.« Derart viele Adjektive fänden sich bei einem echten Süskind nicht. Zwischen »Lorely« und »Das Parfum« liegt ein Abgrund aus Kitsch.

Zwischen Süskind und Windisch passt dennoch kein Blatt. Windisch hasst die »Pubertärsprache« des Produzenten. Man traut ihm zu, dass er einen millionenschweren Vertrag wegen eines falsch gebildeten Komparativs zerreißt. Er wehrt sich buchstäblich mit Händen und Füßen gegen eine Verfilmung seines Buches. Windisch schätzt gutes Essen. Süskind ist selbst ein talentierter Koch und Genießer. Sechzehn Jahre lang ließ er sich bitten, ehe er dem befreundeten Filmproduzenten Bernd Eichinger im Januar 2001 sein Einverständnis gab. Patrick Süskind ist auch wie Windisch (und wie Wilhelm Emanuel Süskind) ein Stilist von hohen Gnaden, ja ein Sprachpedant. Im Oktober 2003 unterzeichnete er gemeinsam mit 17 internationalen Schriftstellern einen offenen Brief zugunsten der alten Rechtschreibung: Die geplante neue Orthographie sei »minderwertig und erschwert den präzisen sprachlichen Ausdruck«. Im November 2003 schrieb er gemeinsam mit Hans Magnus Enzensberger an den ARD-Journalisten Ulrich Wickert.

Sie beschwerten sich darüber, dass in der Wettervorhersage von einem »Tornado« die Rede sei, obwohl es korrekterweise »Windhose« heißen müsste.

Die drei Bankiers, die Oskar Reiter die Kredite sperren wollen, beugen sich zu Beginn des Films über eine Ausgabe der »New York Times«. Bekanntlich ließ Süskind sich von einem Reporter der »New York Times« zu Hause besuchen. Über den fiktiven Windisch steht nun zu lesen: »Angebote aus Hollywood in Höhe von mehreren Millionen Dollar lassen den Bestsellerautor kalt. Windisch: ›Solange ich lebe, wird mein Buch nicht verfilmt.‹ Der sogar von seinem Verleger als unzugänglicher Sonderling bezeichnete Autor lebt zurückgezogen an einem geheimgehaltenen Ort im schottischen Hochmoor. Seit Jahren wurde er nicht mehr in der Öffentlichkeit gesehen. Das einzige Bild, das es von Jakob Windisch gibt, ist ein nach Angaben von schottischen Schäfern durch einen Computer erstelltes Phantombild.« Das letzte der drei öffentlich zugänglichen Süskind-Fotos stammt aus der Mitte der achtziger Jahre des zwanzigsten Jahrhunderts.

Dreihundert Millionen Leser hat die »Loreley« – und vor den allermeisten graut es ihren Autor. Die Leser sind nämlich eher Fans als Leser. Sie finden keinen Ausdruck und wohl auch keinen Grund für ihre Begeisterung. Bankier Weich ist »tief beeindruckt«. Bankier Melk unterstellt dem Roman »geradezu mystische Dimensionen« – zumindest für den weiblichen und demnach größten Teil der Leserschaft. Und der ausländerfeindliche Herr Ledersteger versteht alles falsch. Dem betrunkenen Jakob Windisch vertraut er an: »Die deutsche Literatur hat durch Sie wieder Weltgeltung er rungen. Wir werden es nicht zulassen, dass Ihr Name mit Schmutz beworfen wird. (...) Meine Frau und ich, wir wissen schon, wie Sie's gemeint haben! Ende der Bescheidenheit! Wir sind wieder wer. Respekt!« Das eben, befürchten Windisch und Süskind, ist oft das Problem mit den Lesern. Entweder sie begreifen gar nichts, oder sie begreifen das Falsche.

Als Herr Ledersteger Windisch zusetzt, reagiert dieser symptomatisch. Er ruft leise nach der Bedienung aus dem »Rossini« – »Sera ... fina ...!« – und zwar »hilfesuchend«. Als besagte Serafina ihn später zu verführen beginnt, ihm eine »wunderbare Nacht« verspricht, wehrt sich der Dichter dennoch: »Ich will nichts erleben! Ich bin Schriftsteller!« Als Serafina sich auszieht, wimmert er: »Bitte keinen Realismus!« So komisch zugespitzt diese Wortwechsel auch sind, so sehr treffen sie den Kern eines prinzipiell skeptischen, misstrauischen Weltverhältnisses. Wo das Ich endet, da beginnt das Chaos.

Wie reagiert man auf das herandrängende Chaos, die beginnende Unordnung? Man wird panisch. Die Regieanweisung vor dem abwehrenden Satz Windischs, er wolle nichts erleben, lautet »(panisch)«. Die Panik scheint auch regelmäßig auszubrechen, wenn unverdrossene Zeitgenossen Patrick Süskind um sein Kommen ersuchen. Im Februar 1997 blieb er der Verleihung des Drehbuchpreises des Bundesinnenministeriums für »Rossini« fern. Brieflich erklärte er, die Absage erfolge »aus panischer Angst, im Mittelpunkt zu stehen«. Im Juni 2001 luden ihn die Veranstalter der »Chess Classic« nach Mainz ein. Schließlich habe er 1985 mit »Ein Kampf« eine Schachnovelle vorgelegt.

Nun könne er in einer Simultanpartie gegen den Weltmeister antreten. Süskind erwiderte, er wolle seine »Gesundheit keinesfalls mehr einer solchen Gefährdung aussetzen«. Das Schachspiel sei »aufregender und gefährlicher als Boxen, Formel-Eins-Rennen oder Stierkampf«. Er habe es vor zwanzig Jahren aufgegeben, nachdem ihn während einer Partie »Herzjagen, Schweißausbrüche und Panikattacken« überfielen.

Natürlich ist bei all diesen Äußerungen Ironie im Spiel. Selbstredend freut es den humorvollen Stilisten, wenn er einem banalen Anlass mit dramatischer Begründung entkommen kann. Doch Ironie bedeutet nicht Unwahrheit, und ein spielerischer Umgang mit den Worten verbürgt nicht unbedingt, dass hier jemand das Leben schrecklich leicht nimmt. Es bedeutet nur, dass der Verweigerer sich in den Worten (und nicht in der Welt) zu Hause fühlt. Es bedeutet, dass er an Panik denkt, wenn die Welt ihm nahe tritt. Dasselbe Verhalten protokollierte Patrick Süskind auch in einem »Spiegel«-Artikel anlässlich der Wiedervereinigung. Diese erschien ihm 1990, halb ironisch und ganz im Ernst, als Anschlag auf eine stabile und darum liebgewonnene Ordnung.

Windischs »Loreley« wird schließlich nicht verfilmt. Zwar setzt der alkoholisierte Dichter mit Serafinas und Zigeuners kräftiger Unterstützung seine Unterschrift unter ein Stück Papier, von dem er nicht weiß, dass es ein Kontrakt ist. Diesen aber reißt der Produzent in kleine Stücke. Windisch hatte sich nämlich, ohne es recht zu wollen, eine großzügige Bezahlung ertrotzt, drei Millionen Mark. Und er hatte die absurde Zusatzbedingung durchgesetzt, Produzent Reiter dürfe das

Drehbuch nicht lesen und den fertigen Film nicht sehen. Daraufhin schwenkt Reiter um. Nicht die »Loreley«, sondern das Leben und Sterben von Valerie, Reiters geheimnisvoller Geliebter, soll zum Kassenknüller werden. Das Drehbuch schreibt der zweite ihrer beiden Liebhaber, der Lederjacken- und Bordell-Poet Bodo Kriegnitz. Von diesem stammt die Ankündigung, nun gebe es endlich einen Film »um Liebe, Leidenschaft und Tod« und »nicht wieder so'n parfümierten Pudding«. Wodurch abermals klar wird: Windisch und der »Parfum«-Autor leben in derselben Welt, und sie halten sich diese mit denselben panischen Mitteln und meistens vergeblich vom Leib.

2 Eine Kindheit am Starnberger See

Wie wird man ein Mensch der Innenräume wie der hadernde Kontrabassist im Ein-Personen-Stück oder der schrullige Dichter Jakob Windisch? Auf welchen Wegen gelangt man an jenen Punkt, an dem man wie Patrick Süskind sagt: »Ich verbringe den größten Teil meines Lebens in immer kleiner werdenden Zimmern, die zu verlassen mir immer schwerer fällt. Ich hoffe aber, eines Tages ein Zimmer zu finden, das so klein ist und mich so eng umschließt, dass es sich beim Verlassen von selbst mitnimmt.« Die Frage nach der Kindheit ist nicht nur für Schwärmer und Psychoanalytiker von Belang. Sie erhellt das Entstehen eines Weltzusammenhangs, der die Grundlage ist für jede schöpferische Betätigung – besonders dann, wenn der Blick zurück im Wissen um die weitere Entwicklung geschieht. Wir wissen dann, welche entscheidenden Episoden, welche Einschnitte, welche Ab- und Umwege noch Jahrzehnte später sich eingeprägt haben. Ein solch seltener Fall liegt ausgerechnet bei Patrick Süskind vor, der sonst jede persönliche Auskunft meidet wie der Nachtfalter das Tageslicht.

»Die Geschichte von Herrn Sommer« beginnt »in meinem ersten Schuljahr«, vermutlich also 1955. Die Grundschule »auf einem kleinen Berg außerhalb des Dorfes« ist jene in Holzhausen bei Ambach am Starnberger See. Das dreistöckige Haus am See, die Süskind'sche Villa, liegt im Ambacher Ortsteil Seeheim, heute Teil der Großgemeinde Münsing. In der »Geschichte« heißen Holzhausen und Ambach Unternsee und Obernsee. Die herrschaftliche Villa ist in einem wörtlichen Sinne Patrick Süskinds Geburtshaus. Dort wurde er ja »auf einem Halbjahresband der Wirtschaftszeitung« am 26. März 1949 geboren.

Den titelgebenden Maximilian Ernst Ägidius Sommer hat es tatsächlich gegeben. Er war dafür bekannt, tagein, tagaus den See zu umwandern. Auch den Weg nach Starnberg scheute er nicht: »Zwei- oder dreimal am Tag in die Kreisstadt und zurück zu gehen, zehn Kilometer hin, zehn Kilometer zurück – für Herrn Sommer kein Problem! Wenn wir Kinder morgens um halb acht schlaftrunken in die Schule trotteten, kam uns frisch und munter Herr Sommer entgegen, der schon seit Stunden unterwegs war; gingen wir mittags müde und hungrig nach Hause, überholte uns mit forschem Schritt Herr Sommer; und wenn ich am Abend desselben Tages vor dem Schlafengehen noch aus dem Fenster schaute, konnte es sein, dass ich unten auf der Seestraße die große, hagere Gestalt von Herrn Sommer schattenhaft vorübereilen sah.«

Der schweigsame Herr Sommer, der mit seiner Frau »kurz nach dem Krieg« in Ambach landete, verbringt sein Leben auf Wanderschaft. Der Knabe hingegen, der kleine Patrick, flieht in die Senkrechte. »Ich glaube, ich habe die meiste Zeit meiner Kindheit auf Bäumen zugebracht, ich aß und las und schrieb und schlief auf Bäumen (…). Es war ruhig auf den Bäumen, und man wurde in Ruhe gelassen. Kein störender Ruf der Mutter, kein dienstverpflichtender Befehl des älteren Bruders drangen hier herauf, hier war nur der Wind und das Rauschen der Blätter und das zarte Knarren der Stämme … und der Blick, der wunderbar weite Blick: Ich konnte nicht nur über unser Haus und den Garten, ich konnte über die anderen Häuser und Gärten, über den See hinweg und über das Land hinter dem See bis zu den Bergen sehen (…). Fast wie Fliegen war das.«

Wir wissen nicht, ob Patrick Süskind seine frühen Jahre tatsächlich meistens auf Bäumen gesessen hat oder nur manchmal oder ob er es sich beständig ausmalte. Entscheidend ist der Wunsch, sich abzusondern, sich zu erheben über die Menschen, ihnen und der Welt gleichsam aufs Dach zu sehen. »Man wurde in Ruhe gelassen«: ebendiese Sehnsucht verbindet das Grundschulkind Patrick mit dem späteren Dichter Süskind und mit dem seltsamen Herrn Sommer, der in der »Geschichte« nur einmal das Wort erhebt. Als Patricks Vater ihn bei strömendem Regen im Auto mitnehmen will, erwidert Herr Sommer »mit lauter und klarer Stimme«: »Ja, so lasst mich doch endlich in Frieden!«

Herr Sommer sucht den Frieden schließlich im Starnberger See und ertränkt sich. Zuvor aber rettet er, weder wissentlich noch willentlich, einem Baumbewohner das Leben. Mittlerweile hat der jüngste Süskind-Spross das Fahrradfahren und das Klavierspielen gelernt. Die Klavierlehrerin »hieß Marie-Luise Funkel, und zwar *Fräulein* Marie-Luise Funkel. Auf dieses ›Fräulein‹ legte sie allergrößten Wert, obwohl ich mein Lebtag kein weibliches Wesen gesehen habe, das weniger fräuleinhaft ausgesehen hätte als Marie-Luise Funkel. Sie war uralt, weißhaarig, bucklig, schrumpelig, hatte ein kleines schwarzes Bärtchen auf der Oberlippe und überhaupt keinen Busen.« In dem kurzen Text »Ein Autor stellt sich vor«, erschienen zur Uraufführung des »Kontrabasses« im September 1981, nennt Patrick Süskind den wahren Namen: »Meine musikalische Ausbildung lag ab dem siebten Lebensjahr in den Händen von Frl. Traudl Schulze, Ambach, und umfasste die Einstudierung der Werke ›Die Hunnen kommen‹, ›Album für die Jugend‹ und einiger Sonaten zu vier Händen von Anton Diabelli.«

Ein Jahr nach Unterrichtsbeginn ereignet sich im Haus von Frl. Schulze ein außergewöhnlicher Vorfall. Der Knabe und die Lehrerin spielen »Diabelli vierhändig, Fräulein Funkel links im Bass orgelnd und ich mit beiden Händen unisono rechts im Diskant«. Zweimal greift der Schüler F statt Fis. Zweimal echauffiert sich die Pianistin sehr. Beim dritten Mal soll der gewünschte Ton vorschriftsmäßig erklingen. Zuvor aber muss das Fräulein niesen, und so stürzt eine »wurmhaft gekrümmte, grüngelblich schillernde Portion schleimig frischen Rotzpopels« auf die Fis-Taste. Es kommt, wie es nun leider kommen muss: »Ich, im klarsten Bewusstsein dessen, was ich tat, mit vollkommener Todesverachtung, spielte F.«

Das Fräulein explodiert, schleudert einen Apfel an die Wand und schickt den Eleven zum Teufel. Patrick schlurft traurig in den Wald. Gewonnen hat er die »empörende Erkenntnis, dass die ganze Welt nichts anderes war als eine einzige, ungerechte, bösartige, niederträchtige Gemeinheit. Und schuld an dieser Hundsgemeinheit waren die anderen. Und zwar alle. (…) Was ging mich diese Welt noch an? In einer solchen Welt der Niedertracht, da hatte ich nichts verloren. (…) Ich würde dieser Welt ade sagen. Ich würde mich umbringen. Und zwar sofort.« Die Welt in Gestalt von Herrn Sommer verhindert aber den vorzeitigen Abschied – einfach, indem sie da ist. Herr Sommer taucht keuchend zu ebener Erde auf, als der Baumbewohner sich von einer Rotfichte hinabstürzen will. Nichts stört einen Einzelgänger mehr als Publikum zur Unzeit.

»So sieht einer aus, der Angst hat.« Mit diesem Satz dachte der kleine Junge an Herrn Sommer, der partout nicht in den Wagen des Vaters einsteigen wollte. Später, in der schrecklichen Stunde bei Frl. Funkel, spürte er selbst, wie »der Angstschweiß in den Nacken stieg«. Schon das kindliche Dasein kennt Ängste; einzig die Reaktion darauf mag unreif anmuten. Dank des plötzlich unter ihm erscheinenden Herrn Sommer durchschaut der Knabe das Missverhältnis von Ursache und Wirkung. Jenem wiederum begegnet keine Menschenseele, als er fünf Jahre später, etwa 1960, seinem Leben ein Ende setzt. Der Gymnasialschüler und verhinderte Selbstmörder schaut Herrn Sommer ungläubig vom Ufer aus nach, doch er verhindert die Tat nicht. Er erinnert sich an den einzigen Satz aus dessen Munde. Man möge ihn endlich in Frieden lassen.

Auch hier gilt: Wir wissen nicht, ob den siebenjährigen Patrick nach einer Klavierstunde der Wunsch zu sterben durchfuhr, ob der Zwölfjährige Zeuge eines Selbstmords wurde. Wir wissen aber, dass der rastlose Läufer zu Tode kam und dass der Junge sich zuweilen ähnlich fremd, heimatlos unter den Menschen fühlte. So sieht es Patrick Süskind im Alter von 42 Jahren, wenn er seine Seeheimer Kindheit wiederauferstehen lässt. Der scharfe Kontrast zwischen dem Sommer'schen Tun und dem Süskind'schen Lassen legt die Moral nahe: Wie übel auch die Welt dir mitspielen darf, besser als der Tod ist sie allemal. Darum nennt Patrick Süskind den berühmtesten Selbstmord der Literaturgeschichte, den Suizid Heinrich von Kleists am Berliner Wannsee, »etwas fürchterlich Gestaltetes«, eine perfekt geplante und inszenierte Tat, Kleists »Opus magnum«. In der Kunst wäre derlei Dramatik am Platze, nicht im Leben.

Bei weitem nicht ausgeschöpft ist damit der autobiographische Gehalt der »Geschichte von Herrn Sommer«. Sie enthält nicht nur Porträts der Titelfigur und des Autors, sondern auch des Vaters. Wilhelm Emanuel Süskind wird hier gezeichnet als Sprachkritiker, Pferdenarr und Fernsehfeind. Und alles das ist er auch gewesen. Seine real wie in der »Geschichte« hervorstechende Eigenschaft war ohne Frage die erstgenannte – das, was ein ehemaliger Kollege, der Münchner Musik- und Literaturkritiker Joachim Kaiser, Süskinds enormes Sprachgefühl nennt. Der pedantische Sinn für Grammatik und Stil machte Wilhelm Emanuel Süskind nicht zum beliebtesten, wohl aber zum mit Abstand bekanntesten Journalisten der »Süddeutschen Zeitung« in der unmittelbaren Nachkriegszeit. Auch davor und danach lehrte er der Nation das treffende Wort.

Schon 1940 schrieb er das bis in die sechziger Jahre immer wieder aufgelegte Werk »Vom ABC zum Sprachkunstwerk«. Er verstand seine Sprachlehre als »lebenbeschreibende Wissenschaft, bei der man allein zu unterscheiden hat zwischen wirklich und unwirklich, zwischen lebendig und tot«. Fatalerweise zeigte er sich vom Ungeist der Zeit nicht unberührt. Als Beispiel für einen korrekten Akkusativ wählte er den Ausdruck »Mein Hass auf die Polen«. Nach dem Krieg, von 1945 bis 1948, verfasste er mit Dolf Sternberger und Gerhard Storz das »Wörterbuch des Unmenschen«, das in Buchform 1957 erschien. Ziel war, so Sternberger, den »monströsen und zugleich krüppelhaften Wortschatz« der Nationalsozialisten zu entlarven. Von insgesamt 34 untersuchten Ausdrücken bearbeitete Süskind neun. Im Artikel »Kulturschaffende« benennt er als »heilige Überzeugung des Unmenschen, dass Systeme wichtiger sind als Menschen«. Auch die Sprache handhabe der Unmensch rein technisch – mit dem Resultat, »dass die Menschen als das erscheinen, als was sie *geführt* werden (in irgendwelchen Listen), und nicht als das, was sie *tun*«. Letzte »Sprachstolpereien« versprach dann im Untertitel sein Werk von 1969, »Dagegen hab' ich was«. Auch hier übte er harsche Kritik an einem laxen Umgang mit der Muttersprache.

In der »Geschichte von Herrn Sommer« nimmt »mein Vater« auch sich selbst von Kritik nicht aus. Zur Pointe verdichtet, lässt Patrick Süskind ihn darüber räsonieren, ob vielleicht Herr Sommer nur deshalb sich nicht aus dem strömenden Regen ins Wageninnere retten ließ, weil er, der Vater, das freundliche Angebot in eine Plattitüde gekleidet hatte. »So steigen Sie doch ein, um Gottes willen! Sie sind ja völlig durchnässt! Sie werden sich den Tod holen!« Diesen letzten Satz, erfahren wir in der »Geschichte von Herrn Sommer«, hatte Wilhelm Emanuel Süskind nie zuvor gebraucht, handelte es sich doch um ein Stereotyp – »eine Redewendung, die schon so oft durch die Münder und Federn von Krethi und Plethi gegangen ist, dass sie überhaupt nichts mehr bedeutet. (…) Solche Sätze stammen nicht aus dem Leben, sondern aus schlechten Romanen und aus dummen amerikanischen Filmen, und deshalb – merkt euch das ein für allemal! – will ich sie aus eurem Mund niemals hören!« Es zeugt vom großen kompositorischen Geschick Süskinds des Jüngeren, dass neunzig Seiten später Herr Sommer sich doch den Tod holt. Die falsche Sprache sprach hier ausnahmsweise wahr.

Tatsächlich war der Vater, wie es in der »Geschichte« heißt, ein »passionierter Pferdefreund und Pferdekenner«, ging »jeden Sonntag zum Pferderennen«. 1950 veröffentlichte Wilhelm E. Süskind das 90-seitige Büchlein »Pferderennen. Ein Steckenpferd«. Auf der Titelseite wird der Autor als »Schriftsteller in Ambach am Starnbergersee« vorgestellt. Er beginnt seine humorvolle Rechtfertigung mit einem »Einleitenden Kreuzverhör«: »Ich bin ja kein Sachkenner; ich bin ein Liebhaber. (…) Der Rennliebhaber ist, im Hinblick auf seine Passion, am allermeisten ein Mensch mit einem blockierten Gedächtnis. Zu deutsch: er kommt, wenn einmal das Thema angeschlagen ist, aus den Erinnerungen und Assoziationen nicht mehr heraus. Er kann nicht mehr aufhören.«

Zur Rennbahn und zu den kundigen Frauen, »oft selbst vom gauligen Schlag: drahtig, hart«, zieht es den Schriftsteller auch deshalb, weil dort, »wo Neigung, Sachkennerschaft, fachliche Liebhaberei die Menschen zusammenführt, noch am ehesten Gesellschaft erblüht«. Geweckt wurde die Leidenschaft früh durch einen Roman, »Der große Rachen« von Olga Wohlbrück. Die jugendliche Nebenfigur Hans ist Stallbursche auf der Berliner Galopprennbahn »Hoppegarten«. Heute, im Alter von 49 Jahren, vermutet Wilhelm E. Süskind hinter seinem Steckenpferd eine durchaus utopische Sehnsucht: »Ich suche in dir eine Welt, die anders als die unsrige geordnet ist, nämlich nicht nach der Macht, sondern nach der andern Kraft, die unter den Menschen waltet und der sie sich doch so zaghaft anvertrauen: der Sympathie.«

Wilhelm Emanuel Süskind, der Patriarch und Kritiker, träumte von einer Menschheit, die einer fortwährenden *Five o'clock tea party* gleicht. Aus noblen, klugen, stilbewussten Bildungsbürgern müsste sie bestehen. Die Erfahrung, dass Menschen einander oft sehr hässlich bedrängen, bewog ihn nicht zu dem Schluss, den sein jüngster Sohn zog. Er mied die Menschen nicht. Er lud sie sogar ein, hielt Hof in der Ambacher Villa. Joachim Kaiser erinnert sich noch gut an die festliche und ein wenig steife Atmosphäre dort. Und an die Revolte der Söhne: Martin und Patrick Süskind »machten keinen Hehl daraus, dass sie diesem alles wissenden und ein wenig rechthaberischen Vater kritisch gegenüberstanden. Wenn man in der Villa zu Gast war, lagen sie auf einer Bank und waren ausgesprochen nicht brav. Sie dachten nicht daran, die Gäste zu begrüßen oder

Konversation zu betreiben. Ich fand das ein klein wenig ungemütlich.«

Die Auflehnung galt auch dem Konservatismus des Vaters. In der »Geschichte des Herrn Sommer« wird seine Abneigung gegen das Fernsehen überliefert: »›Ein Fernsehapparat kommt mir nicht ins Haus‹, dekretierte mein Vater (…), ›denn das Fernsehen untergräbt die Ausübung von Hausmusik, ruiniert die Augen, zerrüttet das Familienleben und führt überhaupt zur allgemeinen Verblödung.‹« In einem Zeitungsartikel von 1952 wetterte Wilhelm E. Süskind heftig gegen »die in unserem Lande so lang hintangehaltene Segnung des Fernsehens. (…) In England zum Beispiel will man beobachtet haben, dass die mit Fernsehern aufgewachsenen Kinder in der Schule durch eine Apathie auffallen, die ernstlich den Unterricht gefährdet oder ihm vielmehr seine Voraussetzungen raubt.« Der Fernseher »infiziert sozusagen die breite Masse mit Passivität«.

Ganz aus eigenem Erleben schöpft Patrick Süskind in der »Geschichte des Herrn Sommer«. Der Vater ist treffend wiedergegeben und ebenso der kleine Patrick, aus dem der Autor des erfolgreichsten deutschen Romans werden sollte. Die Welt des konservativen Bildungsbürgertums, in die er hineingeboren wurde, war zunächst jene Welt, gegen die er rebellierte. Diese Auflehnung aber gegen die feine Gesellschaft, Auflehnung auch gegen die übergroße Berühmtheit des Star-Journalisten Wilhelm E. Süskind, schuf die Grundlage dafür, dass der Sohn den Lebenstraum des Vaters erfüllen und Dichter werden konnte. Man kann hier von einer Kontinuität gerade durch Auflehnung und Widerstand sprechen. Abzulesen ist diese familiäre Kontinuität nicht zuletzt an den Lebensräumen des Sohnes. Patrick Süskind verbringt heute manches Wochenende in seinem Geburtshaus am See, in dem der Vater von 1940 an wohnte und das bereits dessen Eltern als Sommerhaus gedient hatte; im April 2004 genehmigte der zuständige Gemeinderat von Münsing sogar einen Anbau von gut vier Metern Länge. Und wochentags lebt Patrick Süskind in derselben Schwabinger Straße, in der sein Vater eine Atelierwohnung hatte.

Den radikalen Wechsel vom Literaten zum politischen Journalisten vollzog Wilhelm E. Süskind nach dem Zweiten Weltkrieg. Für ihn war es eine »Quittung, an der es nicht viel zu deuteln gibt«, formuliert er 1954. Sieben Jahre später schreibt er: »Einfach fortzufahren, wo ich aufgehört hatte, einfach weiter mein literarisches Gärtchen aus mittelgroßer produktiver oder aus einer ein bisschen größerer kritischen Gießkanne zu bewässern – das wäre mir angesichts der erlebten Dinge einfach unangemessen vorgekommen.« Die beiden (stilistisch keineswegs glänzenden) Romane »Jugend« von 1929 und »Mary und ihr Knecht« von 1932 fanden keine Nachfolger, weil Wilhelm E. Süskind sich schuldig fühlte. Er glaubte, er habe in der Nazizeit versagt.

In den zwanziger Jahren noch verkehrte Wilhelm E. Süskind mit den Kindern Thomas Manns, vor allem mit Klaus und Erika, auf Du und Du; das Geschwisterpaar zählt denn auch zum Personal von »Jugend«. Kennengelernt hatte man sich in München 1921, als Klaus Mann 14, Erika Mann 15 und Wilhelm Emanuel Süskind 19 Jahre alt war. Gemeinsam spielte man Theater im eigens gegründeten »Laienbund Deutscher Mimiker«. Unter anderem den Herzog Orsino aus William Shakespeares

Komödie »Wie es euch gefällt« stellte Süskind dar. In Erika bekennt er verliebt gewesen zu sein. Oft war der Nachwuchspoet zu Gast in der Mann'schen Villa.

Auch an einem ganz besonderen Tag des Jahres 1927 weilte Süskind in der Poschingerstraße 1 – justament, »als dort die Nachricht von der Zuerkennung des Nobelpreises eintraf. Ungesehen von dem Meister saß der junge Besuch mäuschenstill im Vorzimmer und sah durch die halboffene Tür den Verehrten rastlos in seinem Arbeitszimmer auf- und niederwandern, die Hände auf dem Rücken und mit halblauten, schlürfenden oder flüsternden Geräuschen seines Atems. Es gibt keinen Beweis dafür, aber der Zuhörer möchte annehmen, dass es eine Zwiesprache mit der inneren Stimme war: ein non sum dignus [ich bin nicht würdig] mit anschließender Stärkung, ein stiller Kampf mit dem Engel in der behüteten Ruhe des komfortablen Bürgerzimmers.«

Die Wertschätzung blieb nicht einseitig. Thomas Mann würdigt den Roman »Jugend« von einem gewissen »Willy Süskind«, lobt die »Eindringlichkeit, die im Äußeren wie im Seelischen das Kleine und Kleinste bevorzugt«. Auch Klaus Mann begrüßt das Debüt des damals 26-Jährigen. Für ihn ist Süskind jener Freund, dem er sich »am offensten anvertraut« habe. Umso schmerzhafter ist die Enttäuschung nach der »Machtergreifung«. Die Familie Mann emigriert, Wilhelm E. Süskind bleibt in München. Er wird 1933 Herausgeber von »Literatur. Monatszeitschrift für Literaturfreunde« und bleibt es bis zur Einstellung der Zeitschrift 1942.

»Literatur« war kein antisemitisches Hetzblatt, kein »Stürmer« für »Kulturschaffende«. Aber Süskind musste Kompromisse machen. 1936 wurde ein Funktionär der NSDAP in die Redaktion berufen. Bereits in der ersten von Süskind verantworteten Ausgabe, Nummer 10 vom Juli 1933, fand sich ein Aufsatz des nationalistischen Schriftstellers Franz Schauwecker. Darin wird Thomas Mann gebrandmarkt als »hervorragendster Vertreter« einer »entarteten« Geisteshaltung namens Liberalismus. Noch im Juli kündigt Klaus Mann Süskind brieflich die Freundschaft. Kann man es ihm verdenken?

Der Pferdenarr und Spracherzieher hatte sich, in Joachim Kaisers Worten, »mit den Nazis ein bisschen zu sehr gemein gemacht«. Nach dem Krieg wollte er deshalb die Finger von der Literatur lassen und stattdessen mitarbeiten an der Demokratisierung und Aufklärung seines Vaterlands. Für die »Süddeutsche Zeitung« berichtete er in 44 Artikeln von den Nürnberger Kriegsverbrecherprozessen. Von 1959 an war er leitender politischer Redakteur. In dieser Position wurde er einer der bekanntesten deutschen Journalisten, obwohl er, so noch einmal Joachim Kaiser, der im selben Jahr zur »Süddeutschen« wechselte, »von Politik entschieden weniger verstand als von Literatur«. Aber diese Buße legte er sich (und dem Publikum) auf. Gestorben war der Dichter, es sollte leben der politische Kommentator Wilhelm Emanuel Süskind!

Als Haltung und Sehnsucht blieb das Schriftstellerische im Hause Süskind präsent. Patrick wuchs auf zwischen Bücherregalen und Pferdefachzeitschriften. Immer wieder nimmt der Vater das Gedeihen seines Jüngsten zum Anlass für eine feuilletonistische Betrachtung. Vom Siebenjährigen berichtet er, dass dieser eine Leidenschaft für Abziehbilder auf Fensterscheiben entwickelt habe. Der Zehnjährige, der vom Vater erfuhr, dass es auf der Erde mehr Tiere als Menschen gibt, äußert die Befürchtung, »die Tiere müssten auf die Dauer der Menschen Herr werden. Der Gedanke schien ihn ernstlich zu beunruhigen.« Der Elfjährige macht Kummer in der Schule. Wegen »schlechter Noten und mangelhafter Aufmerksamkeit« wird der Vater einbestellt. Und der zwölfjährige Patrick besucht die Münchner Oper – Lortzings »Undine« und dessen »Zar und Zimmermann« –, und er erweist unabsichtlich der Familientradition die Ehre.

»Abkömmling einer alten schwäbischen Theologenfamilie« nannte sich Wilhelm Emanuel Süskind. Großvater Eduard Süskind zählte Anfang der vierziger Jahre des 19. Jahrhunderts zum liberal-demokratischen Flügel im württembergischen Landtag, wo er das Oberamt Münsingen vertrat. Innerkirchlich setzte er sich dafür ein, dass alle Gläubigen, Priester wie Laien, gleichberechtigt an der Wahl zur Synode teilnehmen durften – und opponierte damit gegen den König von Württemberg, das Oberhaupt der evangelischen Landeskirche. Wilhelm E. Süskind erstand 1953 den von seinem Urgroßvater herausgegebenen »Schwaben-Kalender für das deutsche Volk«, Ausgabe 1845. Aus diesem Anlass bezeichnet er Eduard Süskind als »Sohn und Enkel hochansehnlicher schwäbischer Prälaten, (…) ein Abgeordneter, ein Zeitungsmacher und schließlich sogar, aus dem geistlichen Amt verstoßen, ein Bauer«.

Davon wird der immerhin zwölfjährige Patrick nichts gewusst haben, als er 1961 seinen Vater aufs schönste erfreut. Das familiäre Gespräch kreist um die Frage, ob denn bald wieder eine Atombombe fallen werde. Da mischt sich Patrick ein, schaut den Vater an und sagt: »Das wäre doch gegen den Glauben.« Der Vater notiert: »Hinterher klang mir das noch lang im Ohr: Gegen den Glauben. (…) Muss da erst ein Kind kommen, um dir zu sagen, dass das nicht ins Dogma, sondern in dein tägliches Leben gehört: eine Sache zu unterlassen, aus keinem anderen Grund als weil sie ›gegen den Glauben‹ ist?« Die Frage des schöngeistigen Patriarchen Wilhelm Emanuel Süskind markiert, rückblickend betrachtet, den Gegenpol zur amoralischen Lebensform des Romanhelden Jean-Baptiste Grenouile. Der gewissenlose Unhold unterlässt absolut nichts, was ihn dem absoluten Duft näher bringt. So gesehen, ist »Das Parfum« auch ein Gegenentwurf zur Alltagsfrömmigkeit des Vaters.

Das Dichterische als Haltung und Sehnsucht, gepaart mit jener Prise Hochmut, die man schwäbischen Pastorenfamilien nachsagt: dieses doppelte väterliche Erbe dürfte einen sehr bezeichnenden Satz des jungen Patrick Süskind mit vorbereitet haben. Eines Tages, irgendwo zwischen Starnberg und Seeheim, im Alter von vielleicht dreizehn oder vierzehn Jahren, sagte er zu einem Schulfreund: Er, Patrick Süskind, wolle später ein Buch schreiben und dann ein ganzes Leben lang davon leben. Niemand, wohl am wenigsten er selbst, hätte gedacht, dass dieser Traum einmal so akkurat wahr würde. Und als es so weit war, als die Leute den Buchhändlern »Das Parfum« aus den Händen rissen, gab es keine rauschende Feier, kein Jubelfest, kein freundschaftliches Gelage. Patrick, genannt »Petzi« – nach der gleichnamigen Kinderbuchreihe über den Bären Petzi, den Pelikan Pelle, den Pinguin Pingu –, Petzi blieb sich und seinen Marotten und Klamotten treu. Sagt derselbe Schulfreund. Patrick war einfach schon immer »maßlos dezent und unglaublich ehrlich«.

3 Die Schwabinger Revolte

Dennoch gab es ganz entscheidende Wandlungen und Häutungen einer Persönlichkeit. Der ehrgeizige Schüler, dessen schlechte Noten ein kurzes Zwischenspiel waren, verließ die Villa am See Richtung München. Nach Abitur und Wehrersatzdienst begann er 1968 das Studium der Geschichte an der Ludwig-Maximilians-Universität. Das Epochenjahr der deutschen Geschichte, das Jahr der Studentenrevolte und der freien Liebe, konnte man in wenigen deutschen Städten so intensiv erleben wie in München. Hier wohnten Rainer Langhans und Uschi Obermair, neben Rudi Dutschke die Ikonen der Bewegung, hier lud ihre Kommune der Langhaarigen und Wenigbekleideten zum Partnertausch, hier drohte der Asphalt zu brennen, wenn die jungen Wilden gegen die verhasste »Springer-Presse« auf die Straße zogen. Zwei Losungen erschütterten die Republik und ihre Hochschulen: »Unter den Talaren der Muff von tausend Jahren«, und: »Wer zweimal mit derselben pennt, gehört schon zum Establishment«. Mittendrin, doch nicht dabei: Patrick Süskind, der 19-jährige Studienanfänger vom Starnberger See. Nun sollte es beginnen, das eigentliche Leben, sein Leben – weit entfernt von der gepflegten Konversation und der gesitteten Allwissenheit, die man in Seeheim zur Schau trug.

In seinen Aufsatz zur Wiedervereinigung, erschienen 1990 im von Ulrich Wickert herausgegebenen Sammelband »Angst vor Deutschland« und im »Spiegel« vom 17. September, versteckt Patrick Süskind eine lapidare Auskunft. Er erinnert sich »an den Sommer 1968, als wir die Schule schwänzten, um zur Anti-Springer-Demonstration zu gehen und uns von den Wasserwerfern der Polizei nassspritzen zu lassen«. Ein Freund, der den Einsatz gegen »Bild«-Zeitung und »Welt« mit Nächten in der Gefängniszelle bezahlte, erinnert sich anders: Ja, der »Petzi« sei damals in München gewesen, doch aus den politischen Protesten habe er sich herausgehalten. Kaum vorzustellen wäre auch der Auftritt des schlaksigen, sensiblen, scheuen Süskind-Sohnes Seit' an Seit' mit Genossen und Marxisten. Und kaum glaubhaft ist auch die Behauptung, er habe damals die Schule schwänzen müssen. Im Oktober 1968 beginnt für Patrick Süskind das Studium. So schreibt er es selbst, im bereits erwähnten autobiographischen Text zur Uraufführung des »Kontrabasses«.

Die sechs Münchner Studienjahre prägten ihn. Er kellnerte, war Bürobote, hielt sich mit Gelegenheitsjobs über Wasser. Zumindest als direkter Beobachter war er auch Teil der gesellschaftlichen Umwälzung – für die sein Vater wenig Verständnis hatte. Wilhelm E. Süskind wandte sich in einem Leitartikel vom Mai 1968 gegen derlei »politisch Ungesundes«; er befürchtete, dass »unsere an sich schon übermäßig pluralisierte Gesellschaft einen Trennungsstrich mehr enthält, wenn auch noch die Lebensalter gegeneinander aufstehen«. Einen Generationenkonflikt, weniger eine politische Auseinandersetzung um der Sache willen sah Wilhelm E. Süskind in den Protestaktionen.

Patrick Süskind war, wie es seinem Naturell entspricht, ein unauffälliger, doch sehr interessierter und ehrgeiziger Geschichtsstudent. Einer seiner Professoren, Ludwig Hammermayer, weiß von angeregten Gesprächen in der Sprechstunde zu berichten. Ganz ohne Frage schlug das Studium Wurzeln auch im Dichter, der sich in diesen Jahren aus dem bayerischen Buben herauszuschälen begann: Die Kenntnisse und Methoden, die Patrick Süskind sich nun erwarb, waren die Voraussetzung für sein akribisch recherchiertes »Parfum«. Dass die Welt des vorrevolutionären Frankreich so anschaulich, so detailreich und historisch korrekt geschildert wird, ist das Verdienst auch seiner Münchner Professoren.

Umso größer war Ludwig Hammermayers Überraschung, als Student Süskind eines Tages den Seminaren fernblieb. Die Überraschung wuchs ins Unermessliche sieben Jahre später. Im Programmheft zum »Kontrabass« konnte er lesen: Ich, Patrick Süskind, »warf mich im Wintersemester 1968 auf das Studium der mittleren und neueren Geschichte an der Universität München, welches ich 1974 mit einem Hauptseminar bei Prof. Ludwig Hammermayer über ›Die britischen Inseln zwischen den Weltkriegen‹ und einem Referat über ›George Bernard Shaws politisches und soziales Engagement nach 1918‹ mit recht gutem Erfolg beendete«. Diesen Satz haben fast alle Interpreten von Leben und Werk Patrick Süskinds so verstanden, dass dieser mit einer Arbeit über Shaw das Studium ordnungsgemäß abschloss, also sich Magister Artium nennen darf. So kann man es allüberall lesen. So stimmt es aber nicht.

Tatsächlich hat er – wie er auch schreibt – ein letztes

Referat gehalten. Mit Referaten erwirbt man keine akademischen Titel. Das Studium hat er demnach beendet, nicht abgeschlossen. Patrick Süskind zählt ergo zu den vielen, vielen Studienabbrechern. Ludwig Hammermayer findet noch heute keine Erklärung dafür: »Es gibt eben Menschen, die sind sehr verschlossen, von Jugend an. So wird man nicht, so ist man.« Geworden aber ist er Schriftsteller – und sehr vermutlich fand die Initialzündung ebenfalls im Epochenjahr 1968 statt. Von einer Freundin aus Ambacher Tagen stammt der Hinweis, dass Patrick Süskind kurz vor der Veröffentlichung des »Kontrabasses«, also anno 1982, sagte: Bald werde nun auch ein Roman fertig sein. Er schreibe seit vierzehn Jahren daran. Wenn die Erinnerung der Freundin nicht trügt, wenn dieser Satz genau so damals gefallen ist und er keine Floskel oder Finte war – dann entstanden die ersten Aufzeichnungen zum »Parfum« 1968 in München. Ein 19-jähriger Studienanfänger aus bekanntem Hause zog sich ins Kämmerlein zurück und warf die ersten Ideen zu einem Weltbestseller aufs Papier. So könnte es gewesen sein.

Dem Studienabbruch folgte eine unstete Zeit, Monate in Frankreich, in Aix-en-Provence, wo er auch einen Teil des Studiums absolviert hatte, und in Paris. Die Liebe zum Nachbarland ist eine weitere Konstante in diesem an Konstanten nicht armen Leben. Was dem Vater, dem Übersetzer von William Thackeray, Robert Louis Stevenson und Edward Morgan Forster, die britische Insel war, das war und ist dem Sohn Frankreich: eine zweite, ganz selbstgewählte kulturelle Heimat. Patrick Süskind rechnet den Zeichner Sempé zu seinen Freunden. Von Sempé, dessen größter Erfolg die Geschichten des »kleinen Nick« sind, stammen die Illustrationen zu »Herrn Sommer«. Drei seiner Erzählbände übersetzte Patrick Süskind ins Deutsche. In Frankreich, natürlich in Frankreich schnupperte der Ex-Student erstmals das Grenouille'sche Parfum. Mit der Vespa erkundete er die Provence. Bei Fragonard in Grasse soll man ihn in die Kunst des Parfümierens eingeführt haben.

Zwei Jahre später lebte Patrick Süskind wieder in München. Wieder machte ein Jahr Epoche. 1976 wurden endgültig die Weichen gestellt für seine dichterische Existenzform. In Schwabing hatte ein Freund aus Grundschultagen eine Wohngemeinschaft gegründet mit dem Filmregisseur Helmut Dietl. Eine gemeinsame Freundin machte Süskind und Dietl bekannt – und diese Anbahnung stand, wie so vieles, in familiärer Tradition. Franziska Sperr, Schriftstellerin und Tochter des ehemaligen Feuilletonchefs der »Süddeutschen Zeitung«, und Patrick Süskind, der Sohn des ehemaligen Politik-Chefs der »Süddeutschen Zeitung«, retteten ihre Starnberger Freundschaft bis nach München und geradewegs ins Heute.

Gemeinsam leisteten Franziska Sperr und Patrick Süskind 1976 die »redaktionelle Mitarbeit« beim SPD-nahen Lesebuch »Das andere Bayern«. Das gleichnamige Aktionsbündnis wollte zeigen, »dass Bayern anders ist, als es Franz Josef Strauß repräsentiert. Bayern ist ein liberales Land mit einer alten demokratischen Tradition.« Fast immer also waren es die alten Ambacher Wurzeln, aus denen, sehr langsam und sehr dauerhaft, neue Triebe der Freundschaft hervorgingen. Fast das ganze spätere Leben Patrick Süskinds ist eine

Folge, eine Ausfaltung des Beziehungsgeflechts vom Starnberger See.

Regelmäßig schaute Süskind, der buchstäblich um die Ecke wohnte, in der vorübergehend durch eine weitere Ambacher Freundin vergrößerten Schwabinger Wohngemeinschaft vorbei. Er brachte Semmeln mit zum Frühstück und arbeitete mit Helmut Dietl an dessen Drehbüchern. Zuvor aber, im wundersamen Jahr 1976, gab ein Erzähler sein Debüt. In den »Neuen Deutschen Heften«, Ausgabe 149, Jahrgang 23, Heft 1, erfuhr man nicht nur Bahnbrechendes über »Adorno heute« oder »E. T. A. Hoffmanns letzte Geschichte« oder »Thomas Manns Beziehungen zur Philosophie und Naturwissenschaft«. In diesem anspruchsvollen Umfeld stand, ein Fremdling durchaus, die Kurzgeschichte »Das Vermächtnis des Maître Mussard«. Vorgestellt wurde deren 26-jähriger Autor mit keiner Zeile. Patrick Süskinds erster Auftritt war – natürlich – ein Rätsel.

Rätsel hinterlassen Spuren zu dem, der sie ersann. In diesem Fall führt die Spur hundert Seiten weiter, ins Heftinnere. Vorgestellt wurde da die Erstausgabe von »Klaus Mann, Briefe und Antworten«. In der Kritik des Herausgebers der »Neuen Deutschen Hefte«, Joachim Günthers, wird von den vielen Briefpartnern, mit denen Klaus Mann korrespondierte, einer ganz besonders hervorgehoben: »Eine schmerzlich enttäuschende, dann aber doch am meisten aufschlussreiche Beziehung« verband ihn nämlich mit dem »um fünf Jahre älteren Erzähler, Essayist, Kritiker Wilhelm Emanuel Süskind. Die Briefe enthalten als eins der zeitgeschichtlich wichtigsten Dokumente den schonungslos aggressiven Brief an Süskind nach dessen Übernahme der Zeitschrift ›Die Literatur‹ im Jahre 1933. (…) Süskind war für Klaus Mann *die* Enttäuschung seiner jungen Jahre, und der späte Leser, der die Realitäten der Epoche nicht mehr kennt, wird dem Briefschreiber Klaus Mann sicherlich etwas zu rasch und selbstverständlich recht geben.«

Sehr indirekt war damit ein fulminanter Bezugsrahmen eröffnet. Patrick Süskind, der gewiss auf irgendeine Weise mit Wilhelm Emanuel Süskind verwandt sein musste, entstammte – so musste es der Leser damals deuten – einer kulturell bedeutsamen Familie. Er kam aus einem Umfeld, das Teil war der deutschen Literaturgeschichte. Vor diesem Hintergrund ist es mehr als nur apart, dass seine erste Talentprobe bereits ein »Vermächtnis« sein soll, ein Schlussstrich. Mit den letzten Worten eines gewissen Maître Mussard tritt der Autor Patrick Süskind in die Öffentlichkeit. Am Anfang war der Abschied.

4 Muschelmensch, Kontrabass und enge Zimmer

Der Hofjuwelier des Herzogs von Orléans starb laut Süskind am 30. August 1753 im Alter von 66 Jahren. Wer für Zahlenmystik anfällig ist, kann darin eine satanische Fügung sehen: die Doppel-Sechs steht gemeinhin für den großen Widersacher, den Teufel, der sich dann wohl des Juweliers bemächtigte. Auf jeden Fall wird der Maître Mussard an genau jenem Tag begraben, an dem der 15-jährige Jean-Baptiste Grenouille seinen ersten Mord begehen wird, den Mord an einem Mädchen von »dreizehn, vierzehn Jahren« in der Rue des Marais. Dieser Tag ist die Geburtsstunde des Parfümeurs und Serienmörders Grenouille. Der Duft des Mädchens mit den Mirabellen wird zum »Kompass für sein künftiges Leben«. Das fragliche Kapitel beginnt mit den Worten: »Am 1. September 1753, dem Jahrestag der Thronbesteigung des Königs, ließ die Stadt Paris am Pont Royal ein Feuerwerk abbrennen.«

Aufs engste miteinander verzahnt sind also »Das Vermächtnis« und »Das Parfum«. Kaum hat der Maître Mussard die Augen geschlossen, beginnt die Mörderkarriere eines minderjährigen Asozialen. Noch im selben Monat, im September 1753, wird dieser seine Lehre bei dem Parfümeur Baldini antreten. Für einen Zufall sollte man die zeitliche Nähe nicht halten. Wie wir wissen, hat Patrick Süskind »Das Parfum« 1976 vermutlich längst zu konzipieren, wenn nicht zu schreiben begonnen. Auch inhaltlich und stilistisch gibt es große Parallelen: Beide Werke sind in schauerromantischem Tonfall erzählte Parabeln auf den Untergang einer Welt, dargeboten aus der Sicht vereinsamter, angsterfüllter Menschen.

Sterben muss der Maître, weil er eine entsetzliche Entdeckung gemacht hat, »die Wahrheit über den Anfang und den Lauf und das Ende unseres Lebens, unserer Welt, unseres ganzen Kosmos«. Sein Testament ist ein Brief, in dem er diese Entdeckung der Nachwelt mitteilen will. Durch erst zufälliges, dann systematisches Graben will der Maître herausgefunden haben, dass die ganze Erde aus Muscheln besteht, ja dass sie eine »Muschel ist, die sich erbarmungslos schließt«. Die »Vermuschelung der Erde« wie auch jedes Lebewesens sei unaufhaltsam. Er selbst werde Tag zu Tag muschelähnlicher, starrer, könne kaum noch ein Glied bewegen. Begraben werden muss der arme Maître Mussard in einem »rechtwinkligen Sarg«, weil seine »versteifte sitzende Haltung« auch die Totenstarre überdauert. Zuvor hatte er noch seine künftigen Leser gemahnt: »Merkst du nicht selbst, wie du von Jahr zu Jahr verknöcherst, wie du unbeweglicher wirst, wie du an Leib und Seele vertrocknest? (…) Fühlst du sie nicht in jeder Faser, die Muschel in dir?«

Erstaunliche Töne für einen Sechsundzwanzigjährigen. Weiter absehen von sich selbst, entschiedener dem eigenen Ich und der eigenen Zeit die Nase drehen kann man kaum. Hier gräbt jemand – so manisch wie seine Hauptfigur – nach einer phantastischen, alptraumhaften Vergangenheit. Andererseits kann sich gerade hinter der Angstvision vom unaufhaltsam nahenden Ende ein sehr genauer Blick auf sich selbst und auf die Gegenwart verbergen. Die Diagnose lautet demzufolge, dass die geistige Starrheit Fortschritte macht, dass die Unbeweglichkeit um sich greift, dass der Mensch zum Ding wird und die Erde zum toten, unbewohnbaren Planeten. Ebenso politisch wie psychologisch ist »Das Vermächtnis« zu deuten: Wo Menschen statt eines Herzens ein Stück Stein, eine Muschel, in der Brust tragen, da wird auch ihr Lebensraum zur menschenleere Steppe.

Das »Vermächtnis« ist auch insofern ein wichtiges Bindeglied zum »Parfum«, als hier, in gleichfalls historischem Gewand, die Angst sich wissenschaftlich drapiert. Im »Parfum« beruft sich der Pseudo-Wissenschaftler Marquis de la Taillade-Espinasse auf angeblich neueste, streng rationale Erkenntnisse, um seine groteske »Fluidal-Theorie« zu rechtfertigen. Er behauptet, die Erde verströme ein »Verwesungsgas«, ein »fluidum letale«, dem man nur entkommen könne, indem man sich von der Erde weg bewege. Die Angst vor der »Erdgasverseuchung« treibt den Marquis auf Gipfel und Berge; er stirbt auf dem 2800 Meter hohen Pic du Canigou, wo er im Dezember 1764, »seine Kleider von sich werfend und laute Jauchzer ausstoßend«, erfriert.

Der Marquis verliert Leben und Verstand in den Höhen. Der Maître Mussard kommt um beides, weil er sich dem Gegenteil, dem Erdinnern, zuwandte. Sie taten es in vermeintlich wissenschaftlicher, aufklärerischer Absicht. Der Maître ist stolz auf seine »gründliche Kenntnis der Wissenschaften«, er rechnet die Philosophen Diderot, Voltaire und Rousseau zu seinen Freunden. Sein großes, ganz modernes Wissen aber veranlasst ihn zur Warnung: »Unwissenheit (…) ist das einzig mögliche Glück dieser Welt. Wirf es nicht leichtsinnig weg!« Am Maître und am Marquis zeigt Patrick Süskind die tödlichen Folgen eines Wissens, das sich absolut setzt, einer Vernunft ohne Herzensbildung. Das andere Extrem verkörpert Grenouille. Er ist das pure Instinktwesen fernab aller Gelehrtheit. Auch er ist ein Todesbote, für sich und andere. Lebensfeinde sind sie alle drei. Sie gehen zugrunde, weil sie die Vielfalt und die Widersprüchlichkeit der Schöpfung gewaltsam reduzieren auf die eine Erscheinung und diese beherrschen wollen: Muschel, Erdgas und Duft.

Das »Vermächtnis« eines Debütanten ist über den Leserkreis der »Neuen Deutschen Hefte« kaum hinausgedrungen. Fünf Jahre später sollte halb Deutschland von Patrick Süskind sprechen. »Der Kontrabass«

erlebte am 22. September 1981 nach der Ursendung als Hörspiel im Westdeutschen Rundfunk seine Uraufführung am Münchner Cuvilliés-Theater, einer Spielstätte des Bayerischen Staatsschauspiels. Fortan gab es kein Halten mehr. Bühne um Bühne eroberte der grantelnde Orchesterspieler. Jahr für Jahr war »Der Kontrabass« das erfolgreichste deutschsprachige Theaterstück der Gegenwart. Trotz und wegen eines sehr überschaubaren Themas: »Es geht darin«, laut Patrick Süskind, »neben einer Füller anderer Dinge um das Dasein eines Mannes in seinem kleinen Zimmer.« Vor allem aber: Nun durfte aus gewohnt traurigem Anlass herzlich gelacht werden.

Vor der Premiere wechselte der 32-jährige Autor einige Worte mit der Münchner »Abendzeitung«. Es sollten die letzten sein, die er Journalisten aus seinem Heimatland zum Zwecke der Veröffentlichung gönnte. Mit Anfang zwanzig habe er begonnen, Kurzgeschichten zu schreiben – von denen es bisher nur »Das Vermächtnis« zur Veröffentlichungsreife schaffte. Gemeinsam mit Helmut Dietl habe er die Vorabendserie »Der ganz normale Wahnsinn« geschrieben – zwölf Folgen, die von November 1979 bis Januar 1980 in der ARD ausgestrahlt wurden. Das Drehbuch belehrt uns: »Bei den Texten der Folge 8 und Folge 9 hat Patrick Süskind als Co-Autor mitgewirkt.« Seine Mitarbeit fällt unter die Rubrik Freundschaftsdienste und, einmal mehr, Dezenz. Es störe ihn nicht, bisher immer hinter Helmut Dietl gestanden zu haben, »ich stehe gerne im Schatten oder Halbschatten. Bei greller Sonne wird mir, auch ganz wörtlich, schlecht.«

Den Kontrabassisten charakterisiert er laut »Abendzeitung« wie folgt: »Er hat einen symbiotischen Bezug zu seinem Instrument und macht es für seine Unfähigkeit, Beziehungen zu Menschen anzuknüpfen, verantwortlich. Das Instrument rechtfertigt alles: dass er sich von seiner Umwelt völlig isoliert, dass die Sopranistin ihn nicht beachtet. Aber man sollte dabei nicht vergessen, dass das Stück eine Komödie ist.« Tatsächlich ist der Lachquotient sehr hoch und sorgt bis heute für eine Dauerpräsenz des »Kontrabasses«. Mal schimpft der 35-jährige Musiker über seinen Beruf – »Ein Kontrabass ist mehr, wie soll ich sagen, ein Hindernis als ein Instrument« –, mal über seine Kollegen – »im Orchester sind ja von hundertsechsundzwanzig Mitgliedern über die Hälfte in der Psychoanalyse« –, mal über sich: »Nur wenn ich denke, werde ich triebhaft.«

Der einsame Mann im sonst menschen- und vor allem frauenleeren Zimmer ist ein Mensch, dessen »Vermuschelung« schon eingesetzt hat, ohne vollendet zu sein. Das Schallschutzzimmer, in dem er lebt und arbeitet und sich betrinkt, ist die komödiantische Vorstufe zur lebensbedrohenden Muschel, in die sich die ganze Welt des Maître Mussard verwandelt hat. Das Symptom wiederum, an dem beide Neurotiker laborieren, ist der verwirklichte Angsttraum des Maximilian Ernst Ägidius Sommer, der ständig auf den Beinen war, weil er an Klaustrophobie litt. So erklärt es Vater Wilhelm Emanuel seinem Sohn Patrick in der »Geschichte von Herrn Sommer«, und Patrick denkt lange darüber nach: »Das bedeutet, dass er nicht in seinem Zimmer bleiben kann (…) und dass er nicht in seinem Zimmer bleiben kann, bedeutet, dass er immer im Freien herumlaufen muss.« Die Helden des Patrick

Süskind suchen die Geborgenheit in Innenräumen, fern von den anderen Menschen, und verkümmern an ihrer Beziehungslosigkeit; oder sie meiden die Menschen, indem sie wie Grenouille oder Herr Sommer so schnell zwischen ihnen hindurchgehen, dass sie jeden Kontakt vermeiden, keine Spur hinterlassen. Ein offenes, gleichberechtigtes, schöpferisches Gegenüber von Ich und Du gibt es nicht.

Ob denn »Der Kontrabass« ein autobiographisches Stück sei, wurde er weiter gefragt. Die knappe Antwort: »Für Leute, die mich kennen, sind die Parallelen überdeutlich.« Wenn Patrick Süskind also den Kontrabassisten als einen »Solisten, einen Underdog« bezeichnet, einen, der »immer im Hintergrund« sei, dann ist damit auch der sonnenlichtscheue Autor selbst gemeint. Ein prinzipielles Misstrauen der Welt gegenüber zeichnet beide aus – gegenüber einer »Welt der Niedertracht«, die den Klavierschüler aus der »Geschichte von Herrn Sommer« auf eine Rotfichte klettern ließ, bereit zum Selbstmord.

Autobiographisch ist auch der doppelte Anlass, der Patrick Süskind im Sommer 1980 zur Niederschrift des »Kontrabasses« bewog. Einerseits mag es stimmen, wenn er erklärt, die Idee sei ihm beim Anhören des »Forellenquintetts« von Schubert gekommen: »Da spielt der Kontrabass ausnahmsweise eine große Rolle. Dafür werden dann nur Stars geholt. Ein normaler Kontrabassist in einem Orchester bekäme nie die Chance für eine Plattenaufnahme.« Andererseits bestätigen Freunde, dass es da mindestens noch einen weiteren Auslöser gab. Das Stück sei eine Hommage an eine befreundete Opernsängerin.

Der Kontrabassist schwärmt von einer Sopranistin namens Sarah. In sie ist er verliebt, ihretwegen hat sich seine Lebenskrise verschärft. »Diese kleine Sängerin – wunderbar. Sie ist ziemlich klein und hat ganz schwarze Augen. Vielleicht ist sie Jüdin. Mir wäre das wurscht. (…) Das wäre eine Frau für mich. (…) Ich brauche als Kontrabassist eine Frau, die das totale Gegenteil von dem darstellt, was ich bin: Leichtigkeit, Musikalität, Schönheit, Glück, Ruhm, und einen Busen muss sie haben.« Der Kontrabassist spielt mit dem Gedanken, in die Stille vor dem Opernbeginn hinein zu schreien: »SARAH!!!«

Im Jahr, bevor Patrick Süskind den »Kontrabass« zu schreiben beginnt, ist die Sopranistin Suzanne Sonnenschein in der Verfilmung der Richard-Strauss-Oper »Der Rosenkavalier« zu sehen. Während »Der Kontrabass« entsteht, im Mai 1980, singt Suzanne Sonnenschein in einer Aufnahme mit dem Symphonieorchester des Bayerischen Rundfunks unter Rafael Kubelik eines der sechs Blumenmädchen in Richard Wagners »Parsifal«; Ort der Aufnahme ist der Herkulessaal der Münchner Residenz. Auch von Sarah erfahren wir, »sie bekommt bis jetzt nur kleinere Partien – zweites Blumenmädchen Parsifal (…), aber wenn sie singt, (…) da drückt es mir das Herz ab, ich kann nicht anders sagen.« Im Jahr der Uraufführung des »Kontrabasses« singt Suzanne Sonnenschein mit großem Erfolg die »Mimi«, die Hauptrolle in Puccinis »La Boheme«, am »New York State Theatre«. Und 2005 ist es Suzanne Sonnenscheins Stimme, die in Helmut Dietls »Vom Suchen und Finden der Liebe« das musikalische Leitmotiv beisteuert: die Arie des liebestrunkenen

Orpheus aus Christoph Willibald Glucks Oper »Orpheus und Euridike«.

Angesichts solcher fast lebenslanger Kontinuitäten beginnt man zu begreifen, weshalb die Freunde Patrick Süskinds Verlässlichkeit rühmen. Der Erfolg des »Kontrabasses« aber, der schon den Erfolg des »Parfums« in sich trägt, ist auch die Geschichte einer Entfremdung. Es war eine Frau, die den Kurzgeschichtenschreiber zum »Kontrabass«, insbesondere zur Figur der Sarah inspirierte. Eine andere Frau, Redakteurin beim Bayerischen Rundfunk und Studienfreundin, sorgte dafür, dass der Hörspieltext bei dem Schauspieler Nikolaus Paryla landete und über diesen am Cuvilliés-Theater und danach auf fast jeder Bühne nicht nur Deutschlands. Eine dritte Frau schließlich brachte das Theaterstück und den fast vollendeten Roman an den Mann, sprich: an den Verleger, und legte so den Grundstein für die schwindelerregende Karriere des Buchautors Patrick Süskind. Diese dritte Frau heißt Lianne Kolf. Sie ist Literaturagentin und Jugendfreundin und bereut bis heute, dass sie »Petzi« diesen Dienst erwies.

5 Das Ende einer Freundschaft und die Liebe zum Filmstar

Mindestens zwei Varianten gibt es von der wundersamen Geschichte, wie »Das Parfum« einen Verlag fand. Die eine lautet so: Bei seinem Triumphzug auf Europas Bühnen landete »Der Kontrabass« rasch am Schauspielhaus Zürich. Eine der vielen begeisterten Zuschauerinnen war Susanne Aerni. Frau Aerni arbeitete als Sekretärin bei Daniel Keel, dem Inhaber des »Diogenes«-Verlags. Dann soll geschehen sein, was die Züricher »SonntagsZeitung« im Einklang mit fast allen anderen Medien so beschreibt: »Frau Aerni schwärmte so lange von diesem Stück des weithin unbekannten Jungdramatikers, bis Daniel Keel es sich ebenfalls anschaute – und, nachhaltig beeindruckt, dem Jungtalent das Manuskript abforderte.« Im Porträtversuch des »Stern« vom Oktober 1991 wird Keel selbst mit den Worten zitiert: »Den Süskind-Tipp gab mir meine Sekretärin.« Den Fortgang und das glückliche Ende der Geschichte lesen wir unter anderem in dem »Playboy«-Artikel vom Juli 1988: »Patrick Süskind antwortete aus München nicht nur, dass ihn ein Buch zum Theaterstück freuen würde. Er eröffnete dem Buchverlag, dass er auch einen unveröffentlichten Roman anbieten könne.«

Falls diese Variante stimmt, dann ist es einzig der Sekretärin zu verdanken, dass »Der Kontrabass« vom Dramentext zum Bucherfolg wurde, und einzig der Gunst der Stunde – die Patrick Süskind zu nutzen verstand –, dass in einer Art Doppelgeschäft auch »Das Parfum« bei Daniel Keel landete. Variante Nummer zwei erzählt eine ganz andere Geschichte. In ihr spielt die Hauptrolle eine Freundin aus Ambacher Tagen. Lianne Kolf, ein Jahr älter als Süskind, besuchte mit ihm das Gymnasium in Starnberg. Nach der Schulzeit verloren sich die beiden aus den Augen. In München traf man sich wieder, zeitweilig wohnte Kolf in der Schwabinger Wohngemeinschaft, der auch Helmut Dietl angehörte.

Kein Wölkchen trübte das Einverständnis. Man frühstückte gemeinsam, man aß gemeinsam zu Abend – in jenem italienischen Restaurant »Romagna antica«, das Dietl und Süskind später als Schauplatz der Filmkomödie »Rossini« verewigten. Es war, sagt Lianne Kolf, »ein überschaubarer Kreis. Manchmal schaute auch der Bernd Eichinger zum Kartenspielen vorbei.« Auch der Produzent der »Parfum«-Verfilmung gehört also zum Schwabinger Freundeskreis der siebziger Jahre. Sie alle ahnten: Patrick Süskind schreibt an einem Roman, er scheint von Düften zu handeln. Mehr wusste niemand. »Der Petzi«, sagt Lianne Kolf, »äußert sich nie zu irgendwas ausführlich. Wir wussten nur, dass ihm der Schluss große Schwierigkeiten bereitete.«

Lianne Kolf war damals Kauffrau in dem Münchner Verlag Molden. Ihrem Chef schlug sie vor, den »Kontrabass« als Buch herauszubringen. Fritz Molden war nicht abgeneigt, dann aber überstürzten sich die Ereignisse. Der Verlag ging 1982 in Konkurs, Lianne Kolf stand auf der Straße, »Der Kontrabass« war noch immer kein Buch. Patrick Süskind bat seine Freundin, doch nach einem anderen Verleger Ausschau zu halten. Damit war die erste Literaturagentin für deutschsprachige Gegenwartsliteratur geboren, und dafür, sagt Kolf, »bin ich dem Patrick noch immer sehr dankbar«. Weniger dankbar ist sie ihm für die folgenden Ereignisse der Jahre 1983 und 1984.

Trotz der gewaltigen Zuschauerzahlen machten die Verleger einen Bogen um den »Kontrabass«. Theaterstücke galten und gelten als schwerverkäuflich. Viele Absagen erhielt Lianne Kolf für den allerersten Text, den zu vermitteln sie sich anschickte. Auch Daniel Keel und den Diogenes-Verlag hatte sie angeschrieben. Auch von dort hörte sie lange Zeit nichts: »Der Text lag dort ungefähr ein dreiviertel Jahr, bis Herr Keel das Stück aus dem Stapel ungelesener Texte zog; angeblich, weil seine Sekretärin im Theater gewesen war und dort den ›Kontrabass‹ gesehen hatte.« Lianne Kolf beharrt darauf, dass der Erstkontakt zwischen Diogenes und Süskind durch sie zustande kam, dass dank ihres Einsatzes und mit Süskinds Segen der »Kontrabass« von München nach Zürich gewandert war. Und sie sei es auch gewesen, die den Vertrag für den »Kontrabass« und für »Das Parfum« aushandelte – »mit allen Nebenrechten«.

Nun schien der erste Geschäftsauftritt der Literaturagentin Kolf doch noch vom Erfolg gekrönt. Bis in die Gegenwart müsste sie an den Einnahmen der beiden Millionenseller beteiligt sein. Die Wahrheit aber sei: »Ich habe bis heute keinen Cent erhalten. Patrick sagte, er habe keinen Vertrag mit mir.« Aus diesem Fehler habe die Agenturchefin gelernt. Gleich darauf ließ sie sich für alle künftigen Geschäftsbeziehungen einen juristisch hieb- und stichfesten Mustervertrag aufsetzen. Zehn Jahre lang habe sie nicht mit Patrick Süskind gesprochen. »Ich war wahnsinnig gekränkt. Es gab überhaupt keinen Anlass, mich so auszubooten.« Heute begegnet man sich ohne Groll.

Einen Reim auf dieses Verhalten kann sich Lianne Kolf nicht machen. Sie vermutet: »Vielleicht wollte er den Ruhm nicht teilen, wollte nicht zugeben, dass es da mehr gab als nur den einsamen Dichter, der auf einen Verleger trifft; er wollte nicht anerkennen, dass ihm eine Agentin behilflich war. Das Geld hat wohl nicht die entscheidende Rolle gespielt.« Die Vermutung gewinnt an Plausibilität, hält man sich vor Augen, wie ungewöhnlich, ja fast anrüchig es damals in Schriftstellerkreisen scheinen konnte, dass der Dichter quasi einen Manager bezahlte, damit dieser in seinem Namen den Profit steigere. Heute hingegen gibt es nur wenige Erfolgstitel, bei denen keine Agentur eingeschaltet wurde.

Wie dem auch sei: »Der Kontrabass«, 1984 im Diogenes Verlag erschienen, übersetzt in 21 Sprachen, hätte ausgereicht, seinem Autor ein sorgenfreies Leben zu ermöglichen. Doch Fortuna hatte ihr Füllhorn noch nicht geleert. Bereits am 16. Oktober 1984 startet der Vorabdruck des »Parfums« in der »Frankfurter Allgemeinen Zeitung«. Am 15. Dezember, mit der 52. Folge, endet er. Das Buch erscheint Anfang des darauf folgenden Jahres. Marcel Reich-Ranicki bespricht es am 2. März 1985 euphorisch. Kurz darauf belegt es zum ersten Mal Platz 1 auf der »Spiegel«-Beststellerliste. Spätestens jetzt ist klar: Der Welt wurde ein Meisterwerk geschenkt. Und die Welt beginnt, es zu verschlingen.

Noch davor aber hatte Patrick Süskind eine seiner produktivsten Schaffensphasen. Er unterstützte Helmut Dietl bei der Arbeit an der Fernsehserie »Monaco Franze«, er schrieb zwei lange Aufsätze für die »Süddeutsche Zeitung«, und er fand sich, noch ein wenig eher, im Zentrum einer kuriosen Liebesaffäre mit einem Filmstar. Christine Kaufmann, Ex-Frau von Tony Curtis, 1954 das »Rosen-Resli« im gleichnamigen Film, verliebte sich in Patrick Süskind. Nach ihrer Rückkehr aus Kalifornien Ende der siebziger Jahre ließ sich die einst gefeierte, nun eher angefeindete Diva in München nieder. In der Fernsehserie »Der ganz normale Wahnsinn« und in Helmut Dietls Kinofassung »Der Durchdreher« übernahm sie 1979 die Rolle der Violetta. Bei

Helmut Dietl lernte sie, Mitte dreißig, den vier Jahre jüngeren Patrick Süskind kennen. Zwei ganz konkrete Folgen hatte dieses Begegnung: Patrick Süskind wurde geohrfeigt, und man bescheinigte ihm, kein schriftstellerisches Talent zu haben. In ihrer Autobiographie schreibt Christine Kaufmann:

»Mein Verliebtsein in Patrick war der ideale Ausgleich für den erdgebundenen Alltag. Oft besuchte ich die Dietls nur, um den fernen hellen Patrick schmachtend zu betrachten, und wäre die Mutter von Helmut nicht gestorben, so wäre es dabei geblieben, aber die Trauer und Verwirrung, die so ein Tod auslöst, und die Aktivitäten, die dem folgten, brachten uns näher. Ich lebte noch mit Hartwig und dachte meine Zuneigung zu Partrick diskret versteckt zu haben, als eines Tages Hartwig wortlos die Wohnung stürmte, zu mir ins Bad kam, mit der Hand ausholte und mir eine Backpfeife geben wollte. Ich duckte mich. Das Ziel verfehlt, zog er wieder ab. (...) Nach einer halben Stunde klingelte das Telefon. Patrick hatte den gleichen Besuch bekommen, war aber stehen geblieben und hatte seine Ohrfeige voll aufs Ohr bekommen.«

Wer mag es ermessen, inwieweit Christine Kaufmanns Lebensgefährte Grund hatte, den schmächtigen Jüngling, Dichter in spe zu ohrfeigen? Zwischen Schwärmertum, handfester Liebe und zarter Verliebtheit wird die kurze Affäre sich bewegt haben. Interessanterweise scheinen der Star und der Ex-Student ihre Freundschaft bald darauf einem anderen Zweck unterstellt zu haben. Süskind sollte Kaufmann literarisch beraten, ja ihr Ghostwriter werden. In der Autobiographie findet sich folgender Absatz:

»Wir blieben befreundet, und ich bat ihn, mir bei einem Buch zu helfen, an dessen Konzept ich schon eine Weile gearbeitet hatte. Mein Bruder hatte mit dem Molden-Verlag gesprochen, ob er an einem Schönheits- und Gesundheitsbuch von mir interessiert wäre – Jahre bevor diese Art Bücher der große Trend wurden. Wir setzten einen Vertrag in Wien auf, es wurde ein beträchtlicher Vorschuss vereinbart. (…) Zu Hause legte ich den Inhalt der Kapitel fest, brachte das Manuskript zu Patrick und las es ihm mit blutrotem Gesicht vor. Ich hatte ihn gebeten, für die Hälfte des Moldengeldes die redaktionelle Betreuung der Texte zu übernehmen. Patrick hatte einen wahren Röntgenblick (ach, diese wunderschönen Augen!). Ich war immer ›ganz durch den Wind‹. Er sah mich also an und sagte: ›Das ist doch gut und witzig, warum schreibst du es denn nicht selbst?‹ O nein, das traute ich mir nicht zu. Turnen und schminken, ja, das konnte ich, aber darüber schreiben, das musste er. Ich überzeugte ihn, und er machte ein paar wirklich gute, amüsante Kapitel aus den Fakten, die ich zusammengestellt hatte. Bibbernd wartete ich auf die Antwort von Molden. Der Lektor schrieb, es täte ihm leid, aber in dem Manuskript könne er keinerlei schriftstellerische Begabung erkennen. Der Vertrag müsse aufgelöst werden. Leider habe ich den Brief sowie das gesamte Manuskript weggeworfen und das Geld zurückgeschickt.«

Fans, Leser und Literaturwissenschaftler wären brennend daran interessiert, einen Blick in diesen verschollenen Süskind werfen zu können. Der Spezialist für Menschenflucht als Schmink- und Körperexperte: dass auch diese Begabung in dem stillen Brüter schlummert, mag man sich kaum ausmalen. Oder sollte der Lektor des verblichenen Molden-Verlags mit seiner mitleidlosen Absage recht gehabt haben? Ist dem Meister der Maskeraden zumindest diese stilistische Tarnung missglückt, so dass ein halber Süskind und eine halbe Kaufmann, wie man in Bayern zu sagen pflegt, einen echten Schmarrn ergaben? Vielleicht findet sich ja dereinst in einem Privatarchiv eine Abschrift der Süskind'schen Wohlfühltipps. Frappierend ist auf jeden Fall, wie klein sich die Welt wieder einmal präsentiert: In jenem Münchner Verlag, in dem Lianne Kolf beschäftigt war und der in Konkurs gehen sollte, bevor »Der Kontrabass« ihn sanieren hätte können, landete ein Süskindtext und wurde abgelehnt. Das nennt man wohl Ironie der Geschichte.

Christine Kaufmann, die 1983 in Helmut Dietls Fernsehserie »Monaco Franze« als schüchtern-verklemmte Olga zu ganz neuen Ehren kam, traf den Regisseur und den Dichter später in Kalifornien wieder. Patrick Süskind »beschrieb exakt meine Gefühle über die Wohnsituation in Hollywood«. Er sagte nämlich zu ihr: »Man hat nachts ständig Angst, dass irgendjemand in irgendeinem Drogenrausch ins Haus kommt und einen umbringt, ohne es unbedingt persönlich zu meinen.« Typischer könnte sich der Autor oder eine von ihm ersonnene Figur nicht äußern. Eine Angstvorstellung wird in eine ironische Pointe verpackt. Grundlegend bleibt das Gefühl, das mehr als ein Gefühl ist, vielmehr eine Weise, die Welt zu betrachten und nicht recht zu ihr zu gelangen: Alles Unbekannte schafft Angst, nur wohlvertraute Räume sorgen für das fragile Glück der Sicherheit. Draußen lauert der Feind, ja das Draußen ist der Feind. Nicht nur, aber ganz besonders in Hollywood.

6 Patrick Süskinds dichterischer Journalismus

Am 3. März 1983 wird die erste Folge des »Monaco Franze« mit Helmut Fischer in der Titelrolle ausgestrahlt. Entstanden ist die Idee in der Schwabinger Wohngemeinschaft. Dort, so wird überliefert, habe Helmut Fischer Helmut Dietl händeringend gebeten, ihm doch eine Rolle auf den Leib zu schreiben, eine Rolle nur für ihn. Bereits im »Ganz normalen Wahnsinn« hatten die beiden Helmuts erfolgreich zusammengearbeitet. Und so entstand eine bis heute zumindest im bayerischen Sprachraum legendäre Figur, der frühpensionierte Kriminalkommissar und hauptberufliche Vorstadt-Casanova Franz Münchinger, genannt Monaco Franze. So sehr wurde Fischer mit dieser Rolle identifiziert, dass noch weit nach seinem Tod anno 1997 die »Gelben Seiten« der Landeshauptstadt mit seinem Porträt warben. Helmut Fischer lächelte von den Litfasssäulen herab, über seinem Kopf stand zu lesen: »Ein Münchner Original.« Zur stehenden Redewendung wurde Franz Münchingers Lieblingsspruch, »ein bissel was geht immer«.

Zehn Folgen umfasst die Serie, siebenmal werden als Drehbuchautoren Helmut Dietl und Patrick Süskind genannt. Wie hat man sich das Miteinander der beiden Freunde vorzustellen? Ein gemeinsamer Freund erinnert sich: »Wenn die beiden einen Film vorbereiten, geschieht das immer nach dem gleichen Muster. Der Patrick kommt mit seinem Koffer, in dem sich dreißig verschiedene Pfeifen befinden. Dann setzt er sich an die Schreibmaschine, und der Helmut diktiert ihm.« Ähnlich äußerte sich Helmut Dietl nach dem Kinofilm »Vom

Suchen und Finden der Liebe«: »Wir sitzen zusammen an einem Tisch, ich erzähle ihm, was ich vorhabe. Wir sprechen dann über einzelne Szenen und Figuren. (…) Im Allgemeinen beginne ich dann, die Dialoge vor mich hinzureden. Die notieren wir dann, teils mit Bleistift, teils mit einer mechanischen Schreibmaschine. Auf Computern schreiben wir nicht. Dann sprechen wir die Dialoge mit verteilten Rollen durch und hören immer wieder hin. Manches wird noch einmal verändert, und wenn wir dann etwas haben, schmeißen wir es meistens wieder gleich weg, weil wir finden, es sei nicht gelungen. (…) Das ist ein interessanter, mühsamer, langwieriger und außerordentlich unwirtschaftlicher Prozess.«

Die Textwerkstatt Dietl/Süskind hat folglich einen Chef und einen Zuarbeiter, eine Sonne namens Dietl und einen Schatten namens Süskind. Dessen Ko-Autorschaft scheint sich im Wesentlichen darauf zu beschränken, dem Freund ein stilistischer und inhaltlicher Berater zu sein, manchmal auch ein Korrektiv. Der Mann, der sich »Monaco Franze«, »Kir Royal«, »Rossini« und »Vom Suchen und Finden der Liebe« ausdachte und zu Papier brachte, heißt Helmut Dietl. Jugendfreund Süskind war in den Prozess eingebunden, doch als gleichberechtigten Drehbuchautor kann man ihn kaum bezeichnen. Er steuerte das Fluidum bei, den atmosphärischen Überschuss, hie und da vielleicht eine Pointe, einen dramaturgischen Kniff, eine zusätzliche Charakterfärbung, eine neue Formulierung. Dass Jakob Windisch ein so akkurates Süskind-Porträt wurde, verdankt sich also wohl eher der genauen Beobachtungsgabe Dietls als der Bekenntnisfreude Süskinds.

Zwei Tage nach der Ausstrahlung der ersten Folge

von »Monaco Franze«, am 5. März 1983, meldet sich Süskind ganz unverhofft und ganz polemisch und sehr in eigener Sache zu Wort. In der »Süddeutschen Zeitung« protestiert er heftig gegen den »Unfug der Zwangsversicherung für Künstler«. Er löst damit eine Flut von Leserbriefen aus. Süskind hält die Künstlersozialversicherung für eine einzige Freiheitsberaubung. Seine Argumentation fußt auf akribischen Berechnungen und klingt ein wenig so, als schelte ein FDP-Mitglied den vermeintlichen Staatssozialismus der Bundesrepublik.

Süskind also rechnet: »Von jeder Mark, die der Autor seit dem 1. 1. 83 verdient, verbleiben ihm auf Grund der Wirkungen einer Sozialversicherung, um die er nicht gebeten hat, 55,6 Pfennige – allerdings nur, wenn er so glücklich ist, weniger als 16 000 Mark brutto im Jahr zu verdienen. Legen wir ein durchschnittliches Einkommen zugrunde und einen durchschnittlichen Steuersatz von 31 Prozent, dann kommt der Autor – nun auch noch im Genuss einer fünfprozentigen Zwangsanleihe – auf einen Anteil von 46,5 Prozent. Sollte er, wovor ihn Gott behüten möge, gar in einem Jahr sehr gut verdienen, so kann sich sein Anteil an der Mark auf 27,2 Pfennige reduzieren. Über diese 27,2 Pfennige, die näher einem Viertel als einem Drittel seines ursprünglichen Honorars stehen, darf der Autor dann endlich frei verfügen. Ansonsten aber ist es aus mit seiner Freiheit, denn die Künstlersozialversicherung ist eine Pflichtversicherung, besser eine Zwangsversicherung.«

Der freiheitsliebende freischaffende Künstler sieht sich »allen erdenklichen Schikanen von Behörden, Gerichten und Ämtern« ausgesetzt, sofern er gegen den

Zwang aufbegehrt. Dazu aber ist Patrick Süskind fest entschlossen. Er hat das einzige Schlupfloch entdeckt, die freiwillige Kranken- und Rentenversicherung bei einem privaten Anbieter. Deshalb sei er nun »für über 200 Mark krankenversichert und für fast 500 Mark rentenversichert.« Fatalerweise habe ausgerechnet die von ihm gewählte Versicherungsgesellschaft »fast das gesamte Stadtviertel, in dem der Verfasser wohnt, aufgekauft«. Vor des Dichters Augen lasse sie dort neue Verwaltungsgebäude entstehen – mit verdrießlichen Folgen: »Seit zwei Jahren kann ich wegen des Lärms der Presslufthämmer und Dampframmen nur nachts arbeiten, werde um halb sieben Uhr früh von den vorbeifahrenden Lastwagen und Betonmischern geweckt, sogar samstags.«

Das apokalyptische Szenario dürfte gewiss einem Hang zur Überzeichnung geschuldet sein. Auch für die Behauptung im SZ-Artikel, aus reinen Vorsorgegründen müsse er nun heiraten und Kinder zeugen, findet sich kein Beleg. Zutreffend aber ist die Auskunft, der Autor sei evangelischer Christ. Und vielleicht gar eine Reverenz vor dem bekennenden Protestanten Wilhelm Emanuel Süskind ist die fantasievolle Begründung für seinen zivilen Ungehorsam: »Wer einen Menschen zwingt, sich gegen seine Überzeugung zu versichern, der beraubt ihn seines Menschseins. Er macht sich zum Götzen und ihn zum Götzenverehrer. Deshalb sind Pflichtversicherungen – vor allem solche auf das Leben – gotteslästerliche Institutionen.«

Patrick Süskind präsentiert sich in seinem Artikel »Gefangen im sozialen Netz« von einer ungewohnten Seite. Er schimpft von einem klassischen liberalen

Standpunkt aus und als unmittelbar Betroffener über die staatliche Einschränkung der Freiheit. Ein Staat, der seinen Bürgern vorschreibt, dass und wie sie sich absichern haben, muss mit Süskinds beißendem Spott rechnen. Jeder sei seines Glücks (oder Unglücks) eigener Schmied, lautet die Botschaft hinter der schwungvollen Abrechnung. Ins Gesamtwerk führt ein doppelter Pfad. Der Vorwurf der Gotteslästerlichkeit, der hier an die staatliche Bürokratie gerichtet ist, trifft in stärkerem Maße Jean-Baptiste Grenouille. Der Serienmörder aber schert sich gerade deshalb keinen Deut um Gott, weil er das im Übermaß durchsetzt, was die Bundesrepublik Deutschland immer mehr beschneidet: das Selbstverwirklichungsrecht des freien Individuums. Zum zweiten gibt Süskind auch in »Gefangen im sozialen Netz« seiner Menschenskepsis ironisch Raum. Nun sehe man, wie recht Karl Kraus, »den ich obendrein nicht einmal liebe«, mit seiner Einschätzung habe. Der Mensch sei tatsächlich durch seine Geburt in eine Mördergrube gefallen, die Menschheit sei »aus Schufterei zusammengesetzt«, aus der es kein Entrinnen gebe.

Schon knapp vier Monate später, am 30. Juli 1983, sucht Süskind ein zweites und letztes Mal das Forum der »Süddeutschen Zeitung«. Nun ist es ein ganz anderer, durch und durch literarischer Ton, den er anschlägt, und er spricht durch eine Maske hindurch. Diese Maske hat einen Namen: Erasmus R. Demuth. Der frei erfundene »bekannte Münchner Geophysiker« sei, wie dem Vorspann zu entnehmen ist, am 15. Mai 1979 »auf dem Wege zur Bayerischen Akademie der Wissenschaften«, wo er eben diesen nun von Patrick Süskind aus dem Nachlass herausgegebenen Vortrag halten wollte, zu Tode gekommen. Er wurde »beim Durchqueren des Hofgartens von einer Gruppe von sieben Dauerläufern versehentlich niedergerannt und erlag wenig später seinen inneren Verletzungen«. Erasmus R. Demuth ist ein Märtyrer. Sein Vortrag handelt nämlich von einer Zumutung namens Joggen.

Süskind redet hier im täuschend echt persiflierten umständlichen, weitschweifigen, detailverliebten, lange Sätze nicht scheuenden Stil eines Wissenschaftlers im reiferen Alter. Dieser hat seine innere Ruhe verloren. In Demuths wissenschaftliches Weltbild drang am 12. Mai 1979 um Viertel vor sieben eine »Höhere Eingebung«, die besagte: »Was so scheußlich aussieht, kann unmöglich gesund sein.« Gemeint war damit das Phänomen des Joggens als eines morgendlichen Massenvergnügens. In Demuths, also Süskinds Worten:

»Scheinbar harmlose Bürger, Männer wie Frauen meist mittleren Alters und gesicherten Auskommens, die bislang weder durch ihre Kleidung, ihr Auftreten oder ihre Lebensgewohnheiten Anlass zu der Vermutung gegeben hätten, dass in der von ihnen geführten Existenz oder in ihrem Kopfe irgend etwas nicht in Ordnung wäre (…) – solche erwachsenen, mündigen und ruhigen Bürger werden von einem Tag zum andern von einer merkwürdigen Unruhe befallen und tun folgendes Außergewöhnliches: Sie kaufen sich ein Paar Turnschuhe, einen Trainingsanzug und eine Pudelmütze, ziehen diese Kleidungsstücke an, treten, manchmal auch noch mit Wollschal und Wollfäustlingen ausgestattet, morgens früh zwischen sechs und sieben Uhr hinaus auf die Straße, den Platz oder den Stadtpark, also in die Öffentlichkeit!, und beginnen – zu laufen!

Und zwar nicht, irgendwohin zu laufen oder vor irgendetwas davonzulaufen, sondern nur: zu laufen.«

Damit ist der größte anzunehmende Anschlag auf das Weltbild des Gelehrten Demuth benannt: ein zielloses Laufen, Kraft ohne Richtung, Bewegung ohne Zweck. Für ihn ist dergleichen eine »furchtbare Verirrung«, vor der ihn »Herkunft, Erziehung und natürliche Pietät« immer bewahren werden. Ein klein wenig ratlos stand er einzig dem Argument gegenüber, das Joggen fördere die Gesundheit. Aus dieser Lage befreite ihn die »Höhere Eingebung«. In ihn fuhr die unerschütterliche Erkenntnis, dass eben die Hässlichkeit der Jogger und der Joggingbekleidung jedwedem positiven Effekt auf die Gesundheit entgegensteht. »Mehr habe ich eigentlich nicht zu sagen. Ich habe nichts zu erklären oder zu begründen. Mir war die Wahrheit offenbar. (…) Ich gebe Ihnen heute diese Wahrheit weiter. An Ihnen ist es nun, sie theoretisch zu untermauern und statistisch abzusichern. Sie werden Begründungen suchen und finden. Sie werden erkennen, dass der Blick des Joggers dem des Fixers gleicht, der seine Spritze aufzieht. Sie werden herausfinden, dass die Läufer in den Trainingshosen dieselbe psychisch-physische Symptomatik haben wie die Wermutbrüder, die mit Plastiktüten über unsere Bürgersteige trippeln.«

Eine Wahrheit, ein Dogma hat Erasmus R. Demuth gefunden – gleich dem unglücklichen Maître Mussard, der die »Wahrheit über den Anfang und den Lauf und das Ende unseres Lebens« herausfand in dem einen Satz: »Die Welt ist eine Muschel, die sich erbarmungslos schließt.« Wie es im Reich der Dogmen und Offenbarungen üblich ist, versucht sich denn auch Erasmus

R. Demuth abschließend an einer Predigt, gerichtet an die verblendeten Jogger:

»Lasst ab, hört auf und ändert euch! Gott hat euch eure Beine nicht gegeben, dass ihr damit herumlauft. Lauft irgendwohin, und wenn es sein muss, schnell; lauft davon, aus Angst oder Feigheit; lauft um euer Leben; lauft meinetwegen auch aus Spaß am Laufen – aber lauft nicht um des Laufens willen! Und wenn ihr lauft, ich bitte euch um Himmels willen, lauft nicht in einer Trainingshose!«

Die Fitnessapostel sollen also, wenn es denn sein muss, lieber laufen, wie Herr Sommer lief: aus Angst vor den Menschen, in der vergeblichen Hoffnung, ihnen auf Dauer ausweichen zu können. Sie sollen ihrem Laufen endlich einen Sinn und einen Zweck setzen. Die Predigt aber fällt ins Leere. Demuth wird »versehentlich niedergerannt«. Er hatte sich nichts zuschulden kommen lassen, von seiner verzweifelten Rede konnten die Jogger nichts wissen. Er war ihnen einfach im Weg.

7 Frankreich und das Ende der Welt

Fast genau ein Jahr nach dem Ende des Vorabdrucks des »Parfums«, im Dezember 1985, erscheint dessen Nachspiel. Wenn »Das Vermächtnis des Maître Mussard« eine Hinführung war, dann ist »Ein Kampf« ein Postskriptum zum Werk aller Werke. Im »Vermächtnis« wurde die Wahnvorstellung vom Weltende in ein pseudowissenschaftliches Vokabular verpackt. In »Ein Kampf« porträtiert Süskind einen schweigsamen

Massenverführer und gibt damit jenen Stimmen Nahrung, die auch »Das Parfum« politisch deuten – und in Jean-Baptiste Grenouille eine Hitler-Figur sehen. Besonders Marcel Reich-Ranicki hat sich für diese Deutung, wie wir noch sehen werden, stark gemacht.

Bereits der Titel nimmt überdeutlich Bezug auf Hitlers Programmschrift aus der Feste Landsberg, »Mein Kampf«. Geschildert wird das vermeintlich harmlose Vergnügen einer Schachpartie im Pariser Jardin du Luxembourg. Es treten gegeneinander an: der erfahrene Lokalmatador Jean und ein namenloser, stummer Herausforderer. Etwa fünfzehn Menschen werden Zeuge der Partie, und durch sie erst bekommt das Spiel einen dramatischen Zug. Die »kleine Menge« will unbedingt den Herausforderer siegen sehen, diesen »jüngeren Mann mit schwarzen Haaren, bleichem Gesicht und blasierten dunklen Augen.« Jean nämlich ist alt und hässlich und vernünftig, er spielt erfolgreich, aber bedächtig, ohne Schwung, Raffinesse, Risiko. Jean spielt genau so, wie seine Zuschauer sind, die gerne anders wären: leidenschaftlich, mutig, rücksichtslos, so wie der Herausforderer. Er soll für sie den alten Jean vom Thron stoßen und das Regiment der Langeweile beenden.

Von Beginn an spürt Jean die feindselige Atmosphäre. »Heute gibt's ein Waterloo!«, ruft man ihm entgegen. Die Menge ist überzeugt, dass der Herausforderer ein Genie ist, weil sie davon überzeugt sein will. Seine ganz offensichtlich stümperhaften Züge steigern nur die Begeisterung. Seine gedankenlose Naivität hält man für genial. »Niemand begreift wirklich, wozu der Zug nützt, denn die Dame steht jetzt am Rande des

Feldes, bedroht nichts und deckt nichts, steht vollkommen sinnlos – doch steht sie schön, irrwitzig schön, so schön stand nie eine Dame, einsam und stolz inmitten der Reihen des Gegners ...«

Die Verblüffung bei Jean wie beim Publikum wächst minütlich. Hat der Herausforderer einen Plan, den zu begreifen sie alle zu dumm sind? Weiß er, was er tut, und streut ihnen Sand in die Augen? »Rücksichtslos mäht Schwarz alles nieder, was sich in Schlagweite befindet, achtet die eignen Verluste für nichts, reihenweise sinken die Bauern, sinken unter frenetischem Beifall des kundigen Publikums Pferde, Türme, Läufer ...« Ein wahrhaftiges »Armageddon« spielt sich hier ab, eine Weltuntergangsschlacht einmal mehr. Die Männer weinen »vor Hingebung an dies Genie von einem Spieler. Es ist wie am Ende der Schlacht von Waterloo, als der Kaiser die Leibgarde in das längst verlorene Gefecht schickt.«

Nun will die Menge nur noch eins: Das bittere Ende miterleben und hoffen, dass die Bitternis sich wider alle Wahrscheinlichkeit in einen Sieg verwandelt. Der Herausforderer ist ihr kriegerischer Messias, ihr »Wundermann«. Doch alles Hoffen nutzt nichts. Schwarz verliert, Jean triumphiert. Plötzlich haben die Männer »Kuhblicke«. Sie wollen es nicht glauben. Sie starren fassungslos auf das »Schachbrett, wo ein kleiner weißer Bauer die Niederlage des schwarzen Königs besiegelt hat.« Ihr Held aber zeigt sich als schlechter Verlierer. »Der junge Mann, nachdem er den König verächtlich mit einem Fingerschlag umgestoßen hatte, erhob sich, würdigte weder seinen Gegner noch das Publikum eines Blicks, grüßte nicht und ging davon.«

Peinlich berührt zerstreut sich die Menge. Jean grübelt. Warum nur hat er sich anstecken lassen von der Begeisterung des Publikums? Warum nur hat er »mit dem arroganten Scharlatan« nicht kurzen Prozess gemacht, ihn nicht »schon in der Eröffnungsphase mattgesetzt«? Die traurige Wahrheit ist, »dass er den Fremden bewundert hatte, nicht anders als die anderen, ja dass er sich gewünscht hatte, jener möge siegen und ihm, Jean, auf möglichst eindrucksvolle und geniale Weise die Niederlage, auf die zu warten er seit Jahren müde wurde, *endlich* beibringen, damit er endlich befreit wäre von der Last, der Größte zu sein und alle schlagen zu müssen, damit das gehässige Volk der Zuschauer, diese neidige Bande, endlich seine Befriedigung hätte, damit Ruhe wäre, endlich …«

Das vierfache »endlich« mündet in den Wunsch des lebensmüden Herrn Sommer und des menschenhassenden Jean-Baptiste Grenouille und des scheuen Herrn Süskind: ihr Menschen, lasst mich endlich in Ruhe. Der Moment jedoch, in dem der Wunsch wahr wird, ist eine Katastrophe. Herr Sommer und Grenouille begehen Selbstmord, Jean fühlt sich als der eigentliche Verlierer, »und daher beschloss er – der im Übrigen auch nie je ein Mann großer Entschlüsse gewesen war –, Schluss zu machen mit dem Schach, ein für allemal«. Er bevorzugt künftig Boule, »ein harmloses, geselliges Spiel von geringerem moralischem Anspruch«.

Der skrupellose Draufgänger, der junge, bleiche Mann hat schließlich ein Gemetzel herbeigeführt auf dem Schachbrett, in übertragenem Sinne: einen Weltkrieg. Jean macht sich zu Recht Vorwürfe. Man hätte den »erbärmlichsten Stümper der Welt« gleich zu Beginn stoppen, ihm seine Grenzen aufzeigen müssen. Dann wäre das »Armageddon«, die Apokalypse, ausgeblieben. Doch man war eben verführungsbereit, man war innerlich müde und morsch, sehnte sich, halb bewusst, halb unbewusst, nach Untergang. Damit ist genau die Mentalität beschrieben am Vorabend der »Machtergreifung«: ein saturiertes Bürgertum und eine hohle Elite hatten genug von der vernünftigen Demokratie; Hitler kam nicht über sie, Hitler kam aus ihrer Mitte. Der Preis, um den er vertrieben wurde, war die Vernichtung des alten Kontinents.

»Ein Kampf« ist eine politische Parabel. Dass sie im unmittelbaren Umfeld des »Parfums« entstand, dass auch sie das Verhältnis von Masse und Held problematisiert, spricht für die Zulässigkeit einer politischen Lesart des »Parfums«. Auf jeden Fall bestätigt sich, dass fast sämtliche Texte Patrick Süskinds Abspaltungen sind, Seitenstränge des »Parfums«. Dieser Zusammenhang gilt auch für die folgenden Erzählungen, »Der Zwang zur Tiefe« von 1986, »Die Taube« von 1987, mit Abstrichen auch für die Betrachtung zur Wiedervereinigung, »Deutschland, eine Midlife-Crisis« von 1990.

Oft wird Süskinds Werk nachgesagt, es bestehe, abgesehen vom »Parfum«, nur aus Petitessen. Ein einziges Mal trifft dieser Vorwurf ins Schwarze: »Der Zwang zur Tiefe« umfasst sechs luftig bedruckte Seiten. Es ist eine Kürzestgeschichte, die abermals einen Selbstmörder, diesmal eine Selbstmörderin, vorstellt. Eine junge Künstlerin aus Stuttgart vernichtet ihre Zeichnungen, fährt auf den örtlichen Fernsehturm und springt »139 Meter weit in die Tiefe«. Zuvor war sie bereits verwahrlost, alkoholkrank und tablettensüchtig geworden,

»sie selbst roch sauer«. Und warum das alles? Weil ein Kritiker geschrieben hatte, ihren Arbeiten mangele es leider an Tiefe.

Die traurige Tat erinnert an das groteske, unreife Missverhältnis von Ursache und Wirkung, die der junge Schüler in der »Geschichte von Herrn Sommer« gerade noch rechtzeitig durchschaute. Er sprang von der Rotfichte nicht hinab, obwohl auch er sich von der Welt betrogen fühlte. Der Künstlerin hingegen gelingt es nicht, aus dem Strudel ihrer Ängste herauszukommen. Sie verzweifelt an der Aufgabe, die Redewendung des Kritikers zu entschlüsseln. »Warum habe ich keine Tiefe?«: Mit dieser Frage zermartert sie sich vergeblich das Hirn. Statt einfach weiterzuzeichnen, also schöpferisch zu bleiben, überlegt sie und grübelt und bringt sich so um alle Lebensfreude, alle Schaffenskraft.

»Der Zwang zur Tiefe« ist eine böse Geschichte. Zynisch kann man sie nennen, weil hier auf engstem Raum ein tragisches Schicksal in komischer Weise exekutiert wird. Die Künstlerin begreift die fehlende Tiefe nicht als das, was sie ist, eine rhetorische Floskel, sondern als persönlichen Makel. »Lassen Sie mich zufrieden! Ich habe keine Tiefe!«, herrscht sie die Menschen an. Schließlich nimmt sie die Wendung ganz wörtlich, stürzt in die Tiefe, um diese endlich zu haben – und hat posthum Erfolg. Derselbe Kritiker schreibt im Nachruf, »schon aus ihren ersten, noch scheinbar naiven Arbeiten« habe jener »gnadenlose Zwang zur Tiefe« gesprochen.

Wir lernen: Manche Kritiker lügen, und manche Künstler nehmen sich diese Lügen so zu Herzen, dass sie daran zugrunde gehen. Eine gewisse Grundempfindlichkeit gegenüber der kritischen Journalistik ist wohl auch dem Autor nicht fremd. Und seine Helden fliehen gerne in die Höhe, um dort ihre innere Tiefe zu finden – auf Fernsehtürme wie die Stuttgarter Künstlerin, auf Gipfel wie der Marquis de la Taillade-Espinasse, auf Rotfichten wie der Seeheimer Schulbub oder in Berghöhlen wie Jean-Baptiste Grenouille.

Die mit hundert Seiten deutlich umfangreichere Erzählung »Die Taube« erscheint im Frühjahr 1987. Das zentrale Ereignis dieser Geschichte einer Verunsicherung findet statt im »August 1984, an einem Freitagmorgen«. Wieder also bringt die Hitze alle Nöte an den Tag – »Ein Kampf« spielte »an einem frühen Abend im August«, am 30. August 1753 stirbt der Maître Mussard, und am 29. August 1756 beginnt, zeitgleich mit dem Ausbruch des Siebenjährigen Krieges, die Bergeinsamkeit des Jean-Baptiste Grenouille auf dem Plomb du Cantal. Ein Zugang zum Süskind'schen Werk ließe sich auch über eine Temperatur- und Temperamentenlehre finden.

»Die Taube« ist jenes gurrende Tier, das sich an besagtem Freitagmorgen vor die Zimmertür des Pariser Wachmanns Jonathan Noel setzt, ihre Notdurft verrichtet und damit den schüchternen Mieter in eine lebensbedrohliche Krise stürzt. Kleine Ursache, große Wirkung auch hier. Noel ist abermals ein menschenscheuer Sonderling, der das Leben nur erträgt in einem »Zustand von monotoner Ruhe und Ereignislosigkeit«. Die Heimat seiner Sehnsüchte ist ein kleines möbliertes Zimmer, gerade so wie es Patrick Süskind tatsächlich bewohnte.

Ende der siebziger Jahre weilte er für einige Zeit in

Paris. Über den mit ihm befreundeten Ulrich Wickert ließ er bei der Künstlerin Dorothee von Windheim anfragen, ob diese wisse, wo denn ein Zimmer frei sei. Sie wusste: genau auf ihrem Flur, im sechsten Stock – sofern es den Herrn nicht störe, auf eine Dusche zu verzichten und ein Etagenklo zu benutzen. Patrick Süskind hatte keine Einwände. Dorothee von Windheim, Jahrgang 1945, und er waren fortan Wohnungs- und Gangnachbarn am Boulevard Raspail.

Die Künstlerin erinnert sich noch genau an ein besonderes Talent Süskinds: Er war und ist offenbar ein leidenschaftlicher Heimwerker. »Bevor er anfing zu schreiben, musste er jeweils etwas Kniffliges bauen. So konstruierte er in seinem kleinen Pariser Dachzimmerchen die kompliziertesten Auf- und Unterklappmechanismen. Überall konnte man etwas herausziehen oder klappen. Alles war enorm durchdacht und – bei aller Skurrilität – wirklich praktisch, besonders in Anbetracht der Enge, wo überall zusätzlich Abstellfläche und Stauraum gebraucht wurden bzw. zum Verschwinden zu bringen waren.« Außerdem, so von Windheim weiter, »berichtete er davon, dass er solcherlei Arbeiten in viel größerem Ausmaß in der Wohnung von Freunden ausführte«. Geerbt hat dieses reale Talent die Romanfigur Jonathan Noel. In des Wachmanns Wohnung gibt es »ein ausgetüfteltes System von elektrischen Lampen« und »diverse raffinierte Installationen«. Noel hatte »einen Schrank eingebaut«, einen Teppich verlegt und die »Koch- und Waschecke mit schöner roter Lacktapete ausgekleidet«.

Dorothee von Windheim wurde bald ins Vertrauen gezogen. Patrick Süskind gab ihr das Manuskript des

»Kontrabasses« zu lesen. In ihrer Wohnung konnte der Nachwuchspoet Bilder sehen, die ihn geradewegs auf die Spur des Jean-Baptiste Grenouille brachten. Von Windheim beschäftigte sich mit dem Schweißtuch der Veronika und der Frage, wie man Abdrücke von Körpern gewinnt, ohne sie zu fotografieren – genau dies gelingt dann ja mit einem ganz ähnlichen Verfahren Jean-Baptiste Grenouille. Er bedeckt die gemordeten Mädchen mit Tüchern, um ihren Geruch aufzufangen und abzuziehen. Duftporträts sind seine Werke.

Zurück zu Jonathan Noel. Dessen Zimmer im sechsten Stock in der Rue de la Planche, keine acht Quadratmeter groß, am Ende des Ganges, ist eine »sichere Insel in der unsicheren Welt, (…) sein fester Halt, seine Zuflucht, seine Geliebte, ja, seine Geliebte, denn sie umfing ihn zärtlich, seine kleine Kammer, wenn er abends heimkehrte, sie wärmte und schützte ihn, sie nährte ihn an Leib und Seele, war immer da, wenn er sie brauchte, und sie verließ ihn nicht. Sie war in der Tat das einzige, was sich in seinem Leben als verlässlich erwiesen hatte.« Und nun das: Eine Taube, »der Inbegriff des Chaos und der Anarchie«, verstellt den Weg zur Etagentoilette und zum Ausgang. Jonathan Noel leidet Todesängste. Panik ergreift ihn. Die kommenden Nächte will er in einer Pension verbringen. Seine Bleibe ist keine sichere mehr. Er fühlt sich beobachtet vom »glotzenden Auge« der Taube, gedemütigt durch ihre Notdurft auf dem Flur, die vielen »smaragdgrünen, feucht schillernden Kleckse«. Er packt den Koffer, versteckt sich hinter einem aufgespannten Regenschirm und stürzt die Treppe hinab. Er ist sich sicher, »dass er nie wieder würde zurückkehren können«.

Weshalb reagiert Noel so panisch? Wo liegen die Wurzeln seiner unzähmbaren Angst? Die Antwort trägt er bei sich. Er flieht nämlich mit demselben Papp-koffer, »mit dem er 1942 von Charenton nach Cavaillon gefahren, derselbe, mit dem er 1954 nach Paris gekom-men war«. Die damaligen Reisen waren Resultat ei-ner Vertreibung. Die Eltern des kleinen Jonathan hatte man in Konzentrationslager verschleppt. Er und seine Schwester gelangten 1942 auf abenteuerlichen Wegen zu einem bis dato unbekannten Onkel im südfranzösi-schen Cavaillon. Nach dem Krieg leistete er den Mili-tärdienst, unter anderem in Indochina. 1954 kehrte er nach Cavaillon zurück. Die Schwester war mittlerweile nach Kanada ausgewandert. Auf Drängen des Onkels heiratete er eine gewisse Marie, die ihn noch im selben Herbst gemeinsam mit einem tunesischen Obsthändler verließ. Noel zog nach Paris. Er hatte seine Lebensmaxi-me gefunden. Sie besagt, »dass auf die Menschen kein Verlass sei und dass man nur in Frieden leben könne, wenn man sie sich vom Leibe hielt«.

Diese vermeintlich goldene Lebensregel für Eigen-brötler können alle Helden des Patrick Süskind unter-schreiben – und wohl auch er selbst. Sie alle kapseln sich ab, sie ertragen den Rest der Welt nur aus sicherer Distanz. So betrachtet, ist Jonathan Noels Panik fast schon verständlich. »Ihm war, als wäre er in seinem Le-ben um dreißig Jahre zurückgeworfen.« Andererseits zeigt die Überreaktion, wie wenig er sich durch drei-ßig Jahre Normalität, also durch Routine und Lange-weile, vom Alptraum seines Lebens hat befreien kön-nen. Er hat ihn, hätte man damals gesagt, nicht »ver-arbeitet«, geschweige denn »bewältigt«. Er ist, wie es in der »Welt« hieß, ein »jüdischer Junge mit einem nie erloschenen Trauma«.

Stoff für weitere Traumatisierungen liefert der Arbeitstag. Pünktlich kommt er bei der Bank an, um dort, wie jeden Werktag zwischen neun und eins und zwischen halb drei und halb sechs, vor dem Eingang zu stehen. Innerlich aber ist er ein anderer. Er hat sein Maß, sein Gleichgewicht verloren. »Nichts war mehr klar umrissen. Nichts war mehr deutlich zu fixieren. Alles waberte.« Prompt überhört er das Hupen der Limousine des Bankchefs, öffnet zu spät das Gatter. In der Mittagspause mietet er sich das billigste Zimmer in einem nahegelegenen Hotel. Danach isst er eine Rosinenschnecke auf einer Parkbank. Als er sich bückt, stößt er sich an einer Schraube, und gleichzeitig ertönt »ein hässliches Geräusch, ein lautes ›Ratsch‹«. Ihm ist, »als wäre da nicht nur irgendetwas an seiner Hose gerissen, sondern als liefe ein Riss durch ihn selbst, durch die Bank, durch den ganzen Park, wie eine klaffende Erdbebenspalte«. Ihm ist, »als klaffte da nicht nur in seiner Hose, sondern in seinem eigenen Fleisch eine zwölf Zentimeter lange Wunde, aus der sein Blut quölle, sein Leben, das doch so ganz in innerem abgeschlossenen Kreislauf zirkulierte, und als müsste er an der Wunde sterben, gelänge es ihm nicht, sie alsbald zu verschließen«.

Mit zerrissener Uniformhose, notdürftig durch einen Klebestreifen zusammengehalten, erleidet er den Nachmittagsdienst. Er schämt sich und hasst sich, und sein »angestauter Selbsthass« ergießt sich »als ganz ordinärer Hass auf die äußere Welt«. So derb, dass ein grantelnder Kontrabassist neidisch werden könnte, schimpft er innerlich auf die »arroganten Kellnerärsche« und das »dämliche Touristenpack« und die »Drecksäcke« von Autofahrern und auf alles, was er sieht. Sein Hass gilt der »ganzen scheußlichen, lästigen, stinkenden Welt«, ist also eine ziemlich lächerliche Angelegenheit. Schließlich ist Jonathan Noel über fünfzig und nicht unter zehn Jahre alt wie der missverstandene Klavierschüler vom Starnberger See. Wie dieser aber beschließt er zu sterben. Morgen schon.

Dazwischen liegt nur die eine Nacht im Hotelzimmer. In dieser Nacht ereignet sich »das Ende der Welt«. Zumindest sorgt ein Gewitter für derart brachialen Lärm, dass Jonathan Noel an ein Erdbeben denkt oder an einen Atombombenabwurf. Danach ist es »totenstill«, und dann beginnt es sanft zu regnen. Jonathan Noel fühlt sich wie im Juli 1942, als er nach einem Gewitter zu Hause ankam und von der Deportation der Mutter erfuhr. Damals begann das Trauma, nun hat es ein zweites Gewitter im August 1984 hinweggefegt. Jonathan Noel hat sich von den Geistern der Vergangenheit gereinigt. Er tritt »hinaus ins Freie«, hat »auf einmal keine Angst mehr«. Daheim angekommen, ist die Taube verschwunden. Ein neues Leben beginnt.

Die wundersame Wandlung haben nicht alle Kritiker genossen. »Geht so etwas so einfach?«, wurde gefragt. Sollen wir in diesem »raffiniert zubereiteten Histörchen« gar an eine »Zaubermacht« glauben? In der Tat fällt »Die Taube« aus dem Rahmen, da die Apokalypse, auf die nicht zuletzt auch »Das Parfum« zuläuft, hier ausbleibt oder zumindest vertagt wird. Jonathan Noel scheint es am Ende besser zu gehen als am Anfang. Das hat noch kein Süskind-Held geschafft. Dass der Untergang nicht stattfindet, hängt jedoch – wie jedes menschliche Glück – am seidenen Faden. Bei anderer meteorologischer Lage hätte Jonathan Noel seinen Plan nicht fallen lassen. Das Gewitter, ein zufälliger Reiz, hat ihn eines Besseren belehrt. Daraus kann nur folgen: Ob ein Leben gelingt oder nicht, haben wir nicht in der Hand. Eine Laune der Natur oder eine List der Vernunft oder schlicht Gnade ist es, wenn die Welt sich uns einmal doch versöhnlich zeigt.

Dieser Mensch der Innenräume also setzt sein beschädigtes Leben fort. Ob langfristig eine Wende zum Guten vollzogen ist, bleibt offen. Wie eine stumme Drohung bleibt das Zimmer ein prekäres Gehäuse. Der erfahrene Süskind-Leser hat bang notiert, was von diesem Zimmer ausgesagt wurde. Es war »gleichsam nach innen zugewachsen wie eine Muschel, die zuviel Perlmutt angesetzt hatte«. Seit dem »Vermächtnis des Maître Mussard« aber ist hinreichend bekannt, dass der Muschel liebste Tätigkeit es ist, sich erbarmungslos zu schließen. Jonathan, pass auf dich auf!

8 Die Kunst, sich das Leben vom Leibe zu halten

Auch 1987 und 1988 verkaufte sich »Das Parfum« blendend, wurde »Der Kontrabass« eifrig aufgeführt. »Playboy« und »Brigitte« berichteten, der Erfolgsautor leiste sich neben seiner Schwabinger Mansarde eine »zweite Dachkammer in Paris«. Dort wurde er dann auch mittelbar Zeuge der Umwälzungen in seiner Heimat. Den Mauerfall erlebte Patrick Süskind in Paris. Plötzlich fühlte er sich ein klein wenig wie Jonathan Noel. Alles begann zu wabern. Nichts war mehr in der Ordnung.

Da er aber Patrick Süskind ist und Schriftsteller, kein Wachmann, floh er nicht mit Selbstmordgedanken in ein billiges Hotel. Stattdessen schrieb er über sich und über »Deutschland, eine Midlife-Crisis«.

Der Essay vom Sommer 1990 ist ein einziges melancholisches Seufzen. Umgeben von Menschen, die sich freuen, dass es mit der DDR und dem Warschauer Pakt ein Ende hat, macht sich Süskind zum Sprachrohr der »vierzigjährigen Kinder der Bundesrepublik«. Diese »Greise«, wie er im Jahr der Staatsgründung 1949 geboren, habe »das Erdbeben kalt erwischt« und »bis ins Mark erschüttert«. Aus den Gleisen des Gewohnten, sagt Süskind, wurde eine ganze Generation gesprengt. Dieses Erdbeben, ein Weltuntergang also im Kleinen, ein Taubendreck im Großen, war die Wiedervereinigung.

Der Grund für diese traurige Wahrnehmung liegt nun weniger im Inhalt als im Zeitpunkt begründet, und weniger im Zeitpunkt der Umwälzung als im Zeitpunkt der persönlichen Biographie. Konkret: »Uns treffen die Erschütterungen im denkbar ungünstigsten Moment, denn wir befinden uns in einem Lebensabschnitt, in dem der Mensch geneigt ist, eine Pause einzulegen, innezuhalten, zurückzuschauen, Bilanz zu ziehen und sich allmählich auf die zweite Hälfte seines Lebens einzustellen. (…) In einer solchen Phase ist einem nichts lästiger als Lärm und Getöse und eine solch schwindelerregende Beschleunigung der Ereignisse, wie wir sie zur Zeit erleben (…). Hatten wir uns doch soeben erst arrangiert mit den Dingen des Lebens, politisch wie privatim. War es uns doch gerade erst gelungen, nach vielen Irrwegen und Verrenkungen, uns ein einigermaßen stabiles Weltbild zurechtzuzimmern (…). Und nun, da wir glaubten, unsere Existenz im Griff und die Welt verstanden zu haben und wenigstens in groben Zügen zu wissen, wie der Hase läuft und wie er weiterlaufen wird (…) – jetzt kommt plötzlich die Midlife-Crisis in Gestalt der deutschen Einheit über uns!«

Einverstanden: Wie in all seinen Texten – abgesehen von der Polemik gegen die Künstlersozialversicherung – bezieht Süskind eine Position, die er zugleich ironisch relativiert. Gleich darauf heißt es, auf »Prostata, Zahnersatz, Menopause, auf ein zweites Tschernobyl« wäre man vorbereitet gewesen, aber nicht auf diesen »politischen Ladenhüter« namens deutsche Einheit. Einverstanden auch: Das Unwohlsein, das Süskind artikuliert, hat auch eine politische Seite. Er erinnert zu Recht daran, dass mit Deutschlands »Namen – es ist ja doch erst fünfzig Jahre her! – sich unwiderruflich der große Krieg und Auschwitz verbinden«. Ähnlich argumentierten Günther Grass und Oskar Lafontaine, auf den Süskind sich zustimmend beruft.

Dennoch: Dieser Text ist eine sehr zwiespältige Angelegenheit. Seine Wehleidigkeit führt geradewegs zur Pointe, die Einheit dürfe deshalb nicht sein, weil sie den Einbruch der Unordnung bedeute in die »scheinbar unverrückbar solide europäische Nachkriegsordnung«. Hier spricht jemand, der das Dauerhafte dem Wandel vorzieht, im klassischen Sinne ein Reaktionär, der nicht ablassen will von seiner Überzeugung aus Studententagen, die nationale Einheit sei eine »von der Geschichte widerlegte Idee aus dem 19. Jahrhundert«. So dachten viele, keine Frage, so darf und so kann man denken. Eine solche Haltung aber nach dem Mauerfall aufrechtzuerhalten ist gegenüber den Menschen im ehemaligen Ostblock ein eher zynisches Unterfangen. Der Anschein ist nicht zu vermeiden, hier jammere ein Auflagenmillionär aus Deutschlands reichem Süden darüber, dass nun neue Hauptstadtnamen, neue Politiker, neue Menschen sein Weltbild aufsprengen.

Andererseits – und bei Süskind folgt ein solches »anderer-« jedem »einerseits« – ist die Offenheit entwaffnend. So streng von der eigenen Warte aus schreibt er hier, dass das »Wir« des Textes für komische Effekte sorgt. »Hauptstadt Berlin, auch das noch! Nichts bleibt uns erspart.« Und da, wo er in der Ich-Form redet, ist er auf eine sympathische Weise ehrlich. »Ein wenig traurig bin ich, wenn ich daran denke, dass es den faden, kleinen, ungeliebten, praktischen Staat Bundesrepublik Deutschland, in dem ich groß geworden bin, künftig nicht mehr geben wird.«

»Deutschland, eine Midlife-Crisis«, die einzige offen politische Stellungnahme, ist Süskinds schwächster Text, also beileibe kein schwacher, doch weit unterhalb seiner stilistischen wie intellektuellen Möglichkeiten. Das Witzeln über die »Polit- und Kulturgreise der Kriegs- und Vorkriegsgeneration«, über Stefan Heym, Willy Brandt, Rudolf Augstein, denen man wohl »eine Dopingspritze eingestochen« habe, ist schal und billig. Der seltsam schlingernde Text zeigt, dass der unmittelbare Einspruch nicht seine Stärke ist. Seine Phantasie entzündet sich kaum an einem aktuellen Anlass von globaler Tragweite. Er bleibt bei der bloßen Entrüstung stehen.

Dennoch enthält auch dieser verunglückte Beitrag einige Schmankerl aus Süskinds Leben. Am 9. und 10.

November 1989 informiert er sich in Paris via Radio (»Deutschlandfunk«) und Zeitung über die Berliner Geschehnisse. Fassungslos hört er Walter Mompers berühmten Satz: »Heute Nacht ist das deutsche Volk das glücklichste Volk auf der Welt!« Ebenso erschüttert entnimmt er der Zeitung, dass Willy Brandt, »das Idol meiner Jugend«, aussprach: »Jetzt wächst zusammen, was zusammengehört«. Im Februar 1990 ist Süskind an das »deutsche Fernsehen« angeschlossen, weilt vermutlich also wieder in München. Entgeistert sieht er Helmut Kohl das Glas erheben und »Auf Deutschland!« rufen. »Mir blieb die Spucke weg. Bis dato hatte ich noch nie einen Menschen auf Deutschland trinken sehen. Nun muss ich zugeben, dass ich mit Trinksprüchen an und für sich nicht viel anfangen kann. Dieses emphatische Ausbringen von Toasts und, schlimmer noch, das sich meist daran anschließende Aneinanderrammen von Gläsern kam mir immer überflüssig, peinlich und ein wenig unhygienisch vor. Allenfalls geht mir ein dahingesagtes ›Zum Wohle‹ von den Lippen und ein flüchtig angedeutetes Heben des Glases von der Hand.«

Das passt natürlich ins Bild vom zurückhaltenden, wohlerzogenen, etwas schrulligen Außenseiter. Statt »Prost!« sagt er »Zum Wohle«. Die Gläser berühren sich nicht, kein klingendes oder krachendes Geräusch entsteht. So viel Kultiviertheit mit der Sorge um die Hygiene zu begründen, das ist ebenso übertrieben wie geschickt. Dass Bazillen über den Rand eines unbenutzten Glases springen, darf als unwahrscheinlich gelten. Dass aber der zarte Skeptiker hier an Hygiene denkt, sagt einiges über ihn. Reinheit ist eine Frage der Distanz, und darauf kommt es ihm an. Wer sich nur zunickt, steht weiter voneinander entfernt als jene Zechkumpanen, die ihre Gläser scheppernd aneinander reiben.

Dem Ausflug in die Gegenwartspolitik folgt ein Jahr später, im Oktober 1991, das autobiographische Schlüsseldokument. Die Kritik konnte wenig damit anfangen. Sie unterschätzte die so leichtfüßig erzählte »Geschichte von Herrn Sommer«. Gehässig urteilte die »Frankfurter Allgemeine«: »Dies ist genau das Buch, das man einem Rekonvaleszenten ins Krankenhaus mitbringt. Es wird viele Ärzte überleben.« Die Geschichte sei »ohne Makel, erscheint jedoch zu harmlos.« Ins selbe Horn stieß die »Frankfurter Rundschau«. Süskind werde erst dann »ein bedeutsamer Autor, wenn er sich von einem Stoff derart affizieren lässt, dass er dabei seine sprachliche Meisterschaft rücksichtslos und entschlossen aufs Spiel setzt.« Laut der »Zeit« ist Herr Sommer nur »Dekorationsmaterial, ein Pausenfüller zwischen ein paar Anekdoten aus dem Leben eines kleinen Jungen.« Der Kritiker entdeckt »lauter kleine stilistische Ausrutscher, Ungereimtheiten und onkelhafte Schnörkel.« Zu einer ausgewogenen Einschätzung gelangt der Literaturkritiker Joachim Kaiser: »Rasch lesbar, nie langweilig, nur eben gefährdet von Harmlosigkeit.«

Die meisten Kritiker verkennen, dass die groteske Geschichte um Frl. Marie-Luise Funkel, Wilhelm Emanuel Süskind und Maximilian Ernst Ägidius Sommer die sehr präzise Wiedergabe eines bedeutsamen, eines doppelten und miteinander verschlungenen Wandels ist – des Wandels vom Kind zum Jugendlichen und vom Leben zum Tode. Die Hauptfigur verabschiedet sich aus der Kindheit, als sie auf dem Baum erkennt, wie lächerlich es doch wäre, sich wegen einer missratenen Klavierstunde das Leben zu nehmen. Die Titelfigur erkennt, dass ein Leben, das nur Flucht ist, keinen Sinn mehr hat. Und weil eben buchstäblich keine Menschenseele die Flucht des Herrn Sommer auffängt, seine Lebensangst mildert, bringt er sich zu Tode. Am Ende ist Herr Sommer begraben, und der Knabe ist kein Kind mehr, aber noch längst nicht erwachsen. Als Erwachsener wäre er – hoffentlich – nicht stumm geblieben, wenn vor seinen Augen ein Mensch, nachts im Oktober, komplett angezogen, in den Starnberger See steigt.

Für den 42-jährigen Patrick Süskind, der sich über die eigene Kindheit beugt, ist diese Geschichte alles andere als harmlos. Sie ist die Gründungsurkunde seiner Individualität. Auch für ihn gilt jener Zusammenhang der Lebensalter, den der 45-jährige Wilhelm Emanuel Süskind so formulierte: »Man wächst ja aus seiner Jugend nicht heraus wie aus einem Kleid. Man ist als alter Mensch nicht so eindeutig ›alt‹, wie man als junger Mensch ›jung‹ ist. Es scheint im Gegenteil das Alter auszumachen, dass man, in sehr merkwürdiger, spaßhafter und oft auch hemmender Weise, jung und alt nebeneinander ist.«

Verkannt wurde in den Kritiken auch, dass die stilistische Brillanz, die Suche nach der treffenden, mitunter rhetorisch funkelnden Formulierung, keine beliebige Zutat ist. Süskind könnte nicht, wie es gefordert wurde, seine Schreibweise »entschlossen aufs Spiel setzen«. Er könnte nicht roh erzählen, könnte nicht hier ein Subjekt, da ein Prädikat weglassen und sich im Ganzen einem mündlichen oder derben Tonfall annähern. Die verfeinerte, dem Alltagsdeutsch enthobene Sprache ist der notwendige Filter, den er zwischen sich und die Welt, aber auch zwischen sich und seine Figuren stellt. Sonst wäre er nicht mehr Herr des Verfahrens. Das Schreiben kann gerade dadurch Ängste bannen, dass es ihnen eine klare, eine künstliche und künstlerische Form gibt.

Als wären die negativen Kritiken nicht schlimm genug: Ebenfalls im Herbst 1991 enthüllt der »Stern«, Patrick Süskind nenne außer den Wohnungen in Paris und Schwabing auch ein Haus im südfranzösischen Montolieu sein eigen. Ein Foto zeigt den Dichter auf dem Balkon. Im Text heißt es, »der milchweiße Germane schwingt den Feudel und bringt die frisch geflieste Terrasse auf Hochglanz. In den Pausen zündet er sich eine Zigarette an und blickt befriedigt an seiner schweißnassen Brust herab, unter der sich ein beginnender Sitzbauch wölbt.« Sätze wie diese bestätigen manches misanthrope Vorurteil, das Süskind und seine Helden kultivieren. Über seine Bücher ist im »Stern« wenig zu erfahren.

Neue Pläne fordern Aufmerksamkeit. Im Jahr darauf, genauer: am 2. November 1992 beginnen die Arbeiten am Drehbuch zu Helmut Dietls Komödie »Rossini«. Beendet werden sie im November 1995. Wir sind darüber so genau unterrichtet, weil Süskind einen langen Aufsatz vorlegte »Über einige Schwierigkeiten beim Drehbuchschreiben«. Der Kernsatz lautet: »Man will zuviel und kann zuwenig. Diese allgemeine Erkenntnis trifft gewiss aufs Schreiben und besonders auf das Schreiben von Drehbüchern zu.« Süskind erzählt die emotionalen Auf- und Abschwünge, die ihn, den »Nur-Autor«, und Dietl, den »Autor-Regisseur«, drei Jahre lang produktiv aneinanderketten. »Von elf Uhr vormittags bis sechs Uhr abends sitzen wir uns Tag für Tag am Schreibtisch gegenüber, trinken (...) Tee, denken uns Figuren aus, stellen Verbindungen zwischen ihnen her, erfinden Szenen, verknüpfen sie, schreiben gelegentlich auch mal eine Art Handlungsablauf des Films, ein sogenanntes Treatment (an das wir uns prinzipiell nie halten), und so geschieht es auf eine beinahe automatische Weise, dass im Verlauf von ein paar Wochen ein hübsches Päckchen von, sagen wir, dreißig, vierzig Seiten heranwächst.«

Jedes Päckchen aber wird alsbald verworfen, umgeschrieben, weggeschmissen. »Wer sich aufs Drehbuchschreiben einlässt, muss sich beizeiten daran gewöhnen, viele, viele solcher Halbfertigproduktleichen ohne viel Betrauern in den Grüften seines Archivs auf Nimmerwiedersehen zu begraben.« Süskind, der ohnehin eher den aufnehmenden als den produzierenden Part übernommen hat, der eher Berater und Anreger denn Erfinder ist, kann damit offenbar gut leben. Schließlich fühlt er sich, überspitzt formuliert, in Grüften fast so wohl wie Jean-Baptiste Grenouille im Plomb du Cantal. »Über einige Schwierigkeiten beim Drehbuchschreiben« ist auch ein Loblied auf die Klause.

Dietl und Süskind arbeiten »bei zugezogenen Vorhängen«. Sie wollen, kurz nur, dem Meisterregisseur Luis Bunuel nacheifern, der sich »in gruftigen Hotelbars oder im verdunkelten Salon« in Stimmung brachte. Süskind schätzt das »abgeschlossene Kämmerlein«, in dem die beiden »langsam und einsam« ein Drehbuch ersinnen. Dort und nur dort hat man Ruhe vor all den »grässlich praktischen, grässlich menschlichen

Problemen«, etwa der Frage nach der richtigen Besetzung. Das Menschliche, das für ihn das »Unübersicht-
liche« ist, nennt Süskind »ein Gebiet, auf dem nicht gerade seine Stärken liegen«. Kaum liegt das Drehbuch
vor, macht der »Nur-Autor« sich aus dem Staub. »Er
fühlt sich nun irgendwie fehl am Platze.« Der Grund
für die Abreise Süskinds nach Montesilvano, in ein ita-
lienisches »Kämmerleingehäuse«, ist – wir ahnen es:
Angst, »die Angst, dass nun Farbe bekannt werden
muss«. Ist das Drehbuch überhaupt verfilmbar?

Während Süskind in Italien den Aufsatz über das
Drehbuchschreiben beginnt, um so »seine Ängste zu
betäuben«, werden im Münchner Filmstudio zwischen
Mai und Juli 1996 »zehn Millionen Mark verbraten«.
Mit dem Dichter ist erst wieder zu rechnen, wenn
die meisten Menschen und Menschendarsteller verschwunden sind. Er erscheint, als er eine neue Klause
beziehen kann, den Schneideraum. Hier blüht er auf.
»Dies ist ein angenehmer Ort. (…) die Vorhänge sind
halb zugezogen, das Licht ist gedämpft, die lärmende
Wirklichkeit ausgesperrt; es herrscht ein zivilisierter Um-
gangston, selten läutet das Telefon, immer gibt es Tee zu
trinken, und die Cutterinnen sind angenehme Damen.«
So schließt sich der Kreis. Die »Oase der Ruhe«, abseits
gelegen, ist das Pendant zu »jener stillen Klause, in der
vor vielen Jahren alles begonnen hatte«.

Unterbrochen werden die Arbeiten am Drehbuch
von einem Jahrestag. Zu Loriots 70. Geburtstag am
12. November 1993 steuert Süskind einen Aufsatz bei.
Er findet sich im Katalog zur »Jubiläumswanderaus-
stellung in Potsdam, Düsseldorf, München und Ham-
burg« aus demselben Anlass. Süskind schätzt an Lori-

ots Kunst zwei Eigenschaften, die auch – und vielleicht noch stärker – auf sein eigenes Leben und Schreiben zutreffen. Zum einen würdigt er Loriots »Intelligenz«. Er bewundert »am meisten die Art, wie gut alles *gemacht* ist – wie gut es gearbeitet ist, hätte ich beinahe gesagt, als wäre er ein Handwerker, ein Goldschmied etwa – und meine damit (…) das Wohldurchdachte, das durch und durch Ausgetüftelte, das mit Raffinement und größter Sorgfalt Erzeugte seiner Produktion«. Ein solcher Künstler-Handwerker ist Süskind, ein raffinierter, gebildeter Erzähler, der größten Wert legt auf Rhetorik und Anspielungsreichtum, auf Technik also. Nicht anders sind seine Künstlerhelden. »Ich bin Handwerker«, sagt der Kontrabassist. Und Jean-Baptiste Grenouille denkt fast denselben Satz, den Süskind Loriot widmete: »Niemand weiß, wie gut dies Parfum wirklich ist, dachte er. Niemand weiß, wie gut es *gemacht* ist.«

Zum anderen gefällt Süskind an der Loriot'schen Kunst, dass sie versucht, »uns vor den Zumutungen des Lebens in Schutz zu nehmen. Sie stellt sich zwischen uns und die Welt. Sie schafft Distanz.« Dieser Versuch ist auch das Lebensprojekt der Figuren, die Süskind sich ausdenkt und die deshalb meist in kleinen Räumen ihr Dasein verbringen. Dieser Versuch ist auch der Grund, weshalb Süskind schreibt und weshalb er fast jede Auskunft über sein Schreiben verweigert. Patrick Süskinds Leben und Werk sind Versuche in der Kunst, die er Loriot nachrühmt, der Kunst, »sich die Welt vom Leibe zu halten«. Auch der arme Wachmann Jonathan Noel lebte nur »in Frieden«, solange er die Menschen »sich vom Leibe hielt«.

Bei der »Rossini«-Premierenfeier am 22. Januar 1997 in der Münchner Muffathalle war Süskind ebenso wenig dabei wie beim Drehbeginn oder beim Fest zum Drehschluss. Für Gelächter sorgte die Ankündigung, Süskind werde selbstverständlich der Erstaufführung beiwohnen: in der neunten Reihe, Platz 14, unter dem Stuhl. Joachim Król machte sich später einen Spaß daraus, gemeinsam mit den Premierengästen die Tischdecken zu lüpfen, auf den Boden zu schauen und auszurufen: »Da ist er. Er hat sich aber unter einer großen Mütze versteckt.« So war es der Zeitung zu entnehmen.

Endlich ruhig wurde es in den kommenden Jahren. 1998 warf Süskind sich in einem »Spiegel«-Artikel für den Lyriker Wolf Wondratschek in die Bresche, dessen jüngstes Buch wieder einmal missachtet worden war. Bald darauf begann die Arbeit am neuen Dietl-Film, einer tränenreichen Modernisierung des Mythos von Orpheus in der Unterwelt. 2001 sagte er aus den bekannten Gründen – »Panikattacken«! – die Teilnahme am Mainzer Schachturnier ab. 2002 unterzeichnete er den Aufruf des Freunds und Geschäftspartners Bernd Eichinger, eine Deutsche Filmakademie zu gründen. 2003 beschwerte er sich über die Rechtschreibreform und über die ARD-Wettervorhersage, die keine Windhose von einem Tornado unterscheiden könne. 2004 lassen er und sein Bruder die Seeheimer Villa durch einen Anbau um 35,64 Prozent vergrößern. Am 27. Januar 2005 kommt »Vom Suchen und Finden der Liebe« in die Kinos und wird von der Kritik fast einhellig abgelehnt. Am 12. Juli 2005 beginnen in München die Dreharbeiten zum »Parfum«. Am 8. Januar 2001 nämlich war es Bernd Eichinger endlich gelungen, sich die Rechte zu sichern – mit, wie er selbst sagt, »Ausdauer und indem ich ›Nein‹ als Antwort nicht akzeptiere«.

Das heutige Leben des Patrick Süskind spielt sich nach Auskunft eines Freundes so ab: »Er hat sich zum perfekten Hausmann entwickelt. Er steht früh auf, bringt seinen neunjährigen Sohn zur Schule, kocht etwas, holt den Buben wieder ab, hilft ihm bei den Hausarbeiten. Dazwischen erledigt er die Korrespondenz. Am Abend geht er früh zu Bett.« Seine Lebensgefährtin leitet einen Verlag. Das klingt nach einer Lebensform, in der die Angst nicht mehr zu Hause ist. Nach Meinung desselben Freundes übrigens könnte es dereinst einen zweiten Roman geben. In zehn Jahren vielleicht, wenn der Sohn ausgezogen ist.

So mag es kommen oder nicht. So mag ein Leben glücken oder enden. Bleiben wird jenes Werk, das nur ein Patrick Süskind schreiben konnte. Bleiben wird ein faszinierendes, ein geniales, ein einsames Scheusal, dessen Nöte und Talente und Defekte noch künftigen Generationen zu denken geben werden. Alles, was wir bisher erfahren haben über den Autor und sein Werk und seine Zeit, wird gebündelt und überboten im »Parfum«. Auf diese 320 Seiten laufen die Pfade zu, denen wir bisher gefolgt sind. Nun erst zeigt sich das Wunderreich der Ängste in seiner ganzen Pracht. Monsieur Grenouille, ihr Auftritt, s'il vous plait!

Eine Welt von 300 Seiten:
Das Parfum und seine Wunder

1 Grenouille als böser Gott

Da liegt sie hingestreckt wie tot. Sie träumt den Schlaf der Gerechten. Wenn sie daraus emporschreckt, wird Er hinter ihr sitzen und ihr einen göttlichen Alptraum bereiten – einen Alptraum, den kein Traum mehr lindern und kein Mensch beenden kann, denn Er ist der Himmlische der Himmlischen, ist Jupiter selbst. Auf dem Olymp hat er den höchsten Sitz. Er schleudert die Blitze, herrscht über Götter und Menschen, und wenn Er die Augenbrauen hebt, erzittert der Himmel. Er ist unvergleichlich. Es kann nur einen Jupiter geben. Armes Mädchen, besser wäre, du erwachtest nie mehr. Oder freust du dich, weil der Allerhalter seiner Nähe dich würdigt? Freust du dich, weil du vom Göttlichen überschattet wirst?

Wir wissen es nicht. Doch wir wissen, dass die arme oder auserwählte Antiope bald Zwillinge gebären wird von Jupiter. Und wir wissen, dass Antiope der Star auf dem Cover ist, mit dem »Das Parfum« die Welt eroberte. Das Haupt hat sie auf ihre angewinkelte Rechte gebettet, die Linke hängt lang und schlaff herab. Sie ist ganz nackt. Der Bildausschnitt, den der Verlag gewählt hat, zeigt nichts von Jupiter. Dieser liegt schräg hinter ihr und hat mit seinem muskulösen rechten Arm das Tuch ergriffen, auf dem Antiope ruht. Er will sie zu sich ziehen, weg von dem Abgrund, an dessen Rand Antiope so traumverloren ruht. Er will sich vermehren.

Damit sein Begattungswerk gelingt, ist Jupiter in einen fremden Körper geschlüpft. Wie stets hüllt »der Allesdurchwebende in täuschende Gestalt seine Gottheit ein« – schreibt Karl Philipp Moritz in der »Götterlehre«. Jupiters Ziel ist es, »seine Götterkraft in manchem Heldenstamme auf Erden fortzupflanzen«. Bei der kleinen Antiope aber, der Tochter des Nykteus, scheinen die göttlichen Lenden auf ein Abenteuer aus zu sein. Die Maske, die er diesmal gewählt hat, zählt zur handfesten Sorte. Nicht als Stier wie bei der jungfräulichen Europa oder als Schwan bei der edlen Leda oder als goldener Regen bei Danae hat er sich verkleidet. Heute trägt er zwei kleine Teufelshörner und stellt einen Satyr dar, einen Felddämon mit spitzem Ohr und Rossschweif. »Wie ein Tier«, lesen wir in einer kunstgeschichtlichen Studie, »wie ein Tier schleicht sich Jupiter an Antiope heran. Die oberste Autorität unter den Göttern zeigt sich in wenig würdevoller Haltung.«

Gemalt hat diese frivole Szene Antoine Watteau um 1719. Heute hängt »Jupiter und Antiope«, Öl auf Leinwand, 73 mal 108 Zentimeter groß, im Pariser Louvre. In Paris entwickelte Watteau sein Talent, seit er 1702 als Achtzehnjähriger dort ankam. Bereits 1721 starb er an der Schwindsucht. Er gilt als der große Schweiger unter den Meistern des Spätbarocks. Keines seiner Werke signierte er, keines versah er mit einem Titel. Er lebte, um zu malen, und was die Welt aus seinen Gemälden machen würde, war ihm fast egal. Antoine Watteaus

Einsamkeits- und Verschwiegenheitsbedürfnis war wohl ebenso groß wie jenes von Patrick Süskind.

Kein besseres, kein treffenderes Cover wäre denkbar. Im historischen, genauer: im mythischen Gewand erzählt es vom gefährdeten Schlaf eines jungen Mädchens. Wer das Bild über den Ausschnitt hinaus verlängert, dem erzählt es von einer nichtmenschlichen Bedrohung, von einer egoistischen Gottheit, die wie ein Tier daherkommt. Auch Jean-Baptiste Grenouille hat es auf Jungfrauen abgesehen; sie werden gebraucht und verbraucht allein zu seinen Zwecken. Auch er braucht dazu ein fremdes Äußeres, eine »Duftmaske«, die ihn mal als Unschuldslamm, mal als Allerweltsgesicht, mal als Strahlemann und Lovemachine erscheinen lässt. Er selbst entstammt mehr dem Tier- als dem Menschenreich. Er ist der blutsaugende Zeck, die Kröte und die Kuckucksbrut, die es unter Menschen verschlug. Im Laufe des Romans wird er mit Spinne, Schlange, Maulwurf, Hund, Pferd, Made und Languste verglichen. Doch das ist nur die eine Seite der Geschichte.

Jean-Baptiste Grenouille scheint es nämlich auch aus mythischer Vorzeit auf die Erde verschlagen zu haben. Wie ein Abgesandter der grausamen heidnischen Götterwelt fährt er nieder, Angst und Schrecken sind sein Attribut. Er verleitet die Menschen zur Orgie, zum Bacchanal, zum rauschhaften Fest wie für Bacchus, auch Dionysos genannt, den Gott der Entgrenzung. Und sein eigener Tod, kurze Zeit später auf dem Friedhof der unschuldigen Kinder, liest sich wie eine böse Parodie auf den Opfertod Jesu Christi. Will er dessen Erlösungstat durchstreichen, ein für allemal, damit die Menschen endlich sehen, dass sie nichts sind als Haut und Knochen und Begierde? Das Bindeglied zwischen Grenouile, dem Zeck, und Grenouille, dem Übermensch, kennen wir aus den anderen Werken Süskinds: Die Fremdheit ist's, die solchermaßen sich verdoppelt. Einerseits schaut er beständig auf die Menschen herab, denn diese wissen nicht, was er weiß: dass er sie alle zum Narren hält mit seinen Düften. Andererseits sehnt er sich nach Anerkennung durch genau diese Menschen, die er verachtet. Das Dilemma ist nicht zu schlichten und gebiert immer neue Formen zunehmend aggressiven Widerwillens. Doch selbst wenn alles anders gekommen wäre, hätte er wohl kaum eine Chance gehabt, der Fremdheit zu entgehen. Sie wurde ihm in die Wiege gelegt.

Von einem anderen Künstler-Handwerker und Mörder, der ebenfalls in Paris sein Unwesen trieb, heißt es: Er war »einer der kunstreichsten und zugleich sonderbarsten Menschen seiner Zeit«, ein Goldschmied, der »mit verruchter Tätigkeit in der ganzen Stadt seine Schlachtopfer suchte und fand«. René Cardillac ist das Scheusal in E. T. A. Hoffmanns Novelle »Das Fräulein von Scuderi«. Cardillac mordet seine Kunden, weil er sich von seinen Kunstprodukten nicht trennen kann. Warum aber? Er selbst sagt, mit seiner Geburt sei »mein böser Stern aufgegangen und hatte den Funken hinabgeschossen, der in mir eine der seltsamsten und verderblichsten Leidenschaften entzündet. (…) Als Knabe stahl ich Gold und Juwelen, wo ich sie habhaft werden konnte.« Auch bei Grenouille geht mit der Geburt ein Unstern auf – der Unstern der Fremdheit und der Gefühlskälte.

Wie soll es anders sein, wenn die Geburts- und spätere Todesstätte ein Friedhof bzw. dessen Vorbezirk ist, eben jener »Cimetière des Innocents«, der Friedhof zum Gedenken an die von König Herodes gemordeten bethlehemitischen Kinder? Auch Jean-Baptiste Grenouilles Mutter will einen Kindermord vollbringen, doch so wie Jesus von Nazareth dem Anschlag auf sein Leben entging, überlebt er, der negative Messias, die Mordabsicht der eigenen Mutter. Diese, Mitte zwanzig, erkrankt an Syphilis und Gicht und Schwindsucht, will mit ihrem fünften Kind tun, was sie bisher immer tat, wenn das »blutige Fleisch« ihren Körper verlassen hatte: es umbringen, es zumindest »verrecken lassen«. Weil sie ohnmächtig wird und weil die Polizei erscheint, überlebt Jean-Baptiste Grenouille »unter einem Schwarm von Fliegen und zwischen Gekröse und abgeschlagenen Fischköpfen«. Sein Leben beginnt im Reich des Todes, mitten unter Tieren.

Die beiden Eigenschaften, die schon das Baby auszeichnen, werden Jean-Baptiste Grenouille nie verlassen. Er ist zäh, und er nimmt die Welt über seine Nase wahr, ohne selbst nach etwas zu riechen. Pater Terrier, bei dem die Amme den gierigen Säugling abliefert, hat den Eindruck, »als sehe ihn das Kind mit seinen Nüstern (…). Das geruchlose Kind roch ihn schamlos ab, so war es!« Später, in der Kinderverwahranstalt von Madame Gaillard, zeigt sich seine »zähe Konstitution«. Er überlebt »die Masern, die Ruhr, die Windpocken, die Cholera, einen Sechsmetersturz in einen Brunnen und die Verbrühung der Brust mit kochendem Wasser. (…) Er war zäh wie ein resistentes Bakterium und genügsam wie ein Zeck, der still auf einem Baum sitzt und von einem winzigen Blutströpfchen lebt, das er vor Jahren erbeutet hat.«

Gezeichnet wird er dennoch. Sein Fuß ist »leicht verkrüppelt«. Grenouille hinkt – wie auch der Teufel hinken soll und der bocksfüßige Satyr auf der Jagd nach Antiope. Leben will er aber nicht, weil er am Leben hängt oder weil er sich Schönes erhofft. Nein, »er entschied sich für das Leben aus reinem Trotz und aus reiner Boshaftigkeit«. Beides wiederum ist er nicht aus Einsicht in die Schlechtigkeit der Welt. Instinktiv nur spürt er, dass er nicht gewollt wird. Instinkt und Überlebenswille formen in ihm eine zwanghafte Ablehnung. »An die Welt gab er nichts ab als seinen Kot.« Der Widerspruch zu allem Vorgefundenen, als den er sich empfindet, will er schließlich auch sein.

Die tierisch-übermenschliche Doppelnatur spricht schon aus dem Namen. Ein Grenouille ist er, ein Frosch, weil er Franzose ist und Pariser und man diesen eine Vorliebe für geröstete Froschschenkel nachsagt. Sein Vorname Jean-Baptiste aber, auf Deutsch: Johannes der Täufer, verweist auf die Taufe im Kloster von Saint-Merri und ist eine bittere Pointe. Ausgerechnet der gefühllose Menschenfrosch, der Froschmensch Grenouille trägt den Namen des Vorläufers Jesu Christi. Als sollte das Böse, das Froschhafte, mit diesem Abwehrzauber gebannt werden.

Was aber hat es mit den Fröschen des 18. Jahrhunderts auf sich, in Paris, die man auch »Stadt der Frösche« nannte? Historiker belehren uns, dass braune und orangefarbene Frösche vor allem im Umfeld des »Cimetière des Innocents« feilgeboten wurden. An dessen Außenwänden begann ein Fischmarkt. Jean-Baptiste kam demnach in einem quakenden Umfeld zur Welt. Sein erstes Wort lautet »Fische«, und auch in der

Folge bevorzugt er Hauptwörter, »ja eigentlich nur Eigennamen von konkreten Dingen, Pflanzen, Tieren und Menschen«. Er redet nicht, er quakt.

Zugleich hat der Frosch eine mythische Dimension – und diese machte sich einer von Patrick Süskinds Nachbarn am Starnberger See zunutze. Der Maler, Schriftsteller, Filmemacher Herbert Achternbusch ließ sich 1982 in Ambach nieder. Ein Jahr zuvor hatte die Filmförderung ihre Unterstützung für den als blasphemisch geltenden Film »Das Gespenst« zurückgezogen. Darin sind unter anderem drei gekreuzigte Frösche zu sehen. In einer Sequenz hängt Jesus selbst, dargestellt von Achternbusch, am Holz. 1982 erscheint sein Theaterstück »Der Frosch«. Der Titelheld ist ein Mensch, der sich in einen menschengroßen Frosch verwandelt hat. Seinen ehemaligen Artgenossen hält er entgegen: »Ein Mensch ist ein entarteter Frosch.«

Der Zusammenhang ist weniger befremdlich, als es scheint: Im alten Ägypten galten Frosch und Kröte als Symbole der Auferstehung. Bis ins siebte nachchristliche Jahrhundert zurückverfolgen lassen sich die »Froschkultlampen«. Das christliche Lamm und der ägyptische Frosch bedeuten dort, »ich bin die Auferstehung«. Hinzu kommt: Josef und Maria flohen mit dem Jesuskind bekanntlich vor dem von Herodes befohlenen bethlehemitischen Kindermord nach Ägypten. Dort sind sie gewiss mit dem Froschkult in Berührung gekommen. In der Stadt Antinoë etwa verehrte man die Froschgöttin Heket. Denkt man in großen historischen Bögen, ließe sich sagen: Der nach Ägypten vertriebene Erlöser kehrt in der Gestalt Jean-Baptiste Grenouilles zurück, als böser Gott und Frosch.

Negativ bewertet wurde der Frosch allmählich durch das Christentum. In der Offenbarung des Johannes steigen »aus dem Rachen des Drachen und aus dem Rachen des Tieres und aus dem Munde des Trugpropheten drei unreine Geister, wie Frösche. Das nämlich sind Geister der Abergeister, die Zeichen wirken. Sie gehen aus zu den Königen des ganzen bewohnten Erdkreises, und sie versammeln für den Krieg am großen Tag Gottes, des Allumwaltenden.« Frösche also sind Teufel, die ein Armageddon einleiten. Wir erinnern uns: Ein Armageddon fand statt auf dem Schachfeld in der Kurzgeschichte »Ein Kampf«, und dort war das Spiel eine Parabel auf den Zweiten Weltkrieg. Sollte auch Jean-Baptiste Grenouille ein solcher Anti-Christ sein, ein zweiter Hitler? Wir werden sehen.

Sogar in eine offizielle päpstliche Bulle fand der Froschkult Eingang. Um das Jahr 1232 schrieb Gregor IX. an die deutschen Bischöfe, sie sollten sich vor der »Geheimen Gesellschaft der Stedinger« in Acht nehmen. Diese habe ein perverses Initiationsritual: »Wenn ein Neuling aufgenommen wird und zuerst in die Schule der Verworfenen eintritt, so erscheint ihm eine Art Frosch, den manche auch Kröte nennen. Einige geben ihm einen schmachwürdigen Kuss auf den Hintern, andere auf das Maul und ziehen die Zunge und den Speichel des Tieres in ihren Mund.« Eine Schwarze Messe und die »Hochzeit des Frosches« stellt Hieronymus Bosch dar auf seinem Triptychon »Die Versuchungen des heiligen Antonius«. Der Frosch, Sinnbild des Teufels auch hier, vereint sich mit einer jungen Hexe. Der Kunsthistoriker Wilhelm Fraenger beschreibt diesen sexualmagischen Vorgang: »Von Schoß zu Schoß des Frosches und der Hexe ist ein schmaler Streifen Seidenflor gespannt. Der Frosch strafft ihn (…) an sein erigiertes Glied empor. Mit ihrer rechten Hand presst auch die Hexe das Seidenband an ihre Scham.« Der Froschteufel in seiner »sumpfigen Androgynie« kann keine Nachkommen zeugen; Ziel des Rituals ist die Heimkehr der Menschen, die daran teilnehmen, in den »urmütterlichen Sumpf«. Ein Ende soll es haben mit Glaube und Zivilisation und Denkvermögen, die Erde lockt, die wärmende, bergende, bewusstseinslose Erde. Würde nicht auch der Frosch Johann Baptist die Menschheitsgeschichte gerne als einen gewaltigen Irrtum einfach durchstreichen?

Ein Fremdling ist und bleibt er unter den Menschen, die ihn von Anfang an nicht riechen können. Er mag aus den Tiefen der Unterwelt kommen oder von den Höhen launischer Götter: Ganz offensichtlich ist Jean-Baptiste Grenouille auf Erden nicht am rechten Platz. Die Einsamkeit ist sein Lebenselement, und zwar in einem sehr präzisen Sinne. Ein Psychologe schreibt hierzu: »Lösung von sich selbst und damit Einsamkeit mit sich selbst bedeutet, dass die Person einerseits mit sich selbst nicht einverstanden ist, dass sie sich nicht riechen und akzeptieren kann, dass sie in Selbstentfremdung und Selbsthass lebt; und andererseits, dass die Person das Gefühl hat, dass ihre psychischen Funktionen nicht harmonisch miteinander wirken, sondern gelöst voneinander funktionieren oder sich gar in Auflösung befinden.« Denn das ist Grenouilles größte Kränkung: Er hat keinen eigenen Geruch. Er ist auch für sich selbst als Mensch nicht existent.

Doch muss man deshalb gleich zum Mörder werden, dutzendfach? Zumindest gibt es in der Realität einen vergleichbaren Fall. Am 13. Juni 1983 wurde der amerikanische Serienkiller Henry Lee Lucas verhaftet. Er soll mehrere hundert Menschen auf dem Gewissen haben. Von Lucas heißt es, er habe über keinen Geruchssinn verfügt. Er konnte weder sich noch die anderen riechen, hat vermutlich also arg gestunken. Grenouile wäre demnach ein gewendeter Lucas, die perfekte Nase ohne jeden Eigengeruch. Reduziert in ihrem Menschsein, voll Hass auf eine Welt, die sie nur eingeschränkt wahrnehmen, sind sie beide.

Wer an einem körperlichen Defekt leidet, versucht in der Regel, diesen zu kompensieren. Wenn die rechte Hand behindert ist, versucht man sich als Linkshänder. Wenn das Augenlicht versagt, entwickelt man den Tastsinn umso feiner. Grenouille, der keinen olfaktorischen Eindruck von sich gewinnen kann, zerlegt die Welt in ihre duftenden Bestandteile. Ausgestattet mit diesem Wissen, wird er der begabteste Parfümeur aller Zeiten. Er zergliedert die Welt, um sie im Parfum neu zusammenzusetzen. Doch die Kompensation misslingt. Das große Rätsel seines Lebens kann er selbst mit dem perfekten Duft nicht lösen. Er wird niemals wissen, »wer er sei«.

Die Frage nach der Identität bildet den Kern des »Parfums«, und verhandelt wird diese Frage in Form einer Künstlergeschichte. Jean-Baptiste Grenouille ist ein Künstler und als solcher gleichsam von Natur aus mit der eigenen Identität pausenlos beschäftigt. Diese ist es ja, der ein Künstler vor allem Gestalt verleiht. Kunstwerke, ließe sich sagen, drücken aus, was der Künstler im Innern trägt. Sie sind eine Entäußerung. Genauso verhält es sich bei Grenouille.

Er will »die Welt der Düfte revolutionieren«, will »die reine Schönheit« finden und verewigen im absoluten Kunstwerk, im perfekten Parfum. Dieser Ehrgeiz steht am Beginn seiner Karriere als Mörder und Parfümeur, nach der Erdrosselung des Mirabellenmädchens am 1. September 1753. Kein leerer Wahn bleibt das unglaubliche Ziel. Grenouille ist nämlich, anders als sein abgetakelter Lehrer, der Parfümeur Baldini, ein Meister im »zersetzenden Riechen«. Bereits mit sechs Jahren, heißt es, hatte er »zehntausend, hunderttausend spezifische Eigengerüche gesammelt und hielt sie zu seiner Verfügung«. Das Innere des Jean-Baptiste Grenouille ist gewissermaßen die Festplatte, auf der alle Duftinformationen dieser Welt gespeichert sind.

Das beste Parfum aller Zeiten soll in erster Linie aber nicht denen, die es tragen, Vergnügen bereiten. Es soll der einzige für Grenouille gangbare Weg sein, sich der Welt mitzuteilen und von dieser eine Rückmeldung zu erhalten. Grenouille kommt es wie jedem Künstler darauf an, »aus dem tiefen, unermesslich reichen Brunnen seiner Vorstellung« zu schöpfen. Er will sich »seines Innern entäußern, nichts anderes, seines Innern, das er für wunderbarer hielt als alles, was die äußre Welt zu bieten hatte«. Das Parfum ist das Mittel zu diesem Zweck. Und so wie Dichter bekannte Wörter verwenden, um neue Sätze zu formen, wie Maler zu vertrauten Farben greifen und diese ganz neu zusammensetzen, so besteht das Rohmaterial für Grenouille aus den natürlichen Düften, die er erschnüffelt und sich merkt – und später dann aus den Düften der Mädchen, die er mordet, um ihre Ausdünstungen konservieren zu können. Die Jungfrauen liefern das Alphabet für eine Grammatik des Duftes.

Buchstäblich am Leben gehalten wird der künstlerische Ehrgeiz von einer Angst. In dieser Hinsicht erzählt Patrick Süskind psychologisch exakt. Er ist ja auch, siehe »Die Taube«, siehe »Herrn Sommer«, siehe »Das Vermächtnis des Maître Mussard«, ein Experte für Angstzustände und Panikattacken jeder Art. In seiner feuchten Höhle auf dem Plomb du Cantal, in dem er sieben lange Jahre nach Krötenart haust, wird Grenouille von einem Angsttraum geschüttelt. Die meiste Zeit am Tage, 20 von 24 Stunden, verbringt er schlafend. Er erlebt in seinem »inneren Welttheater«, wie die Welt ihm huldigt. Er phantasiert sich ein »inneres Imperium, in das er von Geburt an die Konturen aller Gerüche eingegraben hatte«. Dieses erträumte Reich ist seine Schöpfung allein, »hier galt nichts als sein Wille, der Wille des großen, herrlichen, einzigartigen Grenouille«. Die Welt ist ein einziger »universaler Huldigungsduft an Ihn«.

Plötzlich wird das totalitäre, unendlich einsame Idyll gestört. Eine »Katastrophe« ereignet sich in Grenouilles Innerem. Er sieht sich »vollkommen umhüllt von Nebel«, und dieser Nebel ist sein Eigengeruch, den er partout nicht riechen kann. Grenouille, »zu Tode geängstigt«, beschließt auf der Stelle, sein Leben zu ändern, »weil er einen so furchtbaren Traum kein zweites Mal träumen wollte«. Die »Angst, über sich selbst nicht Bescheid zu wissen«, treibt ihn aus der Höhle und rettet ihm so vermutlich das Leben. Lange hätte er es dort nicht mehr ausgehalten. Er macht sich »noch in derselben Nacht« auf in Richtung Grasse. Dort wird er 25 Mädchen ermorden. Ihre Düfte sollen das Mittel sein, sich ganz auszudrücken und so endlich zu erfahren, wer um alles in der Welt er sei.

2 Falsche Wissenschaft und echte Ängste

Grenouille will über das perfekte Parfum mit der Welt kommunizieren. Eine böse und ganz gewiss vom Autor geplante Ironie ist es da, dass es ein solches verbindendes Element schon gibt: die Angst. »Nun legte sich Furcht über das Land«, schreibt der Erzähler nach dem dritten Mord. Die »teuflische Heimsuchung« löst bei der Bevölkerung Empfindungen »der Panik, der Empörung, der Wut« aus. Besonders Grenouilles Gegenspieler, den steinreichen Kaufmann Antoine Richis, packt die »schiere Angst«. In sein Herz kehrt »die Angst ein wie ein hässliches Gift«. Antoine Richis ist so sehr von der Angst geschüttelt, dass er als einziger das Prinzip des angstbesetzten Grenouille ahnt – und bewundert. Der Mörder wolle ein »Bild der Schönheit schlechthin« zusammensetzen. Darum brauche er die bildhübsche Laure, Richis Tochter, als »Schlussstein seines Gebäudes«. Grenouille hat tatsächlich Laure die Funktion zugedacht, mit ihrem Duft die Herznote für »das beste Parfum der Welt« beizusteuern. Die 24 übrigen Opfer sollen lediglich den Zentralduft aus dem Hause Richis einbinden. Sie sind Kopf- und Basisnote.

Warum kann Richis das Innere seines Gegenspielers fast entschlüsseln, den Mord an Laure aber nicht verhindern? Richis ist durch und durch Geschäftsmann. Ihm gehört das »größte Handelslager für Duftstoffe, Spezereien, Öle und Leder Frankreichs«. Er ist Zweiter Konsul, und durch die geplante Vermählung Laures mit Alphonse Baron von Bouyon will er in den Adelsstand aufsteigen. Für Richis ist die Welt eine kalkulierbare Sache, ein steter Wechsel von Angebot und Nachfrage. Als er Grenouilles Plan vermeintlich erkannt hatte, fühlt er sich als Sieger: »Einem Konkurrenten, dessen Absichten man durchschaut hatte, war man überlegen; von ihm ließ man sich nicht mehr aufs Kreuz legen«. Richis sieht im Kampf um seine Tochter eine »geschäftliche Auseinandersetzung«. Er rechnet nicht mit Grenouilles »Unauffälligkeitsgeruch«, mit der Duftmaske des Biedermanns, die der Mörder angezogen hat und dank derer ihn Richis für ein »geradezu rührend harmloses Wesen« hält. Und er rechnet nicht damit, dass Grenouille, der Künstler, neben der systematisch-planvollen auch eine irrationale Seite hat. Dämonische Kräfte besiegt man nicht allein durch Vernunft und Zahlenspielerei.

Grenouilles Morde belegen, dass der Verstand nicht auf alles eine Antwort weiß – auch nicht in jener vorrevolutionären Zeit, am Beginn der Aufklärung, in der »Das Parfum« angesiedelt ist. Zur historischen Farbigkeit trägt die Unentschiedenheit dieser Epoche maßgeblich bei. Grenouille, heißt es in einer literaturwissenschaftlichen Arbeit, »steht als Gelenkstück einer großen epochalen Veränderung da: am Übergang des (Aber-)Glaubens zum Zeitalter der Wissenschaften und der Vernunft«. Die ganz unterschiedlichen Reaktionen auf den Mord an Laure illustrieren diese Zerrissenheit.

Kaum ist »die sorgfältig vergessene Angst wieder da«, gibt es Bußprozessionen, Satansmessen, Magnetisierungen und Hypnose. Die beiden letztgenannten Verhaltensweisen galten als »modernste wissenschaftliche Methoden«. Die Satansjünger sichern sich hingegen die Dienste einer »approbierten Hexe aus Gourdon«;

sie repräsentieren den neuen Aberglauben. Dem alten katholischen Glauben hingegen hängen »vor allem die einfältigeren Gemüter« an. Zur Ergreifung Grenouilles führt dann aber das »solidarische Vorgehen der Mächtigen«. Zum ersten Mal arbeiten die Strafverfolgungsbehörden über die Distriktsgrenzen hinweg zusammen. Und Grenouille, endlich im Besitz der Herznote, sieht keinen Grund davonzulaufen. Wissenschaft, Glaube und Aberglaube haben wenig bis gar nichts zu seiner Verhaftung beigetragen.

Das Nebeneinander dieser drei Welten durchzieht den ganzen Roman. Giuseppe Baldini, ein fast siebzigjähriger Kopist der Düfte, lebt noch ganz im Absolutismus. Die Gegenwart ist für ihn eine »dumme Zeit«. Nichts hält er von den Aufklärern Diderot und Voltaire und Rousseau. Deren einzige Leistung sei es, »ihre eigne perfide Ruhelosigkeit, die schiere Lust am Nichtzufriedensein (…), das grenzenlose Chaos, das in ihren Köpfen herrscht, auf die ganze Gesellschaft auszudehnen«. Baldini sehnt sich nach Ruhe und Ordnung, nach dem stillen Glück im Winkel – fast so wie der nörgelnde Kontrabassist im Einpersonenstück oder der traurige Wachmann Jonathan Noel. Baldini mag keine Neuerungen, weder die Emanzipation der Frau noch die Elektrizität. Er betet täglich, besucht die Messe. »Böse würde alles enden!«, so lautet sein Lebensmotto. Böse endet es vor allem für Baldini. Er und seine Frau Teresa werden hinweggespült. Der Pont au Change, auf dem ihr Haus steht, bricht zusammen. Sie stürzen in die Seine. Die neue Zeit wandelt Monsieur Baldini zum Tod.

Das vielleicht härteste Urteil über Baldini lautet: »Erfunden hatte er noch nie etwas.« Er führte eine unschöpferische Existenz, blieb symptomatischerweise kinderlos – im Gegensatz zum aufgeklärten, streng zweckrational handelnden Richis. Baldini steht für die Sterilität einer Epoche, für das Ancien Régime unter Ludwig XIV., mit dem sich Frankreichs Niedergang als Weltmacht beschleunigte. Zwischen Richis und Baldini hat Süskind den Marquis de la Taillade-Espinasse platziert, einen Wissenschaftler im Clownskostüm. Oder ist es umgekehrt? Der sonderbare Marquis aus Montpellier vertritt eine Theorie, die aus heutiger Perspektive sehr sonderbar, um nicht zu sagen blödsinnig anmutet. In einer vor Wissbegier zitternden Epoche aber, als man sich – in gewissen Kreisen – leidenschaftlich auf alles Neue warf und das Alte nur gelten ließ, wenn es seine Wahrheit im Experiment bestätigt hatte, in dieser Gründerzeit der modernen Wissenschaften war das Unbekannte, das Kühne, das Verwegene im Vorteil. Und verwegen war die Theorie des Marquis:

»Seine These war, dass sich Leben nur in einer gewissen Entfernung von der Erde entwickeln könne, da die Erde selbst ein Verwesungsgas verströme, ein sogenanntes ›fluidum letale‹, welches die Vitalkräfte lähme und über kurz oder lang vollständig zum Erliegen bringe. (…) Als dem Marquis de la Taillade-Espinasse zu Ohren kam, es habe sich in Pierrefort ein Individuum gefunden, welches sieben Jahre lang in einer Höhle – also völlig umschlossen vom Verwesungselement Erde – gehaust habe, war er außer sich vor Entzücken und ließ Grenouille sofort zu sich in sein Laboratorium bringen, wo er ihn einer gründlichen Untersuchung unterzog. Aufs anschaulichste fand er seine Theorie bestätigt: Das fluidum letale hatte Grenouille schon dermaßen angegriffen, dass sein fünfundzwanzigjähriger Körper deutlich greisenhafte Verfallserscheinungen aufwies.«

Fortan wird Grenouille mit einem »Vitalluftventilationsapparat« und einer ausgetüftelten Speisenfolge behandelt, und siehe da: Aus Grenouille, eben noch mit Pusteln und Narben übersät, eben noch ein todgeweihter Halbmensch mit »maulwurfhaften Zügen«, wird binnen fünf Tagen ein »feiner Herr« im blauen Samt. Der Marquis macht sich den Vorher-Nachher-Effekt zunutze und wirbt öffentlich mit Grenouille. Er sagt ihm: »Sie waren ein Tier, und ich habe einen Menschen aus Ihnen gemacht. Eine geradezu göttliche Tat!« Abermals lauert hier eine böse Pointe: Der Mensch ist folglich jenes Wesen, das aufrecht geht und manierlich aussieht – ein herausgeputzter Affe, der die Wissenschaft als seinen neuen Gott akzeptiert.

Am Marquis zeigt Süskind, wie nah mitunter Wissenschaft und Wahn, Befreiung und neue Unterdrückung beieinanderliegen. Eine Kernaussage aus der berühmten »Dialektik der Aufklärung« (1944) von Theodor W. Adorno und Max Horkheimer schimmert hier durch: »Die Aufklärung verhält sich zu den Dingen wie der Diktator zu den Menschen. Er kennt sie, insofern er sie manipulieren kann. Der Mann der Wissenschaft kennt die Dinge, insofern er sie machen kann.« Grenouille ist für den Marquis ein solches nach Belieben manipulierbares Ding.

Süskind wäre aber nicht Süskind, würde er den alten Herrn und dessen »aufgeklärtes Herz« nicht mit einem Knalleffekt verabschieden. Der Marquis will mit einer »fluidalen Großtat« seine Übersiedlung nach Paris vorbereiten. Anfang Dezember 1764 besteigt er den 2800

Meter hohen Pic du Canigou. Er entledigt sich seiner Kleider, will sich nackt »drei Wochen lang der schiersten, frischesten Vitalluft aussetzen, um (…) am Heiligen Abend als kregler Jüngling von zwanzig Jahren wieder herabzusteigen.« Natürlich erfriert er – aber heiteren Gemüts, ja singend. Er scheint an seine verrückte Theorie tatsächlich zu glauben. Sein Tod ist ein komisches Ereignis.

Der Autor treibt die Groteske mit den letzten Sätzen des Kapitels auf die Spitze. Gerade das plötzliche Verschwinden des Marquis macht ihn zur Legende. Seine Theorie, behauptet Süskind, wird »bis weit ins 19. Jahrhundert« an manchen Universitäten gelehrt. Heute noch, also zumindest 1985, gebe es »geheime Tailladistenlogen, die sich einmal im Jahr zur Sonnenwende treffen, um den Pic du Canigou zu besteigen.« Sie huldigen ihrem Meister, entzünden ein Feuer, hoffen so, »das ewige Leben zu erlangen«. Die witzige und, wie stets bei Süskind, witzig-böse Übertreibung sorgt für ein Schmunzeln. Zugleich enthält sie eine Wahrheit: Gibt es nicht Fitnessjünger und -jüngerinnen zuhauf, Wellnessapostel und Hobbyathleten, die ähnlich törichte Dinge tun, weil sie für immer jung bleiben wollen? In der Maske des Geophysikers Erasmus R. Demuth hat Süskind ja heftig gegen die Jogger im Englischen Garten gewettert.

Grenouille verabschiedet sich Richtung Grasse. Im Mekka der Düfte will er seinen Plan in die Tat umsetzen, einen Duft kreieren, »einen Engelsduft, so unbeschreiblich gut und lebenskräftig, dass, wer ihn roch, bezaubert war und ihn, Grenouille, den Träger dieses Dufts, von ganzem Herzen lieben musste. Ja, lieben

sollten sie ihn, wenn sie im Banne seines Duftes standen, (...) ihn lieben bis zum Wahnsinn, bis zur Selbst-
aufgabe, zittern vor Entzücken sollten sie, schreien, weinen vor Wonne, ohne zu wissen, warum, auf die Knie
sollten sie sinken (...), wenn sie nur *ihn*, Grenouille zu
riechen bekamen!« So gewalttätig nimmt diese Phantasie sich aus, dass nicht ganz ersichtlich wird: Will Grenouille geliebt oder angebetet werden, sollen die Menschen ihn begehren oder vor ihm zittern? Vermutlich
beides, und gerade so, sagt man, drückt sich das Göttliche aus: Die Menschen reagieren mit Tremendum und
Fascinosum, mit Furcht und Faszination auf das Uner-
klärliche.

Zuvor aber, solange die Düfte der 26 Jungfrauen
nicht eingesammelt, die Mädchen nicht ermordet worden sind, braucht er viele verschiedene Duftmasken,
um seine Geruchlosigkeit zu verdecken. Er will als
Mensch unter Menschen akzeptiert werden. Schon in
Montpellier braute er den »Duft des Menschlichen«
zusammen. Und dessen Bestandteile lassen einmal
mehr daran zweifeln, der Mensch könne die Krone
der Schöpfung sein. Die »grauenvolle Basis« des Men-
schenduftes besteht aus Katzendreck, ranzigem Käse,
faulem Ei. So riecht es, das »Fundament, auf dem die
ganze Mischung ruht«. Ersetzen wir »Mischung« durch
»Gattung«, dann ahnen wir: Im »Parfum« wird nicht
sehr groß vom Menschen gedacht. Er ist ein Trug von
Lavendel, Rose, Jasmin auf einem Untergrund – einem
Unterbewusstsein? – aus Dreck und Kot und Abfall.
Und eben solchen Wesen will Grenouille unbedingt an-
gehören, von ihnen will er geliebt sein? Das kann nicht
gut gehen.

3 Das Schweißtuch der Veronika

Vor dem Erscheinen des »Parfums« hätte man das Herstellen von künstlichen Düften nicht unbedingt für eine Kunst gehalten. Grenouilles Fähigkeit, in einer »Welt von Dumpfnasen« die eigene »innere Duftvorstellung« triumphal Wirklichkeit werden zu lassen, seine rastlose Jagd nach dem einzigartigen, bezaubernden »Duftdiadem«, das Herzen schmelzen und Konventionen schwinden lässt, öffnen den Blick. Der Erzähler nennt die Enfleurage eine »künstlerische Technik, die Sinne, Phantasie und Hände gleichermaßen beschäftigte«. Besonders dann, wenn Grenouille den gemordeten Mädchen ihre Düfte raubt, indem er die nackten Körper in ein gefettetes Tuch einhüllt, wird er als Künstler porträtiert. Er hatte, heißt es, »sein Bestes gegeben. Er hatte all seine Kunstfertigkeit aufgebraucht. Kein Fehler war ihm unterlaufen. Das Werk war einzigartig.«

In denselben Momenten aber sind die zwei Aspekte seines schändlichen Tuns, der künstlerische und der handwerkliche, kaum zu unterscheiden. Er ist ein Künstler, der seinem Handwerk nachgeht, ein Handwerker, der Kunst hervorbringt. Die Enfleurage ähnelt einer anderen Technik, die ebenfalls die beiden Momente untrennbar verzahnt: dem Fotografieren und Entwickeln. Ein Literaturwissenschaftler schreibt: »Die Prozedur der Aromagewinnung erinnert an einen fotografischen Kontakt-Abzug. Grenouille fettet ein feines Leinentuch an den Körpergeruchs-Kontaktstellen, wo die Düfte am intensivsten sind, mit aromabindender Pomade ein. Anschließend wickelt er den Leichnam in das Tuch und schmilzt nach einer gewissen ›Beduftungszeit‹ die eingefangene Aura aus. Es fällt schwer, in diesem Kontext nicht an das natürliche ›Porträt‹ Christi auf seinem in Turin aufbewahrten Leichentuch zu denken.« Besonders schwer fällt es, diesen Gedanken abzuweisen, denkt man an Patrick Süskinds Pariser Wohnungsnachbarin, an Dorothee von Windheim.

Von 1977 bis 1980 lebte die bildende Künstlerin auf demselben Flur im sechsten Stock eines Pariser Mietshauses. Sie hatte Süskind ein ebenso kleines möbliertes Zimmer mit Etagentoilette und ohne Dusche vermittelt, wie sie selbst es bewohnte; ebendieses Zimmer wurde dann zum Vorbild für die Siebeneinhalbquadratmeterbehausung des Jonathan Noel in der »Taube« – wir haben davon gehört. Von Windheim und der vier Jahre jüngere Süskind tauschten sich über ihre Arbeiten aus, er gab ihr den »Kontrabass« vorab zu lesen – auch davon haben wir gehört. Welche Arbeiten aber sah Süskind in der Atelierwohnung von Windheims? Welche Art von Kunst hat sie ihm dort erklärt?

Die Kunstgeschichte rechnet von Windheim der »stillen Avantgarde der frühen siebziger Jahre« zu. Das erste überlieferte Werk stammt bereits von 1969, besteht aus »Öl auf Nessel, gekocht« und trägt den Titel »Selbstportrait (Leichentuch)«. Genau so sieht es aus: auf einem weißen Tuch zeichnen sich braun, grau, schwarz die Umrisse eines menschlichen Körpers ab. Von Windheim erklärt: »Gegen Ende der sechziger Jahre arbeite ich an lebensgroßen Figurenbildern, die (…) nicht eigentlich gemalt sind. Auf Papieren und Stoffen erwachsen, hervorgerufen durch verschiedenartige Materialprozesse, Figurationen, die ich als Selbstporträts deute.

Angesichts dieser schemenhaften Erscheinungen tragen Freunde mir Abbildungen des Turiner Grabtuches Christi zu. In der Folge stoße ich auf Darstellungen des Schweißtuches der Veronika, die historisch möglicherweise zurückzuführen sind auf jenes Leichentuch. Das Interesse für diese Abbilder/Abdrücke par excellence (...) begleitet von da an meinen künstlerischen Werdegang. Ich sammle alles Material, das ich darüber bekommen kann.«

In der Pariser Wohnung, die Süskind mehrmals besucht, sammelt von Windheim zahllose Abbildungen des Schweißtuches der Veronika, quer durch die Kunstgeschichte. Daraus wird von 1980 an das Projekt »Salve Sancta Facies«. In zahllosen Varianten und Ausschnitten, an verschiedenen Orten, hängen Jesu Gesicht, Augenpartie oder Mund nebeneinander. Schon 1972, nach einem Aufenthalt in Florenz, tauschte sie den eigenen Körper gegen »Baumleiber«, umhüllte diese mit dünnen Tüchern und ließ »die Rinde sich darin abdrücken«. Die Stoffe mit den Konturen der Bäume werden zu Ausstellungsobjekten. Ein Drittes kommt bald hinzu: Nach Körper und Baum umwickelt sie Mauern – »Mauern, die uns Behausung, Begrenzung sind, die die Hülle ausmachen, die uns nächst Haut und Kleid umgibt«. Die Technik, die sie verwendet, hat sie von Restauratoren gelernt. Diese wickeln Fresken, die sie konservieren wollen, in »ein mit chemischen Klebstoffen getränktes Sackleinen«.

Während ihrer Pariser Zeit, im Jahr 1978, nimmt von Windheim in Turin an einem Kongress über das wieder einmal zugängliche Grabtuch teil. Eine Theorie besagt, das Gesicht eines Gekreuzigten habe sich gleichsam fotografisch abgedrückt, da »im Todesschweiß eines vor dem Tode extrem gequälten Menschen sich eine große Menge von Harnstoff befindet, die bei der Zersetzung Ammoniumkarbonat bildet, das sich wiederum in Ammoniak verwandelt, welches chemisch reagiert auf Aloe und Myrrhe, die Essenzen, mit denen das Tuch getränkt gewesen sein kann«. Man spricht von einer Vaporographie.

Damit wären alle Elemente versammelt, aus denen das halb künstlerische, halb technische Duftgewinnungsverfahren des Jean-Baptiste Grenouille besteht. Er wirft ein Leintuch, das er mit Fett bestrichen hat, über das jeweilige Opfer. Auf diese Weise entsteht eben nicht nur ein »Duftdiagramm«, sondern auch ein Bild, ganz ähnlich den fingierten »Leichentüchern« der Dorothee von Windheim. Er erhält eine fast fotografisch genaue Umrisszeichnung der Mädchen. Auch diese haben – zweitens – bei ihrem Sterben Harnstoff ausgeschüttet. Der Todesschweiß macht die Duftnote einzigartig. Und drittens ist von Windheims, wie sie sagt, »Problematik von Bild – Abbild – Abdruck – Abnahme« auch die Problematik des »Parfums«. Auf welchem Wege, fragt Grenouille, lässt das Flüchtige sich bannen? Wie kann die Essenz eines Menschen daran gehindert werden, spurlos zu verschwinden? Seine Antwort weist ihn abermals als Künstler aus: Indem dieser Mensch zum Gegenstand eines – in diesem Falle: duftenden – Kunstwerks wird. Diese Antwort zeigt ihn aber auch als Neurotiker: Neue Angstzustände schafft er sich, weil ja gerade das von ihm gewählte künstlerische Medium, das Parfum, an Flüchtigkeit nicht zu überbieten ist.

Im Katalog zu einer Ausstellung von Windheims anno 1979 heißt es: »Die Haut, die uns umschließt, ist zugleich unsere alternde Oberfläche und unsere nackte, schutzlose wie magische eigentliche Gestalt. Indem wir sie entblößen, entäußern wir uns, geben uns preis wie die Dinge, deren Haut Dorothee von Windheim abzieht, um sie als Bild, als Beispiel des Ewigen zu bewahren.« Grenouille jagt fremde Haut, damit er sich endlich einmal entäußern kann. Er braucht maximal schutzlose Körper, »nackt und tot und kahlrasiert und blendend weiß«, damit er schöpferisch tätig sein kann. Er, den die Umwelt stets als Tier oder Ding behandelt, verdinglicht die Mädchen. Er riecht sie leer, raubt ihnen Seele und Leben und trägt den Duft davon.

So weit scheint alles in schönster Ordnung. Jean Baptiste Grenouille wäre demnach ein vom Kunstwillen beseelter Hautablöser, ein Vampir im Geiste, der Tat nach ein Mörder. Tritt man jedoch für einen Moment aus der Handlung des »Parfums« heraus, gewinnt man Distanz zur Romanwirklichkeit, die Patrick Süskind so einfallsreich und detailgenau vor uns ausbreitet – dann wird offenbar: Eine ziemliche Zumutung sind die Voraussetzungen, auf denen die Grenouille-Welt ruht. Süskinds Erzählwerk geht, bei Lichte betrachtet, von Dogmen aus, und diese Dogmen sprechen unserer Alltagserfahrung Hohn. Nimmt uns hier jemand ganz gehörig auf den Arm?

Jean-Baptiste Grenouille hat es nur auf hübsche Mädchen abgesehen. Seine Opfer hatten »gerade begonnen, Frauen zu sein, und immer waren es die schönsten und meist jener dunkle, haftende Typus«. Laure Richis, für die Herznote vorgesehen, »hatte ein so entzückendes

Gesicht, dass Besucher jeden Alters und Geschlechts augenblicks erstarrten und den Blick nicht mehr von ihr nehmen konnten«. Für Grenouille ist sie eine »unvergleichlich schöne Pflanze«, deren Duft »in tausend Farben schillerte«. Warum aber, bitte schön, sollen die schönsten Menschen am besten riechen? Wo, außer im »Parfum«, steht geschrieben, dass ein Mensch desto besser duftet, je schöner er ist? Gibt es nicht auch Naturschönheiten mit Achselschweiß und Topmodels mit Mundgeruch? Der absolut unbeweisbare Zusammenhang, ja die Identität von Schönheit und Wohlgeruch ist eine arge Zumutung.

Zumutung Nummer zwei hängt eng damit zusammen: »Der Duft«, schreibt Süskind, sei ein »Bruder des Atems. Mit ihm ging er in die Menschen ein, sie konnten sich seiner nicht erwehren, wenn sie leben wollten. Und mitten in sie hinein ging der Duft, direkt ins Herz, und unterschied dort kategorisch über Zuneigung und Verachtung, Ekel und Lust, Liebe und Hass. Wer die Gerüche beherrschte, der beherrschte die Herzen der Menschen.« Wie bitte? Diesen Quark sollen wir glauben? Gewiss, manche Menschen können wir riechen und manche weniger, manches Parfum sagt uns zu, ein anderes stößt uns ab. Aber es blieben sehr flüchtige Eindrücke, von denen sich der Verstand nicht dauerhaft hinters Licht führen lässt. Würden wir die Arbeit kündigen, weil der Chef nach faulen Eiern riecht? Würden wir einem Menschen die Treue halten, der uns betrügt, demütigt, ausbeutet, nur weil er wie Schokolade und Flieder duftet? Nein, nein, und nochmals nein. Der Duft ist kein dauerhafter Schlüssel zu unserem Herzen, das Parfum ist nicht der »kategorische« Maßstab, nach dem wir unseren Umgang und unser Leben ausrichten.

Die dritte Zumutung ist kaum weniger dreist. Offenbar soll Grenouilles Meisterparfum nicht nur eine olfaktorische Sensation sein, die all das, was wir »Dumpfnasen« für angenehm halten, turmhoch überragt, in den Schatten stellt, lächerlich macht. Grenouilles letzte Schöpfung steht auch quer zu den Naturgesetzen. Eigentlich, so dachten wir, liegt die Kunst des Parfums auch darin, es richtig zu dosieren. Ein Tröpfchen hinters Ohr, eins in die Armbeuge, zwei weitere an die Schläfen – das sollte reichen. Niemand käme auf die Idee, einen Flakon zu öffnen und den ganzen Inhalt auf den Körper zu schütten. Und wer es täte, der röche nicht mehr, der stänke bestialisch und wäre ein Fall für die Quarantäne, nicht für die Liebesnacht.

Grenouille aber erzielt die größte Wirkung, nachdem er sich »mit dem Inhalt dieses Fläschchens über und über besprenkelt« hat. Alle, die ihn in diesem Augenblick auf dem Friedhof umstehen, fühlen sich daraufhin »zu diesem Engelsmenschen hingezogen. Ein rabiater Sog ging von ihm aus«. Tatsache ist: Wäre Grenouille ein Mensch und keine Romanfigur, gäbe es das Meisterparfum nicht zwischen Buchdeckeln, sondern beim Händler um die Ecke – in solch hoher Dosis wäre es ein Gift, das rabiat einzig zum stillen Örtchen zieht. Das Kannibalenmahl, der Höhe- und Schlusspunkt des »Parfums«, ist eine freche Anmaßung.

Hand aufs Herz: Wer aber hat während der Lektüre diese drei Zumutungen als Zumutungen empfunden? Wer hat das Buch an seinen spannendsten Stellen zur Seite gelegt und sich die Frage gestellt, ob er denn das, was er lese, auch glauben könne? Wohl niemand hat das getan. Dafür ist »Das Parfum« viel zu packend erzählt, dafür sonnt es sich zu mitreißend im eigenen Sprachglanz, ist es eine gar zu elegante Mischung aus hohem Ton und derber Rede, aus altertümlicher Wortwahl und reflektierendem Einschub: »Zu der Zeit, von der wir reden, herrschte in den Städten ein für uns moderne Menschen kaum vorstellbarer Gestank.« Das Potpourri der satzweise wechselnden Stile und Haltungen sorgt dafür, dass wir überwältigt werden vom Geschehen. Überwältigte stellen keine Fragen. Patrick Süskind, der notorisch Distanzierte, hat einen Roman geschaffen, der auf Distanzlosigkeit angelegt ist.

4 Zerstückelter Bacchus und zweiter Hitler

Ganz entscheidend kommt hinzu: »Das Parfum« ist eben auch ein phantastischer Roman, ein Schauerroman, der sich die Realität zugunsten der Effekte und der Aussageabsicht zurechtbiegt. Grenouille will die Liebe der Menschen mit dem betörendsten aller Düfte erzwingen – und er will auf diese Weise die Wahrheit über sich erfahren. Die Grundbedingung seines Handelns ist die Macht der Düfte, die die Macht der Vernunft brechen kann. Diese Zumutung müssen wir schlucken. Dass wir dieses Schlucken kaum als Zumutung wahrnehmen, spricht fast schon dafür, dass »Das Parfum«, dass der ganze Roman so funktioniert, wie Grenouilles Meisterparfum funktionieren soll. Er bezwingt unser Denken.

Phantastisch nennen wir eine Schreibweise, die

sich um unsere Alltagsrealitäten ganz bewusst nicht schert. Sowohl der perfekte Geruchssinn als auch die absolute Geruchlosigkeit Grenouilles sind phantastische Erfindungen. Kennzeichnend für die Phantastik ist weiterhin ihr Spiel mit der Angst. Im »Parfum« ringen zwei fundamentale Ängste miteinander, die Angst des Mörders, sich selbst nie kennenzulernen, und die Angst der Welt vor den Taten eben dieses Mörders. Grenouille ähnelt ferner, in gewisser Hinsicht, einem Gespenst, einem Monster, einem Vampir. Unsichtbar wie ein Gespenst gleitet er durch die Menschen hindurch, weil – so lautet die phantastische Begründung – er keinen Geruch verströmt. Hässlich, hinkend, entstellt wie ein Monster geht er seiner mörderischen Wege. Ein Vampir braucht das Blut, Grenouille braucht den Duft seiner Opfer. Blut und Duft sind laut einer Untersuchung über »Die Macht der Gerüche« in Mythen und kultischen Handlungen austauschbar.

Zumindest zweimal wird die Wirkungsweise von Grenouilles Parfum geschildert, als ereigne sich eine kultische Handlung – vielleicht sogar dreimal: In der Aula der Universität zu Montpellier soll Grenouille die dubiose Fluidaltheorie des Marquis beweisen. Nach einer Woche Spezialbehandlung ist aus dem Höhlenwesen ein Kavalier geworden. Grenouille, »sehr stark parfümiert«, nimmt das Publikum für sich ein. »Im Banne seines Duftes, aber ohne sich dessen bewusst zu sein, wechselten die Menschen ihren Gesichtsausdruck, ihr Gehabe, ihr Gefühl.« Aus Skepsis wird Milde, »Freundlichkeit, ja Sympathie, als sein Duft sie erreichte«. Schließlich jubelt man ihm zu. Damit ist eingetreten, was sich zwei weitere Male zur Orgie, zum Bacchanal, ausweiten wird: Menschen rasen, Menschen huldigen, weil sie einen bestimmten Duft einatmen.

In der vorchristlichen Antike waren Bacchanale rauschhafte Feste zu Ehren des Gottes Bacchus, auch Dionysos genannt. Der Sohn von Zeus/Jupiter und Semele galt, mit Ovid gesprochen, als »Brauser und Löser, Vater des Jubels«. Bei Bacchusfesten waren sexuelle Ausschweifungen und Alkoholexzesse keine Seltenheit. Kennzeichnend für Bacchus/Dionysos, den Gott des Weines und der Fruchtbarkeit, ist die permanente Verkleidung. Kommt uns das nicht bekannt vor? Grenzenloser Jubel brandet auf, die Schranken des Anstands und der Moral fallen, wenn Grenouille sein Parfum einsetzt. Und dieses wiederum ist tatsächlich seine Maske. Grenouille, ein zweiter Bacchus mit Rausch und Zerstörung im Gefolge?

Ganz ohne Frage ein Bacchanal ereignet sich auf jenem Platz in Grasse, der eigentlich Grenouilles Hinrichtungsstätte werden sollte. Süskind schreibt vom »größten Bacchanal, das die Welt seit dem zweiten vorchristlichen Jahrhundert gesehen hatte: Sittsame Frauen rissen sich die Blusen auf, entblößten unter hysterischen Schreien ihre Brüste, warfen sich mit hochgezogenen Röcken auf die Erde.« Es kopulieren »Greis mit Jungfrau, Taglöhner mit Advokatengattin, Lehrbub mit Nonne, Jesuit mit Freimaurerin, alles durcheinander, wie's gerade kam.« In Grenouilles Innerem formt sich der Satz: »Er war in der Tat sein eigener Gott«. Nehmen wir hinzu, dass eben diese sexuelle Ekstase das Resultat eines ganz und gar unrealistischen, eines phantastischen »Banns« ist, dann erscheint der Herr dieses Bannes, »der Große Grenouille«, wie eine böse, aber sehr mächtige Gottheit.

Das letzte Bacchanal ist ein Liebesmahl. Grenouille überschüttet sich auf dem Friedhof der unschuldigen Kinder mit seinem Parfum. Eine Horde aus Asozialen und Verbrechern sieht daraufhin in ihm einen »Engelsmenschen«. Sie fallen über ihn her, jeder will »einen Teil von ihm haben«. Sie hauen ihn mit der Axt in Stücke. Sie essen ihn auf, bis nichts mehr übrig ist vom Großen Grenouille. Damit hat sich das Schicksal des Dionysos erfüllt.

Zu den vielen Geschichten, die sich um Bacchus ranken, zählt jene von seiner Zerstückelung. Demnach wurde die Gattin des Göttervaters eifersüchtig auf dessen jüngstes Kind, auf Dionysos, der in dieser Variante Dionysos Zagreus genannt wird. Zeus hatte Dionysos bekanntlich nicht mit ihr, mit Hera, gezeugt, sondern mit seiner Geliebten Semele. Den Ehebruch sollten nun in Heras Namen die Titanen bestrafen, Zeus' alte Widersacher aus der Unterwelt. Diese verkleideten sich, »schmierten voller List Kalk zur Tarnung auf ihre runden Gesichter, und während sich Zagreus im Spiegel beschaute, hieben sie ihn mit einer Klinge in Stücke«. Sie verspeisten ihn. Nach seinem Tod aber »begann er als Dionysos gleich aufs Neue zu atmen«. So steht es bei dem griechischen Dichter Nonnos.

Das brutale Ende und die Auferstehung des zerteilten Gottes lassen an Jesus Christus denken – und eben an Jean-Baptiste Grenouille, der am Bett der gemordeten Laure seine ganz private »Heilige Nacht« erlebte. Und auch Grenouille ist auferstanden: im Roman. Dort wird er immer wieder, mit jeder neuen Lektüre, geboren und zerstückelt. Damit scheint das kurze Gastspiel des Jean-Baptiste Grenouille auf Erden tatsächlich die

»dunkelste heidnischste Vorzeit« zurückgebracht zu haben, vor der es Pater Terrier so graute. Doch die Geschehnisse von Montpellier, Grasse und Paris sind – andererseits – lokale Entgrenzungen ohne Folgewert, und sie sind natürlich samt und sonders phantastische Textereignisse, erfundene Welten im moralfreien Raum.

Wer will, kann also durchaus in Grenouille einen zweiten Bacchus sehen. Auch einen zweiten Hitler könnte er momentweise darstellen. Für diese Interpretation macht sich etwa Marcel Reich-Ranicki stark. Im Februar 2006 bekräftigte er, das abschließende Bacchanal sei die »grandiose Darstellung des Massenwahns, der Verführbarkeit der Menschen, genauer: der kaum zu begreifenden Wirkung eines widerlichen und verabscheuungswürdigen Verbrechers auf ein zivilisiertes Volk inmitten Europas. Muss man noch sagen, welches Ungeheuer Patrick Süskind meint, auf welches Volk sein Gleichnis vor allem abzielt?«

Auch für diese Lesart gibt es Hinweise innerhalb und außerhalb des Textes. Der Siebenjährige Krieg, der während Grenouilles Aufenthalt in der Bergeinsamkeit Europa verwüstet, wird als »Weltkrieg« bezeichnet. So wurde er zwar auch von Zeitgenossen eingeschätzt, doch der Leser des 20. Jahrhunderts denkt hierbei eher an die Jahre 1914 bis 1918, an den Ersten Weltkrieg, dessen ungelöste Konflikte die Basis schufen für den Aufstieg von Faschismus und Nationalsozialismus. Frappierend ist ein weiterer Begriff: Die geplante Hinrichtung Grenouilles soll ein »Tag der Befreiung« sein. Lange Zeit wurde unter diesem Namen des 8. Mais 1945 gedacht, des endgültigen Zusammenbruchs des Deutschen Reiches, der Befreiung von Hitler. Fest steht auch: Das innere »Grenouillereich«, in das sich »der Zeck« hineinträumt, ist eine Diktatur. »Hier galt nichts als sein Wille«, und dieser Wille herrscht und verwüstet und baut wieder auf, »wann es ihm gefiel«.

In seinem missglückten Text zur Wiedervereinigung hat Süskind ausdrücklich auf Auschwitz verwiesen, »es ist ja doch erst 50 Jahre her!«. Als er 1986 den amerikanischen Journalisten James M. Markham in seiner Münchner Wohnung empfing, sagte er: »Das Dritte Reich hatte meine Generation immer im Hinterkopf. Es spielt keine Rolle, ob du Gedichte schreibst, Theaterstücke oder Romane. Sogar dort ist es Thema.« Er, Süskind, sei sich der Gefahr bewusst, der Leser könne sich mit Grenouille identifizieren. »Manche Leute halten es für eine perverse Geschichte – und jeder hat eine perverse Seite. Aber ich bin für Aufklärung. Ich war immer dafür. Ich denke nicht, dass wir schon zuviel davon haben.« Nimmt man die Äußerungen für bare Münze, dann könnte »Das Parfum« durchaus denselben Zweck verfolgen wie Adornos und Horkheimers »Dialektik der Aufklärung«. Der Roman könnte zum Ziel haben, die Aufklärung, das vernünftige Denken, über sich selbst aufzuklären, indem man die Grenzen des Denkens und der Vernunft herausstellt. Der Schreibimpuls für Süskind wäre dann derselbe, der auch Horkheimer und Adorno zum Schreiben bewog: Hitler.

Auf keine dieser Deutungsmöglichkeiten steuert der Roman geradewegs zu. Es bleiben Möglichkeiten, Varianten neben vielen anderen. Grenouille ist nicht Hitler, nicht Bacchus, ist kein Vampir, kein Monster, kein Gespenst, kein Fotograf, kein Maler. All das aber könnte er sein, und all das, zusammengenommen, ist er auch. Niemals aber ist er nur das Eine, ist er nur der Eine – womit wir wieder bei der Frage nach der Identität gelandet wären. Wenn es keine klar umrissene Identität gibt bei diesem Mischwesen, zu welchem Ergebnis führt dann sein Versuch, mit Hilfe des weltbesten Parfums herauszufinden, »wer er sei«?

Zunächst scheint sein Kalkül aufzugehen. Der duftende Grenouille wird vom Publikum, das in Grasse seine Hinrichtung sehen will, vergöttert. Zehntausend Menschen überkommt ein Gefühl »von toller kindischer Verliebtheit, ja, weiß Gott, von Liebe zu dem kleinen Mördermann, und sie konnten, sie wollten nichts dagegen tun. (...) Sie liebten ihn.« Das Bacchanal deutet er als Huldigung. »Ein Wink von ihm, und alle würden ihrem Gott abschwören und ihn, den Großen Grenouille anbeten.« Nun endlich, dachte Grenouille, würde er erfahren, »wer er sei«, würde er sich endlich seines Innern ganz entäußern können. So kommt es auch, doch anders als gehofft. »Was er sich immer ersehnt hatte, dass nämlich die andern Menschen ihn liebten, wurde ihm im Augenblick seines Erfolges unerträglich, denn er selbst liebte sie nicht, er hasste sie. Und plötzlich wusste er, dass er nie in der Liebe, sondern immer nur im Hass Befriedigung fände, im Hassen und Gehasstwerden.«

So lautet die Antwort auf das Lebensrätsel des Jean-Baptiste Grenouille. Die Antwort kommt »plötzlich«, zum allerersten Mal. Die Antwort ist eine schmerzhafte, peinigende, unrettbar verzweifelte Selbsterkenntnis: Du, Jean-Baptiste Grenouille, bist jener Mensch, der nur hassen kann. Der Hass, nicht das Parfum ist die Luft, die du zum Atmen brauchst. Nie, Jean-Baptiste Grenouille, wirst du diesem deinem Lebenselixier entkommen. Vergiss die Düfte, wirf die Tiegel fort, verbrenne deine Kleider – aus dem Hass bist du gekommen, im Hass musst du enden.

Darum beschließt das Duftgenie zu sterben. Sein Hass ist zu groß für diese Welt. Noch der Tod auf dem Friedhof der unschuldigen Kinder, kurz nach Mitternacht, nachdem sein Fleisch zur Speise wurde vom Abschaum des Abschaums, noch dieser martialische Tod ist kein Fanal, hat keine Botschaft, kehrt sich gegen den Sterbenden. Ausgerechnet er, dem kein Hass zu gewaltig und keine Liebe zu klein ist, erfährt im Tod: Getötet wirst du aus Liebe. So sagt es der allerletzte Satz des Romans. »Sie hatten zum ersten Mal etwas aus Liebe getan.« Nicht einmal seine Mörder hassten ihn. Alles war umsonst.

Ein Duft aus Bildern:
Der Film und seine Macher

1 Tom Tykwers herzensmüde Helden

Sie riecht seinen Schweiß, sie riecht ihn gerne. Sie riecht auch das Pfefferminzbonbon in seinem Atem. Sie sieht auch sein Gesicht direkt über ihr, sieht, wie er mit einem Trinkhalm das Blut aus ihrer Speiseröhre saugt. Bald sieht sie für lange Zeit nichts mehr. Viele Wochen später legt sie sich neben ihn, zaghaft und keusch, schmiegt sich an seinen Körperduft. Er ist der Mann, von dem sie träumt, seit er ihr mit dem Schnitt in die Speiseröhre das Leben rettete. Sie lebt und arbeitet in einem psychiatrischen Krankenhaus. Er ist ein ehemaliger Berufssoldat, den oft mitten am Tag die Traurigkeit überfällt. Dann weint er hemmungslos. Für sie aber ist er Grund und Anlass, ihre Isolation in der Klinik endlich zu verlassen. Nur wegen Bodo hat Sissi jene neue Hoffnung, die fast alle Helden des Tom Tykwer haben: »Wenn man nicht allein ist, kann man vielleicht draußen auch glücklich werden …«.

So träumt Krankenschwester Sissi (Franka Potente), die »Kaiserin« im Spielfilm von 2000, »Der Krieger und die Kaiserin«. Tom Tykwer hat eine Vorliebe für Menschen, die es sich in ihren hermetischen Innenwelten eingerichtet haben und die plötzlich eine Sehnsucht packt nach dem Draußen, nach dem ganz Anderen. Vielleicht deshalb fiel auf ihn die Wahl, als ein Regisseur für »Das Parfum« gesucht wurde. Stärker in sich selbst verkapselt sein als dieser Jean-Baptiste Grenouille kann niemand. Tykwer folgte in seinen bisher fünf Kinofilmen, entstanden zwischen 1993 und 2002, den Spuren der Einsamkeit. Er beobachtet Menschen bei ihren Versuchen, aus sich selbst herauszufinden. Und fast immer ist der Horror der Bruder der Liebe, sind Tod und Traum Geschwister, führt der Weg in die Freiheit nur über diese vier Stationen.

Die Verfilmung des »Parfums« bedeutet für Tom Tykwer Kontinuität und Neuanfang zugleich. Abgesehen davon, dass er noch nie ein Budget von rund 60 Millionen Euro zu verantworten, noch nie eine internationale Großproduktion mit Weltstars wie Dustin Hoffman und Alan Rickman zu leiten hatte – abgesehen also vom Sprung in eine ganz neue ökonomische Liga, ist der mordende Parfümeur eine Rarität im Figurenkabinett des Spezialisten für intime Zweierbeziehungen. »Liebesfilm GmbH« hieß die erste Firma des Nachwuchsproduzenten Tykwer. Schlussendlich kommt in seinen Filmen die Liebe zu ihrem Recht. In einer Arbeit über Tykwers Filme lautet das Fazit: »Die reine und simple Liebe ist bei ihm immer die Lösung aller Probleme und gleichzeitig der Schlüssel zu einem Ausbruch aus der inneren oder äußeren Gefangenschaft der Figuren in eine neue Welt.« Bei Jean-Baptiste Grenouille misslingen alle Ausbruchsversuche. Er ist ein Tunichtgut ohne Talent für die Liebe.

Umso reicher präsentiert sich das »innere Imperium«, die Traumwelt des Duftmischers. Hier setzt denn auch Tom Tykwers Phantasie an. Produzent Bernd Eichinger zufolge hatten er und Tykwer »von Anfang an den gleichen Zugang, dass man die Dinge vor allem in der Psychologie der Hauptfigur herausarbeiten muss«. Für Tykwer ist Grenouilles Grundkonflikt universell; ein restlos einsamer Mensch wolle, »wie wir alle«, geliebt werden. Darum »nutzt beziehungsweise missbraucht er dieses eine Talent, diesen genialischen Geruchssinn«.

Dass die Liebe in den Wüsten des Alltags schlecht gedeihen kann und dass sie manchmal über Leichen geht, war schon Tykwers Debutfilm abzulesen. »Die tödliche Maria« (1993) hätte auch den Titel tragen können: »Ordnen und Morden.« Hausfrau Maria (Nina Petri) sammelt akribisch die Zeitungen und den Rest vom Haushaltsgeld und sogar die Fliegen, die sie totschlug. Freudlos ist ihr Dasein zwischen zwei männlichen Ekelpaketen, dem pflegebedürftigen Vater (Josef Bierbichler) und dem Gemahl und Haustyrann Heinz (Peter Franke). Verschlossen in ihren Seelenpanzer, braucht sie einen unverhofften Schlüsselreiz, um endlich den Mut für Auf- und Ausbruch aufzubringen.

Den Anstoß für eine solche radikale Wende liefert der Wohnungsnachbar, das sensible Muttersöhnchen Dieter (Joachim Król). Hier sieht sie einen Bruder im Geiste der Einsamkeit, einen Mann ohne Machtgehabe. Maria lässt den Vater sterben. Den Ehemann übergießt sie mit siedendem Wasser, woraufhin dieser vom Stuhl fällt – geradewegs auf eine scharfkantige Figur, die sein Herz durchbohrt. Maria springt aus dem Fenster. Dieter fängt sie auf. Das neue Leben kann kommen.

Die ersten prägenden Filme im Leben des Tom Tykwer, geboren 1965 in Wuppertal, waren »King Kong«

und »Godzilla«. Den Horror nennt er »das maßgebli-
che Genre für mich (...). Ich bin über den Horrorfilm
zum Kino gekommen.« Die Phantasien des neunjährigen Tom finden sich wieder im Debüt des 28-jährigen
Tykwer. Die enge, spießbürgerlich-kitschige Wohnung
Marias ist ein Ort des Horrors. Tageslicht fällt kaum
hinein, helle Farben sieht man nicht, verwinkelt sind
die Stuben, steil und eng die Treppen. Mit der »Tödlichen Maria« beginnt sehr konsequent jenes »Kino
der Gesetzesbrecher«, als das in der erwähnten medi-
enwissenschaftlichen Arbeit Tom Tykwers Universum
bezeichnet wird: »Die Überschreitung moralischer
und gesetzlicher Grenzen ist ein Weg in die Freiheit
der Figuren. (...) Bei Tom Tykwer findet eine Umkeh-
rung der Moral statt.«

Auch kleinere Sünden haben manchmal große, tödliche Folgen. Im nächsten Werk, »Winterschläfer«
(1997), stiehlt der Kinovorführer René (Ulrich Matthes)
das Auto des Skilehrers Marco (Heino Ferch). Er verursacht in betrunkenem Zustand einen Unfall, bei dem
die Tochter des Bauern Theo (Josef Bierbichler) stirbt.
Später findet Theo die Papiere des Wagenbesitzers,
hält daraufhin fälschlicherweise Marco für den Schul-
digen, verfolgt ihn. Marco, panisch geworden, stürzt in
eine Schlucht. Sein Tod ist im eigentlichen Sinne unver-
dient und sühnt doch eine Schuld: Der Skilehrer war
ein verantwortungsloser Triebmensch, der seine Freundin Rebecca (Floriane Daniel) belog und betrog und
keinen Ausweg fand aus seiner Sprachlosigkeit.

»Winterschläfer« ist der schwächste Film des Dreh-
buchautors und Regisseurs Tom Tykwer. Gar zu aus-
gedacht erscheint die Figurenkonstellation, die durch

eine kühle Krankenschwester mit Namen Laura (Marie Lou Sellem) vervollständigt wird. Die interessanteste Rolle aber, der wortkarge René, passt wunderbar in den Kosmos der Herzensmüden. Er ist Kinovorführer wie einst Tykwer selbst, der in Wuppertal das »Cinema« und in Berlin das »Moviemento« leitete. René hat einen Defekt, der ihn – fast wie bei Grenouille – zum misstrauischen Sonderling macht, und der Tod des kleinen Mädchens ist seine Schuld, obwohl er von ihr nichts weiß. René leidet an Gedächtnisschwund. Sein Leben organisiert er mit zahlreichen Fotos, die ihn an sein vergangenes Tun erinnern. Nur beim Blick auf die Polaroids kann er sich die Lebensfrage Grenouilles beantworten, die auch ihn umtreibt: Wer bin ich?

Dass Tykwer, der Autodidakt, den die Filmschulen ablehnten, Tykwer, der Filmverrückte, der Jean-Luc Godard und Alfred Hitchcock zu seinen Vorbildern rechnet und der das Philosophiestudium an der FU Berlin nach vier Semestern abbrach, Tykwer, der Filmkünstler mit den abseitigen Themen – dass dieser Tykwer 1998 für einen internationalen Großerfolg sorgen würde, war nicht unbedingt zu erwarten. Mit »Lola rennt« aber machte Tykwer sein Glück und zehrt davon bis heute.

Vieles kam damals zusammen. Man interessierte sich für das wiedervereinigte, europaweit angesagte Berlin, den Schauplatz der Handlung. Das atemlose Hetzen Lolas (Franka Potente) durch die Hauptstadt war der treffende Ausdruck einer Zeit im Umbruch, eines kreativen Neuanfangs mitten im Herzen des alten Kontinents. Die klare Struktur des Films, seine »Was wäre, wenn ...?«-Dramaturgie schuf Spannung auf der Basis einer sehr einfachen, fast schon simplen Geschichte, wie sie auch einem Computerspiel zugrunde liegen könnte. Der rasche Wechsel der Bilder, die hektische Montage, die an Musikvideoclips erinnert, war anschlussfähig an die Sehgewohnheiten eines jungen Publikums. Der Soundtrack selbst nahm Anleihen bei der Technomusik und enthielt einen veritablen Hit, den Titelsong »Wish«, den Franka Potente gemeinsam mit Thomas D., dem Sänger der »Fantastischen Vier«, eingespielt hatte.

Drei Varianten ein und derselben Geschichte werden präsentiert. Lola muss ihrem Freund binnen zwanzig Minuten 100 000 Mark besorgen. Scheitert sie, wird die Lage für Manni (Moritz Bleibtreu) ungemütlich. Die 100 000 Mark schuldet er nämlich einer Verbrecherbande. In der ersten Variante überfällt Manni erfolglos einen Supermarkt. In der zweiten Variante überfallen Manni und Lola eine Bankfiliale. Manni stirbt, Lola wird verhaftet. In der dritten Variante gewinnen sie im Spielcasino mehr Geld, als sie benötigen. Es kommt, wie es kommen muss: Happyend und Abspann.

Manni ist einer jener typischen männlichen Kindsköpfe, unreif oder krank oder feige, wie sie Tykwers Filme zuhauf bevölkern. Lola ist als Frau das treibende, aktive Element. Gemeinsam schaffen sie Raum für etwas Großes und Einziges, Liebe genannt. Zwischen den drei Varianten sieht man sie im Bett beim Versuch, sich ihrer Liebe mit Worten zu vergewissern. Sie reden und lachen und schweigen, und wie sie das tun, ist bereits die Antwort auf die Frage. Liebe ist, sagen diese Zwischenszenen, Liebe ist und Liebe bleibt. Darum auch kann jede Geschichte jederzeit eine grundsätzlich andere Wendung nehmen. Nix ist fix, fast alles ist möglich, solange dieser Zusammenhalt nicht wankt. Laut Tykwer mündet »Lola rennt« in das »Statement: Nicht alles ist determiniert. Es gibt einen Platz für die Realisierung unserer Wünsche. Man muss es eben nur versuchen.« Für Grenouille gilt diese Hoffnung nicht.

Wohl aber für Sissi, die »Kaiserin«, und Bodo, ihren »Krieger«, im Nachfolgewerk von 2000. Tykwer hält »Der Krieger und die Kaiserin«, dieses vielschichtige Wuppertaler Melodram, für seinen gelungensten Film. Und so ist es auch. »Der Krieger und die Kaiserin«, eine Schule der Sinne, eine Einführung ins Empfinden, ist aber auch der direkte Vorläufer des »Parfums«. Hier zeigt Tykwer, wie einfallsreich und bildgenau er unsere Wahrnehmungsarten umzusetzen vermag. Der Film beginnt mit den Körperteilen von Sissi und Otto, mit Unterarm und Augen und Nacken. Sissi lässt den blinden Otto, einen ihrer Patienten, fühlen, was das ist: Gänsehaut. Den ersten Satz des Filmes spricht ebenfalls die Krankenschwester: »Merkst du das?«.

Maximale Sinnlichkeit, ins Dramatische gewendet, prägt auch die erste Begegnung von Sissi und Bodo (Benno Fürmann). Der ehemalige Bundeswehrsoldat, ein zufälliger Passant, kriecht unter den Lastwagen, der Sissi überfahren hat. Er sieht, dass sie keine Luft mehr bekommt. Er setzt ein Messer an, bohrt ein Loch in die Luftröhre, saugt mit einem Trinkhalm Blut heraus, solange, bis Sissi durch den Trinkhalm atmen kann. Nach ihrer Entlassung aus der Klinik, Wochen später, besucht Sissi zweimal Bodo. Dieser wohnt zusammen mit seinem Bruder Walter (Joachim Król) in einem verfallenen Schuppen. Beide Male wird Bodo aggressiv, schickt Sissi weg.

Sissi stellt Bodo die zentrale Frage: »Ich will wissen, ob ich mein Leben ändern muss, und ob du der Grund dafür bist.« Unfreiwillig wird Sissi später Kumpanin beim Banküberfall von Walter und Bodo. Danach versteckt sie Bodo in der Psychiatrie. Walter erliegt unterdessen seinen Schussverletzungen. Die Kaiserin flieht mit ihrem Krieger in die Zukunft und ein fremdes Land – an die französische Atlantikküste.

Nach sehr schmerzhaften Abnabelungsprozessen verlassen so beide den Kokon ihrer Innenwelt. Der Tod wird der Geburtshelfer ihrer Freiheit. Bodo emanzipiert sich von Walter. Sissi wagt den Schritt aus der einzigen Welt, die sie bisher kannte, dem psychiatrischen Krankenhaus. Gepflastert ist ihr schwieriger Weg aufeinander zu mit märchenhaften Szenen, oder, wie Tykwer sagt, mit Hypnose. Immer wieder sind es sehr lange, sehr intensive Blicke, mit denen gerade vermeintlich schwache Personen wie Sissi Macht über ihr Gegenüber gewinnen. Sissis durchdringender Blick auf einen Bankangestellten verhindert, dass dieser auf Bodo schießt. Bodo fixiert einen Wachmann, der ihm daraufhin seine Pistole aushändigt. Sissi lässt ihre Augen nicht ab von jenem Patienten, der sie eben niederschlug und der sich nun von ihr auf das Krankenbett binden lässt. Blicke töten hier nicht, sie stellen den Willen still. Lassen nicht auch die Menschen, die Grenouilles Parfum wittern, sich von einem Außenseiter hypnotisieren?

Grenouilles Traumwelten weisen ihn als einen Nachfahren vieler Tykwer-Helden aus. Träume sind bei dem

Regisseur aus Wuppertal, um die Medienwissenschaft-lerin Sandra Schuppach zu zitieren, »der Schlüssel zur Innenwelt der Figuren« – Träume wohlgemerkt mit einer strikt »egomanischen Tendenz«. In der Psychoa-nalyse spricht man vom Traum als dem »Bruder des Todes«. Grenouille erträumt sich während seiner sieben-jährigen Bergeinsamkeit ein Reich, in dem er der Herr aller Gerüche ist und in dem alle schlechten Gerüche verbannt sind. Plötzlich wird der Traum der Allmacht überlagert von der Angstvision, er werde sich niemals selbst riechen können. Die Wahrheit dieses Wahns bringt das Bacchanal an den Tag, der Prolog zum frei gewählten Tod.

Bodo träumt von seiner verstorbenen Frau, an deren Tod er sich schuldig fühlt. Weinend, schreiend wacht er auf. Sissi träumt von Bodo, und deshalb sucht sie seine Nähe, auch wenn Bodo nach ihr schlägt. Einmal träumt sie, »wir waren zusammen (...). Wir waren Bru-der und Schwester, Mutter und Vater, Frau und Mann, und wir beide waren beides.« Der Traum einer völli-gen Ineinswerdung, die die Grenzen der Geschlech-ter, die Grenzen der Zeit und der Lebensalter hinter sich lässt, bindet sie fester noch an Bodo. »Das Paar«, heißt es bei dem Dramatiker Botho Strauss, »das Paar, der Menschheitsordnung erstes Element«. Ein solches Paar, das keimhaft die ganze Gattung in sich trägt, wol-len Bodo und Sissi sein, Sissi und Bodo, die Kaiserin, der Krieger.

Ähnlich gewaltig denken Philippa und Filippo von der Liebe, und sie tragen ihre Bestimmung schon im Namen, sind Varianten des einen Prinzips, ihrer Liebe. Die Protagonisten in der europäisch-amerikanischen

Ko-Produktion »Heaven« (2002) nach einem Drehbuch des früh verstorbenen polnischen Filmkünstlers Krzysztof Kieslowski sind füreinander bestimmt. Beide haben sie, mit sieben Jahren Abstand, an einem 23. Mai Geburtstag. Sie trennt ihre Berufe: Filippo (Giovanni Ribisi) ist Polizist in Turin, Philippa (Cate Blanchett) ist Englischlehrerin, die vier unschuldige Menschen auf dem Gewissen hat, weil sie ihr Attentatsopfer verfehlte, den Drogenhändler Vendice. Filippo hilft ihr, den Richtigen zu töten. Gemeinsam fliehen sie. Die Polizei findet ihr Versteck. Das Paar flieht abermals: mit einem Hubschrauber weit hinaus in den titelgebenden »Heaven«. Stürzen sie ab, verglühen sie an der Sonne?

»Heaven« nimmt ein Problem vorweg, das sich, ungleich größer, auch im »Parfum« stellt: Wie schafft man es, dass sich das Publikum mit einem Mörder, einer Mörderin zumindest teilweise identifiziert? Bei Philippa ist die Antwort relativ einfach: indem man sie als Mensch zeigt mit einer großen Liebe im Herzen und indem man keinen Zweifel lässt an der Verkommenheit der eigentlichen »Zielperson«. Bei Grenouille ist das anders. Er trägt den Hass im Herzen, und keines seiner Opfer verdient den Tod. Dennoch entscheidet sich daran Wohl und Wehe des 60-Millionen-Euro-Projektes. Produzent Eichinger weiß: »Nur wenn ich herausfinde, was Grenouille antreibt, kann ich anfangen, ihn zu verstehen, und nur über das Verstehen stellt sich Identifikation ein – und die brauchen Sie. Sonst haben Sie keinen Film!«

2 Bernd Eichingers lebenspralle Filme

Die Kunst, einen Unsympath wenn schon nicht sympathisch, so doch wenigstens mit einem Hauch Verständnis zu zeichnen, ist für Bernd Eichinger keine neue Herausforderung. Schenkt man den skeptischen Kritiken Glauben, dann war genau diese Leistung der problematischste Teil an Eichingers letztem großen Kassenschlager, dem »Untergang«, der fast genau zwei Jahre vor dem »Parfum« in die Kinos gelangte, am 16. September 2004. Die Bestie als Mensch, Hitler als Melancholiker – darf man das? »Der Untergang« zeigt die letzten Tage im »Führerbunker« und auf den leer gebombten Straßen von Berlin. Oliver Hirschbiegel führte Regie, Bruno Ganz brillierte oder scheiterte – je nach Blickwinkel – in der Rolle des kranken Diktators, Bernd Eichinger war der Produzent. Folgt nun, ganz konsequent, auf den »GröFaZ«, den selbsternannten »Größten Feldherrn aller Zeiten«, der »GröPaZ«? So steht es ja wörtlich im »Parfum«: Grenouille will der »größte Parfümeur aller Zeiten« werden.

Damit diese Frage keine leere Spielerei bleibt, war es zunächst einmal nötig, dass Eichinger, den die Züricher »Weltwoche« ob seiner Spürnase für die »Verfilmungsdüfte spektakulärer Romane« den »Grenouille der Branche« nannte, die Rechte erwarb. Es war kein leichtes Unterfangen. Wie Jakob Windisch, sein Alter ego in »Rossini«, trug Patrick Süskind jahrelang als Mantra den Satz vor sich her: Nein, »Das Parfum« wird nicht verfilmt. Nein, ich gebe meine Zustimmung durchaus nicht. Basta.

Langsam sickerte dann durch, womöglich könne

sich Süskind mit einem einzigen Regisseur anfreunden, mit dem Filmintellektuellen Stanley Kubrick. Ihm verdankt die Filmgeschichte Meisterwerke wie »2001 – Odyssee im Weltraum« oder »Clockwork Orange« oder »Eyes wide shut« nach der »Traumnovelle« von Arthur Schnitzler. Die »Weltwoche« berichtete: »Der italienische Produzent Daniele Senatore soll den Kontakt zum ähnlich scheuen Kubrick vermittelt haben, der daraufhin den Autor kennenlernen wollte. Süskind habe voller Skrupel dem britischen Einsiedler ein Fax geschickt: ›Nehmen Sie bitte Abstand vom Rechtekauf, und lehnen Sie eine Verfilmung ab.‹ Kubricks Agent Jan Harlan jedenfalls hat Süskind daraufhin einen Brief geschrieben, in dem er bestätigte, ›nicht an einer Verfilmung des Buches interessiert‹ zu sein, ›wie von Ihnen gewünscht‹.«

Eine bizarre Geschichte: Süskind verweigert das Treffen mit dem von ihm verehrten Kubrick, lässt sich aber, damit er nicht als Spielverderber dasteht, von diesem pro forma bestätigen, eigentlich wolle er, Kubrick, den Roman gar nicht verfilmen. So, über Bande und mit doppeltem Boden, kommunizieren Sonderlinge, die im Schweigen ihr Genügen finden. Gewiss blieb die inszenierte Ablehnung eine beiderseits offene Wunde. Schließen konnte diese sich erst, als Stanley Kubrick überraschend am 7. März 1999 verstarb. Nun lagen die Karten wieder offen auf dem Tisch.

Am 9. Januar 2001 gab die »Constantin Film AG« bekannt: »Bernd Eichinger hat vom Diogenes Verlag, Zürich, die exklusiven Verfilmungsrechte an Patrick Süskinds Weltbestseller ›Das Parfum‹ erworben.« Eichinger wurde mit den Worten zitiert: »Für mich ist

›Das Parfum‹ eines der Jahrhundertbücher. Es ist kein Geheimnis, dass ich – wie viele andere Regisseure und Produzenten auch – seit vielen Jahren versucht habe, die Verfilmungsrechte an diesem einzigartigen Werk zu bekommen. Ich bin besonders stolz, dass Patrick Süskind und der Diogenes Verlag mir den Vorzug gegeben haben und in mich als Produzenten das Vertrauen setzen, aus diesem Welterfolg ein Kinoereignis zu machen.«

Die Summe, die der Privatmann Eichinger zu zahlen versprach, soll bei 10,5 Millionen Euro liegen. Für dieselbe Summe, heißt es, leitete er die Rechte weiter an die »Constantin Film AG«. Deren Geschichte ist an vielen Punkten deckungsgleich mit der Lebensgeschichte des Bernd Eichinger. Im Jahre 1979 erwarb der damals 30-jährige Eichinger 25 Prozent der trudelnden Verleihfirma »Constantin Film« und baute sie Zug um Zug zur erfolgreichsten deutschen Produktionsgesellschaft aus.

Seit Januar 2006 aber ist er nur mehr als Berater und Produzent angestellt. Für 36 Millionen Euro übertrug er sein Aktienpaket an die Schweizer »Highlight Communications AG«, die mit 83 Prozent der Stimmrechte jetzt das Sagen hat. Zuvor, im April 2003, hatte bereits die kriselnde »EM.TV AG« ihren 16-prozentigen Anteil der »Highlight« übertragen. Bereits 2002 hatte sich die ebenfalls ins Schlingern geratene »Kirch-Media AG« zugunsten von »Highlight« aus der »Constantin« zurückgezogen. Wiederum ein Jahr zuvor, im April 2001, war Vorstandschef Eichinger in den Aufsichtsrat gewechselt. Er wollte sich mehr um Filme und weniger um Akten und Bilanzen kümmern.

Mit dem Rückzug Leo Kirchs war 2002 eines der vielen Hindernisse auf dem Weg zur Verfilmung des »Parfums« beseitigt. Schon Ende 2001 soll Eichinger dem »Constantin«-Aufsichtsrat das Projekt vorgelegt haben. Kirch, damals noch im Besitz von fast einem Viertel der »Constantin«-Aktien, lehnte ab. Vielleicht war ihm der Preis zu hoch, vielleicht erschien ihm der Stoff zu wenig massentauglich. Doch auch die neuen Herren von der »Highlight« blieben zunächst skeptisch. »Süskinds Werk ist nicht zu verfilmen und viel zu teuer«: Mit diesen Worten wird der »Highlight«-Chef zitiert. Sollte Eichinger tatsächlich auf seinen Rechten sitzenbleiben? Oder würde er – notgedrungen – den Sprung über den Teich wagen und mit den amerikanischen Platzhirschen direkt ins Gespräch kommen (müssen)?

Die Wende ereignete sich Anfang 2003, rund zwei Jahre nach einem denkwürdigen Treffen zweier alter Freunde. Eichinger, genau 16 Tage jünger als Süskind, ehemals Dauergast und Kartenspielpartner in der Schwabinger Arbeitsgemeinschaft von Dietl und Süskind, hatte im Januar 2001 das Plazet erhalten. Er hatte große Gegner wie Volker Schlöndorffs »Bioskop-Film«, Arthur Brauners »CCC-Film«, Percy Adlons »Pelemele-Film« aus dem Feld geschlagen, von »Walt Disney«, »Miramax« und »Twentieth Century Fox« ganz zu schweigen. Er hatte laut dem US-Fachmagazin »Variety« ein 60-seitiges Vertragswerk, »von Anwälten auf Hollywood-Konvention getrimmt«, ertrotzt. Nun aber erst, im Februar 2003, ließen sich die Schweizer Nachfolger an der »Constantin«-Spitze von den Erfolgsaussichten des »Parfums« überzeugen. Eichinger übertrug der »Constantin« die teuer erkauften Rechte zum Selbstkostenpreis.

Längst spekulierte mittlerweile die Filmwelt, auf wessen Schultern die Verfilmung des als unverfilmbar geltenden Romans ruhen sollte. Ridley Scott (»Gladiator«, »Black hawk down«) und Tim Burton (»Batman«, »Edward mit den Scherenhänden«) waren die heißesten Anwärter für den Regiestuhl; Julian Schnabel (»Before night falls«) schrieb bereits ein Drehbuch. Jean-Baptiste Grenouilles kantigen Gesichtszügen sollten Orlando Bloom oder Leonardo DiCaprio Gestalt verleihen – beides absolute Weltstars. Bloom war bisher abonniert auf die verwegenen Charmebolzen vom Schlage eines Will Taylor in »Fluch der Karibik«. DiCaprio hatte sich als extrem wandelbar erwiesen. Seine Darstellung eines geistig behinderten Jungen in »Gilbert Grape – Irgendwo in Iowa« unter der Regie von Lasse Halström war der Beweis, dass auch derangierte, ja hässliche Figuren seine Spielfreude nicht mindern.

Nichts von alledem wurde wahr. Der fast unbekannte 24-jährige Brite Ben Whishaw bekam den Zuschlag für die Hauptrolle. Regisseur wurde der Autodidakt aus Wuppertal. Als die Entscheidung bekannt gegeben worden war, jubelte die »Frankfurter Allgemeine Zeitung«: »Eine Nachricht, die gleichermaßen verblüfft wie begeistert. Tykwer (…) scheint genau der Richtige zu sein, um der Geschichte vom Mann mit der Supernase Schwung zu verleihen. Womöglich findet sich der Achtunddreißigjährige gerade in der Besessenheit wieder, mit der auch Süskinds Romanheld Jean-Baptiste Grenouille sein Leben einer einzigen Sache widmet.« Tykwer kenne seit frühester Jugend nur eine einzige Sache, einen einzigen Lebensinhalt, das Kino.

Mit vielleicht noch größerem Recht könnte diesen

Ehrentitel Bernd Eichinger beanspruchen. Besessen vom Kino ist er mindestens seit 1974. Damals gründete er, gerade 25-jährig und damit zwei Jahre jünger als Tykwer bei der Gründung der »Liebesfilm GmbH«, die Produktionsfirma »Solaris«. Die klügsten Köpfe des »Neuen Deutschen Films« hatte er bald unter Vertrag: Edgar Reitz, Hans W. Geissendörfer, Wim Wenders. Eichinger war am Beginn seiner Produzentenkarriere, nach der Ausbildung zum Regisseur an der Münchner Hochschule für Fernsehen und Film, ein Freund des »Autorenfilms« – jener Gattung, die die Handschrift des jeweiligen Regisseurs, des Autors also, so wichtig nimmt, dass oft Kassengift statt Kassenschlager das Resultat ist. Auch Tykwer begann eher als Autorenfilmer. »Die tödliche Maria« ist eine streng subjektive, ästhetisch anspruchsvolle Momentaufnahme aus dem Alltag einer geknechteten Hausfrau. Zugleich aber schlagen die Horrorfilmelemente bereits die Brücke zum natürlichen Feind des Autorenfilms, zum Genrefilm. Horror entsteht nur dann, wenn der Regisseur sich zurücknimmt und die Effekte funktionieren.

Aufgewachsen ist Eichinger in einem katholischen Internat im Bayerischen Wald. Er schlief dort laut eigener Aussage gemeinsam mit 60 Knaben im Saal. Jeden Morgen um sechs ging es in die Messe. Sein Vater, ein frommer Landarzt, hätte es gerne gesehen, wenn der Sohn in seine Fußstapfen getreten wäre. Daraus wurde nichts. »Ich war für meine Eltern ganz bestimmt ein relativ schwieriges Kind«, sagte Eichinger Anfang 2005, ein Vierteljahr nach dem Tod des Vaters. Auch später habe für ihn gegolten: »Ich bin eine ziemlich aggressive Person. (…) Ich will nach vorne, ich bin neugierig.

Ich lasse keine Ausrede gelten.« Lange befand sich unter seinem Büro ein Boxring.

Bis ins Alter von vierzig Jahren, sagt er, hatte er keine eigene Wohnung. »Ich lebte in Hotels oder in hotelähnlichen Appartements. Ich hatte auch nie ein einziges Möbelstück, auch Bücher habe ich, wenn sie ausgelesen waren, einfach zurückgelassen. Ich hatte das Gefühl, ein Indianer zu sein mit wenig Gepäck, das ist irgendwie besser.« Mittlerweile lebt er längst in den eigenen vier Wänden, doch das Bild vom letzten Mohikaner gefällt ihm noch immer. In seiner bevorzugten Tracht, den Turnschuhen, den Jeans, dem Sakko, erscheint der hoch aufgeschossene Eichinger wie Deutschlands letztes Raubein. Einzig Heiner Lauterbach kann ihm in Sachen Männertum das Wasser reichen. Lauterbach spielte dann in »Rossini« einen Filmproduzenten namens Reiter mit einer Leidenschaft fürs Kraftwort und fürs Violinspiel und für das Ewig-Weibliche. Reiters Kampf um die Rechte an Jakob Windischs »Loreley« war auch eine Persiflage auf Eichingers Werben um Süskinds »Parfum«.

Die Geige, die der Kraftprotz Reiter manchmal streicht, findet ihre Entsprechung in Eichingers Selbstverständnis als Künstler. Kunst will er schaffen, nicht nur ermöglichen. Während seines Studiums drehte er drei Kurzfilme, 1996 inszenierte er den Fernsehfilm »Das Mädchen Rosemarie«, 1999 die Kinoproduktion »Der große Bagarozy« nach dem Roman von Helmut Kraussner. Hauptdarsteller ist der leibhaftige Teufel, hier Stanislaus Nagy mit Namen, der behauptet, den Aufstieg und den Untergang der legendären Opernsängerin Maria Callas verursacht zu haben. Eichinger nennt die Callas »meine absolute Göttin, die Jahrhundertstimme«. Dennoch floppte »Der große Bagarozy«. Selbstkritisch gibt Eichinger zu: »Da ist mir was nicht gelungen.«

Die Liebe zur Oper und ein Interesse für Richard Wagner sind väterliches Erbe. Der Landarzt hörte des Abends oft Schallplatten mit »Tannhäuser« oder »Lohengrin«, die Kinder hörten mit. Sonntags spielte er Wagner auf dem heimischen Harmonium. Kaum eine Wagner-Aufführung im näheren und ferneren Umland ließ er sich entgehen. Sohn Bernd erhielt Cello-Unterricht. Insofern war es vielleicht nicht ganz so überraschend, dass Eichinger Anfang 2005 »Parsifal« an der Berliner Staatsoper inszenierte. Das »Bühnenweihfestspiel«, Wagners letzte und getragenste Oper, erzählt unter Einsatz von viel C-Dur die beschwerliche Suche nach jenem »reinen Tor«, der einer siechen Gralsrittergemeinschaft neue Lebenskraft zuführen könnte. Parsifal ist der entbehrte und gefundene Held, denn nur er ist »aus Mitleid wissend«.

Das philosophische Musikdrama, die Geschichte einer Erlösung durch Entsagung, geriet dem Operndebütanten Eichinger zur schlingernden Angelegenheit. Fast einhellig war die Ablehnung in den Feuilletons. Die »Frankfurter Rundschau« sah »szenischen Dilettantismus«, die »Welt« eine einzige »Rampenrumsteherei in kaum vorhandener Eichinger-Personenregie«. Die »Neue Zürcher Zeitung« kritisierte die »kinoerprobte Bilderwelt«, die »Süddeutsche Zeitung« entdeckte immerhin »starke Elemente«.

Eine recht genaue Beschreibung des Abends lieferte die »Zeit«: »Der Jubel der Bussi-Tussis und Boy-

Groupies aus Eichingers Fanklub hielt sich die Waage mit der Empörung des übrigen, laut buhenden Publikums. (…) Eichinger stellt die Bühne zu mit Bildern aus zweiter Hand. Der erste Aufzug ist vom Fantasy-Film geborgt, ›Herr der Ringe‹ eins zu eins. Klingsors Zaubergarten im zweiten Aufzug gleicht einem Serail aus Orient-Filmen der vierziger Jahre. Der letzte Aufzug beginnt unter Pennern, auf einer Parkbank einer amerikanischen Großstadt. In den Verwandlungsmusiken werden auf Projektionsflächen Bilder von Tempeln, Pyramiden, Naturwundern verquirlt mit Kriegsszenen wie aus dem Guido-Knopp-TV. So leer kann Anschauung sein.«

Eichinger hatte vorab erklärt, »wenn es für mich nicht aufgeht, würde ich das so schnell nicht mehr machen«. Nimmt man die Reaktion der Presse zum Maßstab, dann wird die Opernwelt auf den Regisseur Eichinger künftig verzichten müssen. Vielleicht aber hält dieser sich eher an den Kommentar eines prominenten Premierengastes. Tom Tykwer ließ nach der Aufführung wissen: »Großer Respekt!«

Die schlechten Kritiken münden in die altbekannte Mahnung: Schuster, bleib bei deinen Leisten! Eichinger soll also beim seichten, aber kassenträchtigen Popcorn-Kino bleiben, bei der handwerklich soliden Unterhaltungsware für den Start ins Wochenende. Die lange Liste seiner Produktion enthält in der Tat bunte Filme mit und ohne Kunstanspruch. »Die unendliche Geschichte« führte 1983 zu einem Dauerstreit mit Autor Michael Ende, der sein Werk kaum wiedererkennen wollte und an den Kitsch verraten sah. 1991 erschien der Rüpel- und Rülpsfilm »Werner – Beinhart«, 1994 die

Tom-Gerhart-Klamotte »Voll normaaal«, 1996 die Hera-Lind-Hausfrauenkomödie »Das Superweib«, 1997 die Mallorca-Scharteke »Ballermann 6«, 2001 dann der erfolgreichste deutsche Nachkriegsfilm, »Der Schuh des Manitu«, ebenfalls 2001 »Nirgendwo in Afrika« und 2003 »Werner – Gekotzt wird später!«.

Ohne Eichinger hätte es aber »Christiane F. – Wir Kinder vom Bahnhof Zoo« (1979) wohl so nicht gegeben, ebenso wenig »Der Name der Rose« (1985), »Letzte Ausfahrt Brooklyn« (1989), »Der Zementgarten« (1992) und die Houellebecq-Verfilmung »Elementarteilchen« (2006). Klassische Autorenfilme finden sich auch in dieser Liste nicht. Für Eichinger war und ist es wichtig, dass Filme ihr Publikum erreichen. Er könnte darauf verweisen, dass der Ursprung des Filmes auf dem Rummelplatz steht, dass die ersten Filme zwischen Zirkuszelt und Schießstand ihre Feuertaufe erlebten. Eine solche Sicht der Dinge scheint kaum Berührungspunkte zu den Seelenreisen eines Tom Tykwer zu haben. Und doch gibt es sie. Beide, Tykwer wie Eichinger, schätzen das Handwerkliche, beide verbindet die Hochachtung vor dem Genrefilm, und beide schätzen, in Tykwers Worten, den Film als »eine Art von Zauberwelt«, als Traummaschine.

3 Die Dreharbeiten und die Hauptdarsteller

Die ersten Nachrichten und Bilder vom Drehort gaben zu denken. Der Regisseur sitzt auf einem Regiestuhl mit der Aufschrift »Tom Tykwer« auf der Rückenlehne, weiß auf blau, daneben sitzt der Produzent, »Bernd

Eichinger« steht da zu lesen, weiß auf blau. Oder Produzent und Regisseur schauen konzentriert auf denselben Monitor. Oder der Regisseur erklärt eine Szene, und dicht dahinter steht der Produzent. Die Fotos signalisieren Einigkeit, Einverständnis. Kein Blatt soll passen zwischen Finanzier und Spielleiter.

Ob es wirklich so war, an allen 75 Drehtagen zwischen Juli und Oktober 2005? Funktionierte die Zusammenarbeit »auch deshalb so gut, weil er mit mir so gelassen wird, dass es uns beide überrascht«? Sagt Tykwer. Und er sagt auch: »Wir waren so konform in unseren Vorstellungen, dass wir uns oft gesagt haben: Können wir uns nicht mal einen Konflikt ausdenken? Das erwartet doch jeder.« Was ist von der Einschätzung Eichingers zu halten, »wenn man zweieinhalb Jahre zusammen an einem Drehbuch schreibt, dann versucht man, sich gegenseitig zu inspirieren«?

Entstanden ist »Das Parfum« vor allem in Spanien. Frankreich, der Handlungsort, ist fast nur dank der Naturaufnahmen präsent. Die Lavendelfelder der Provence sind unvergleichlich. In den Münchner Bavaria-Studios wurden alle Szenen mit dem Parfümeur Baldini (Dustin Hoffman) gedreht. Paris aber ist in Wahrheit Barcelona. Das Gotische Viertel, genauer: die Carrer de Ferran, wurde mit einer 17 Tonnen schweren Mischung aus Lehm, Stroh und Fischeingeweiden in den schmutzigen, stinkenden Markt am Pariser Friedhof der unschuldigen Kinder verwandelt. In Figueras gab ein alter Hof die Kulisse ab für das Waisenheim von Madame Gaillard. Im Museumsdorf »Pueblo Español« am Stadtrand der Hauptstadt fielen 800 Statisten übereinander her, um das finale Bacchanal wahr werden zu lassen. Auch Grasse ist in Wahrheit Barcelona. Und auch das Städtchen Gerona durfte sich als Grasse-Double in Szene setzen.

Wer immer Tom Tykwer die Frage stellte, wie er denn Düfte filmisch darstellen wolle, erhielt zur Antwort: »Das Buch hat auch nicht gerochen.« Doch während der Dreharbeiten wollten Schmutz und Atembelästigung kein Ende nehmen. Der Film, so Tykwer, »spielt zu neunzig Prozent in der Kloake. (...) Wir wollen den Gestank und die Brutalität des 18. Jahrhunderts zeigen. Keine Kostüme von der Stange!« Auch mit einem Duft von der Stange mag der Regisseur sich nicht anfreunden. Er kreierte selbst, nach Recherchen in einer Parfumfabrik, »Tom Nummer Eins«.

Die Hauptfigur Jean-Baptiste Grenouille muss eine ganz besondere Mischung sein, jene aus »Unschuld und Abgrund« (Tykwer). Ben Whishaw zog das Los. Damit gelangte ein großer Unbekannter ins Zentrum des Spiels. Der junge Brite, Jahrgang 1980, war 2004 ein famoser Hamlet am berühmtesten Theater Londons, dem »Old Vic«. Trevor Nunn führte Regie. Whishaw »verdiente sich seinen Platz in der Theatergeschichte« – jubelte der »Observer«. Ebenfalls 2005 spielte das Nachwuchstalent mit den tiefliegenden Augen und den schmalen, langen Wangenknochen einen anderen zornigen Jüngling: Keith Richards. Den Gitarristen der »Rolling Stones« verkörperte Whishaw in dem Musikfilm »Stoned« über das kurze Leben und den mysteriösen Tod des Gründungsmitglieds Brian Jones.

Anders verhielt es sich 2002 mit der berührenden Jugendstudie »My brother Tom«. Das Spielfilmdebüt des Dokumentarfilmers Dom Rotheroe entwickelte sich zum Kritikerliebling und Geheimtipp. Ben Whishaw, bei den Dreharbeiten 20 Jahre alt, spielt den Titelhelden, einen 17-jährigen sensiblen Außenseiter. Hier zeigt Whishaw all jene Qualitäten, die ihn für die Darstellung des Jean-Baptiste Grenouille qualifizieren. Tom ist eine Vorstufe zum einsamen Parfümeur. Er redet wie dieser kaum ein Wort, er ist scheu, gehetzt, missbraucht und gedemütigt von der Welt. Doch anders als Grenouille findet Tom, der lieber auf Bäumen sitzt als unter Menschen lebt, eine einzige Seele, der er sich anvertraut: Jessica, die ihn »Tom, meinen Bruder« nennt.

Tom fällt Jessica buchstäblich vor die Füße. Er springt von einem brennenden Baum, ist mal wieder auf der Flucht vor den brutalen, spottlustigen Klassenkameraden. Jessica (Jenna Harrison) hilft ihm, in Sicherheit zu gelangen. Später dann folgt sie Tom in sein ureigenes Reich, einen Zauberwald mit Höhle und Tümpel, unweit einer britischen Reihenhaussiedlung. Nur hier ist Tom ganz bei sich. Wer die Grotte des Jungen sieht, ausgestattet mit Souvenirs aus der Kindheit, muss an Grenouilles »Gruft« denken, »am Ende des Stollens« auf dem Plomb du Cantal. Zwar lässt Tom Jessica teilhaben an seinem Reich, zwar ist Tom von keinen Allmachts- und Hassphantasien beseelt, doch auch er erträgt nur stumm das Glück der (nun geteilten) Einsamkeit.

Hier, im Wald, schöpfen die Jugendlichen allmählich Vertrauen. Sie erkunden sich und ihre Umwelt mit den Sinnen. Sie zerren sich die Schuluniformen vom Leib, umarmen sich, tanzen, bekränzen sich mit Dornenkronen. Nur so können sie ihre beschädigte Individualität neu erlernen. Beide nämlich sind Opfer sexuellen Missbrauchs. Ein Lehrer verging sich an Jessica. Toms Vater nannte seine nicht minder demütigenden Körperspiele »reine Familiensache«. Die Rituale der Wahlgeschwister fasst Robby Müller mit seiner gewohnt wendigen Handkamera in grobkörnige Bilder. »My brother Tom« wäre ein idealer Stoff gewesen für den Jungfilmer Tykwer.

Was Regisseur Dom Rotheroe an seinem Hauptdarsteller beeindruckt, könnte – in rühmender Absicht – auch von Tykwer oder Eichinger stammen: »Er ist jemand, der ›verletzt‹ spielen kann. Was seine Physis anbelangt, sind seine Magerkeit und seine ungezwungene Körperlichkeit genau richtig. Und seine Augen sind unglaublich. Man kann ihn nachts im Wald aus 30 Metern Entfernung aufnehmen und immer noch das Gefühl in seinen Augen erkennen. Für mich ist Ben der aufregendste junge britische Schauspieler, den ich in den letzten Jahren gesehen habe.« Ganz ähnlich urteilte später die »Sunday Times«. Whishaw, eine »große Schauspielhoffnung«, verbinde »schlaksige Athletik mit einer für sein Alter außergewöhnlichen Bandbreite emotionaler Ausdrucksmöglichkeiten«. Nach der Deutschland-Premiere im Oktober 2002 würdigte 3sat diesen »meisterhaften, bewegenden und verstörenden Film«. Auch »Die Zeit« war begeistert vom »großartigen, zugleich archaischen und unerhört modernen Film«. Dank Ben Whishaw sei Tom ein »Sonderling mit abstehenden Ohren, melancholisch umschatteten Augen und einer manischen Begabung für Hingabe und Opfer«.

In der immerhin schon 15 Produktionen umfassen-
den Filmografie des Ben Whishaw ist Tom jene Ausnah-
merolle, die – rückblickend betrachtet – auf »Das Parfum« und dessen Antihelden vorausweist. Dennoch ist
die Skepsis verständlich. An einen Schlaks denkt man
bei der Lektüre des »Parfums« keineswegs, schließlich
sind Frosch und Kröte erdnahe, gedrungene Wesen.
Herausragend hässlich ist der hagere Whishaw auch
nicht. Diese Akzentverlagerung scheint beabsichtigt.
Süskind schreibt über Grenouilles Zeit bei dem Gerber
Grimal: Nach einer Milzbranderkrankung blieben ihm
»die Narben der großen schwarzen Karbunkel hinter
den Ohren, am Hals und an den Wangen, die ihn ent-
stellten und noch hässlicher machten, als er ohnehin
schon war«. Tykwer hingegen erfreut sich an Whis-
haws apartem Äußeren: »Man traut ihm zwar alles zu,
aber er bleibt immer attraktiv.«

Von Whishaw selbst wird der Satz kolportiert, er
wolle Grenouille als Mischung zeigen »aus Leopard
und Lemure, teils Raubtier auf dem Sprung, teils krie-
cherisches Schattenwesen«. Auf jeden Fall sei Grenouille nicht nur ein blutrünstiger Mörder, sondern
ein Mensch, »mit einer autistischen Art allerdings«.
Tykwer und er hätten sich »Grenouilles Verhalten zu-
rechtgelegt als unbewusste Sehnsucht nach Liebe. Etwas läuft dabei schief, er trifft falsche Entscheidungen,
bleibt eingesperrt in einem privaten System, die Welt
zu verstehen.« Ganz aus seiner »My brother Tom«-Er-
fahrung also kann Whishaw schöpfen. Das beste Trai-
ning hierfür seien die Dreharbeiten gewesen. In einer
Crew, die fast nur Deutsch spricht, »habe ich ganz diese introvertierte Grenouille-Sicht der Dinge«.

Eine »Frage über Leben und Tod« nannte Produzent Eichinger die Frage nach dem richtigen Schauspieler für die Hauptfigur. Mit Whishaw steht oder fällt »Das Parfum«. Deutlich weniger dramatische Auswirkungen hätte eine misslungene Besetzung der eher klein gehaltenen weiblichen Rollen – obwohl es laut Eichinger ein »Film der schönen Frauen« werden sollte. In einer einzigen, allerdings mehrfach wiederholten Sequenz (und auch bereits im Trailer) ist Karoline Herfurth zu sehen. Die junge Deutsche, Jahrgang 1984, eine der drei Titelheldinnen aus »Mädchen, Mädchen«, stach beim Casting die Französin Héloïse Adam aus. Nun ist Herfurth das erste Opfer des 15-jährigen Grenouille – das Mädchen aus der Rue des Marais.

Dort sitzt sie in einem Hinterhof und putzt Mirabellen und riecht betörend. »Ihr Schweiß duftete so frisch wie Meerwind, der Talg ihrer Haare so süß wie Nussöl, ihr Geschlecht wie ein Bouquet von Wasserlilien, die Haut wie Aprikosenblüte.« Grenouille tötet sie und wird Parfümeur, weil im »prägenden Duft dieses Mädchens (…) zauberformelhaft alles enthalten war, was einen großen Duft, was ein Parfum ausmachte: Zartheit, Kraft, Dauer, Vielfalt und erschreckende, unwiderstehliche Schönheit. Er hatte den Kompass für sein künftiges Leben gefunden.« Zu einer speziellen Lesart des Verhältnisses von Opfer und Täter neigt der Regisseur. Für Tykwer ist es wichtig, »ob man sich vorstellen kann, dass eine Liebesgeschichte zwischen ihnen entstehen könnte«. Das Mädchen aus der Rue des Marais sei »die einzige, mit der er wirklich hätte Erfüllung finden können«.

Eine trügerische Erfüllung findet der Duftkünstler mit seinem sechsundzwanzigsten und letzten Mord am allerschönsten Mädchen, der Tochter des Kaufmannes Antoine Richis. Grenouille ist »vom Glücksgefühl des Liebhabers erfüllt«, wenn er Laure riecht. Diese, »sechzehn Jahre alt, mit dunkelroten Haaren und grünen Augen«, wird von der rothaarigen, grünäugigen Rachel Hurd-Wood gespielt, die während den Dreharbeiten ihren 15. Geburtstag feiern konnte. Als kleines Mädchen Wendy Darling in »Peter Pan« (2003) und als schreiende, zuckende, sterbende Betsy Bell in »An American Haunting« (2005) war sie bisher hervorgetreten. Der Gruselschocker basiert auf einem angeblich authentischen Fall von 1818. Ein böser Geist soll eine Familie terrorisiert und die Tochter in den Tod getrieben haben. Kein Neuland also betritt Rachel Hurd-Wood, wenn sie nun erst jungmädchenhaft strahlen und dann einer dunklen Macht zum Opfer fallen darf.

Auf Hauptrollen fast schon abonniert ist die vielbeschäftigte Film-, Fernseh- und Theaterschauspielerin Corinna Harfouch, die zeitweilige Lebensgefährtin Bernd Eichingers. Sie spielte prominent in Margarethe von Trottas »Das Versprechen« (1995), an der Seite Götz Georges in Nico Hofmanns »Solo für Klarinette« (1998), in Hark Bohms TV-Großereignis »Vera Brühne« (2001), von Eichinger produziert. Der Turnschuh-Tycoon war auch die treibende Kraft hinter ihren Auftritten in »Der große Bagarozy« (1998), »Der Untergang« (2004), in dem sie Magda Goebbels darstellte, und in »Elementarteilchen« (2006).

Harfouch erhielt den Zuschlag für die wichtige Nebenrolle der Madame Arnulfi. In deren Grasser Parfümerie lernt Grenouille nach seiner siebenjährigen Auszeit auf dem Plomb du Cantal die Kunst der Mazeration und der Enfleurage. Die Witwe ist »eine lebhafte schwarzhaarige Gestalt von vielleicht dreißig Jahren«. Corinna Harfouch, blond und bei den Dreharbeiten 51 Jahre alt, entstieg der Maske als eine angemessen resolute Patronin. Dass ausgerechnet ihr Bettgenosse und späterer Ehemann, der Geselle Dominique Druot, den Sündenbock abgibt und statt Grenouille gehenkt wird, reiht Madame Arnulfi in die Harfouch'sche Galerie der starken, aber letztlich einsamen Frauen ein.

Aus der großen Riege der männlichen Schauspieler ragen die Darsteller des Maître Baldini und des Antoine Richis heraus. Dass ein Dustin Hoffman mit einem Tom Tykwer arbeitet und diesem Komplimente macht, darf als kleine Sensation gelten. So aber war es an den elf Drehtagen Mitte bis Juli 2005 in den Bavaria-Filmstudios, München-Geiselgasteig, Halle 12. Hoffman gab zu Protokoll: »Er ist ein begnadeter Regisseur. Bei Tom würde ich jede Rolle zusagen, ohne das Drehbuch zu kennen. Als ich seinen Film ›Lola rennt‹ gesehen habe, habe ich ihn sofort angerufen und ihm gratuliert. Der Kontakt hat sich dann intensiviert, denn meine Tochter studierte ein Jahr lang Kunst in Berlin. Immer wenn ich sie besuchte, sind Tom und ich um die Häuser gezogen.«

Damit nicht genug: »Ich habe Tom nach ›Der Krieger und die Kaiserin‹ angerufen. Als junger Mann jobbte ich zwei Jahre lang in einem Irrenhaus. Für mich ist Toms Film das beste Porträt von Geistesgestörten, das ich je gesehen habe. Ich konnte mir nicht vorstellen, dass das Schauspieler waren, ich dachte, es seien echte Insassen.« Außerdem habe er »Das Parfum« gleich nach Erscheinen »regelrecht verschlungen«.

Die Rolle, die dem 1937 geborenen Hoffman zugedacht ist, hat ihre komischen Elemente. Der Parfümeur
und Handschuhmacher Giuseppe Baldini blickt zurück
auf bessere Zeiten. »Alt und starr wie eine Säule, in
silberbepuderter Perücke und blauem goldbetresstem
Rock«, wartet er meist vergebens auf Kundschaft. In
seinem Laden bilden tausend feine Düfte einen »uner-
träglichen geruchlichen Zusammenklang«, gegen den
er selbst abgestumpft ist. Bevor Grenouilles Genie ihm
zu neuem Ansehen verhilft, wollte er sein Geschäft an
den Nagel hängen. Er hielt sich nur mit den Kopien
der gerade angesagten Modedüfte über Wasser. »Baldini war kein großer Parfümeur mehr«, schlimmer
noch, »er wusste, dass er im Leben noch nie einer gewesen war. (…) Er war ein sorgfältiger Verfertiger von
bewährten Gerüchen, wie ein Koch war er, der mit Routine und guten Rezepten eine große Küche macht und
doch noch nie ein eigenes Gericht erfunden hat.« Erst
mit Grenouille zieht die Kreativität in Baldinis überla-
denes Kontor ein.

Eine Biographie über den wandlungsfähigen Star aus
»Die Reifeprüfung« (1967), »Asphalt-Cowboy« (1969),
»Papillon« (1973), »Der Marathon-Mann« (1976), »Kramer gegen Kramer« (1979) und »Rain Man« (1988)
nennt als hervorstechendes Merkmal Hoffmans »Besessenheit, die den Grenzen des Fanatismus bedrohlich
nahe kommt«. So wären denn am »Parfum« mit Eichinger, Tykwer und ihm mindestens drei Filmbesessene
beteiligt. In den letzten Jahren deuten Hoffmans Film-
rollen auf einen neuen Schwerpunkt hin, das komödiantische Fach. Der schrullige Geck aus dem Parfumla-
den gibt ihm Gelegenheit, weiter die Grenze zwischen

Komik und Verzweiflung zu präzisieren. Denn Baldinis schrulliges Gehabe ruht auf einem Fundament aus Melancholie.

Unmittelbar vor dem »Parfum« drehte Hoffman die Komödie »Stranger than fiction«. Er spielt darin Jules Hilbert, einen extravertierten Professor für englische Literatur. Hilbert berät einen Steuerprüfer, der plötzlich die Stimme einer vergessenen Autorin tragischer Romane hört. Diese, unhörbar für andere, will das Leben des Steuerberaters partout in eine tragische Richtung lenken – und Hilbert will genau das verhindern. Noch 2006 auf die amerikanischen Leinwände gelangen soll das Fantasy-Märchen »Magorium's Wonder Emporium«. Ort der Handlung ist ein verzauberter Spielwarenladen, dessen 243-jähriger Besitzer der titelgebende Edward Magorium und also Dustin Hoffman ist. Zuvor, in »Meine Frau, ihre Schwiegereltern und ich« (2004) war Hoffman ein sexbegeisterter, ultraliberaler Vater, in »I heart Huckebees« (2004) ein chaotischer Detektiv und selbsternannter Sinnsucher.

Der zweite Weltstar, dessen Dienste sich die Macher des »Parfums« sichern konnten, ist Alan Rickman. Der im Februar 1946 geborene Ire spielt in den »Harry Potter«-Verfilmungen Professor Severus Snape, den düsteren Meister der Zaubertränke, mit schwarzem Mantel und pechschwarzem, in der Mitte gescheiteltem Haupthaar. Auch als Sheriff von Nottingham in »Robin Hood, König der Diebe« (1991) und als Hans Gruber in »Stirb langsam« (1988) war er Experte für destruktive Charaktere.

Ein ganz anderer Mensch ist da Antoine Richis. Der Kaufmann, steinreich, schlau und sehr besorgt um

Laure, gibt wenig Anlass zur moralischen Entrüstung. Einzig die Sehnsucht, als fremder Mann sich »an sie, auf sie, in sie«, seine Tochter, legen zu können, verlässt den Rahmen des Schicklichen. Dass sein ausgeklügelter Plan, Laure durch Flucht und Verheiratung vor dem Zugriff des Mörders zu schützen, fehlschlug, liegt vor allem an Grenouilles Unauffälligkeitsparfum. Armer Antoine, du hast dein Liebstes verloren. Doch tröste dich, auch wenn ein irischer Zaubermeister in seinem sechsten Lebensjahrzehnt dich spielt: In Wahrheit, Antoine, bist du »keine vierzig Jahre alt und von ungebrochener Vitalität«.

4 München kichert

Die Szene, in der Alan Rickman die kahlgeschorene und von Grenouilles Keulenschlag böse dahingeraffte Rachel Hurd-Wood findet, gehörte zu den Highlights am letzten Freitag im April anno 2006. In München hatte man zum »Testscreening« geladen, zur Präsentation der Rohfassung vor weitgehend überraschtem Publikum. Auf den Einladungszetteln war lediglich für eine aktuelle Literaturverfilmung in englischer Sprache geworben worden. Tom Tykwer hält viel von solchen »Testscreenings«: »Ich empfinde das als unheimlich gut, weil es eine sehr gute Relativierung ist. Du musst einfach manchmal unbefangene Blicke an dich heranlassen, um überhaupt zu wissen, was du eigentlich machst (…) Wenn man die anderen beim Zuschauen sieht, merkt man plötzlich Sachen, die man vorher aus Eitelkeit, Faulheit oder Distanzlosigkeit so gelassen hat, wie sie sind, und spätestens dann merkt man, dass man sie noch mal ändern muss.«

Distanzlosigkeit kann auch dann sich einstellen, wenn viele Menschen für lange Zeit grundsätzlich einer Meinung sind. Eintracht zählt zwar in der Regel nicht zu den Begleiterscheinungen einer mehrwöchigen Drehzeit. Für Tykwer allerdings ist das Familiäre das Entscheidende: »Für mich ist es ganz wichtig, Leute um mich zu haben, die ich kenne und denen ich vertrauen kann. Ob ich ein guter oder schlechter Regisseur bin, hängt davon ab, ob ich mich am Set familiär wohlfühle.« Freundschaft, die über Kollegialität hinausgeht, war auch der Ausgangspunkt der 1994 von ihm gemeinsam mit Wolfgang Becker, Stefan Arndt und Dani Levy gegründeten Produktionsfirma »X Filme Creative Pool«.

Bei all seinen Filmen, vom Kurzfilm »Because« (1990) an, stand Frank Griebe hinter der Kamera. »Ich weiß gar nicht«, sagt Tykwer, »was Kameramänner so machen, wenn sie nicht Frank Griebe heißen.« Kennzeichnend für Griebes Arbeit ist Sandra Schuppach zufolge, dass es kein Dazwischen gebe. »Jede seiner Bewegungen ist eine radikale Entscheidung, die oftmals im Kontrast zum vorausgegangenen Bild steht«, extreme Nah- und Großaufnahmen wechseln sich mit atemlosen Kamerafahrten ab.

Griebe wurde 2002 mit dem »Marburger Kamerapreis« ausgezeichnet, Tykwer hielt die Laudatio und sagte über den Freund und Kollegen: »Als ich Frank Griebe 1986 traf, schien es mir, als hätte ich außer mir den einzigen Menschen kennengelernt, der das Kino auf triebhafte, entgleiste, süchtige Weise zu genießen

in der Lage war. Und der zugleich viel darüber nach-
dachte. (…) Bei unserer bisher letzten gemeinsamen
Arbeit, ›Heaven‹, stand ich gelegentlich am Rande der
Verzweiflung. Zu groß war die Anspannung zwischen
den Schauspielern und mir, zwischen einem enormen
Aufwand und mikroskopischer Formulierung. Der
Kraftakt, der uns so viele Zwischentöne abverlangte
und ununterbrochene Ambivalenz forderte, legte unsere Nerven nicht selten blank. In all der gestressten
›dicken Luft‹ ordnete Frank ruhig und klar den Rahmen, der uns umgab, und sorgte so auf fast hypnoti-
sche Weise für Beruhigung und Ausgleich.«

Weitere Mitglieder des Tykwer-Clans, die wie Griebe
auch am »Parfum« mitwirken, sind Ausstatter Uli Ha-
nisch und die Musiker Johnny Klimek und Reinhold
Heil, die gemeinsam mit dem Regisseur das Elektronik-
Trio »Pale 3« bilden. Erstaunlicherweise nicht mit dabei
ist die Cutterin Mathilde Bonnefoy. Sie montierte »Lola
rennt«, »Der Krieger und die Kaiserin«, »Heaven«. Tykwer schwärmte von ihr in den höchsten Tönen, nannte
sie »meinen wichtigsten Partner in der ganzen kreativen Arbeit. Mit ihr gehe ich dem Film wirklich auf den
Grund.« Diese Expedition fand nun mit Alexander Ber-
ner statt, dem Cutter von »Der große Bagarozy« und
»Resident Evil«.

Gut zweieinhalb Stunden dauerte das »Testscreening« in München. Ob es an Distanzlosigkeit und
Familiarität lag, an deren Gegenteil oder an nichts von
alledem: Das Bacchanal von Grasse führte zu ungewoll-
ten Reaktionen. Knapp tausend, weitgehend nackte
Statisten hatte Tykwer im »Pueblo Español« dirigiert;
er wurde dabei unterstützt von dem Leiter der Avant-

garde-Truppe »La Fura dels Baus«, die für ihr extremes Körpertheater berühmt ist; er drehte 26 Stunden Material für 15 Minuten Filmzeit – und dann geschieht, was nicht geschehen soll: Das Publikum kichert. Liegt es an München? Liegt es am Regisseur? Wurden die derberen Stellen aus der Vorlage verfilmt, dann aber am Schneidetisch entfernt, um ein familientaugliches Prädikat zu erhalten? Im Internet kursieren die Stimmen vermeintlicher oder tatsächlicher Augenzeugen vom Drehort. Sie berichten von wüsten Szenen. Worüber kicherte München an einem Freitag Ende April?

Dass der Marquis de la Taillade-Espinasse, der Pseudo-Aufklärer von Montpellier, irgendwo auf dem langen Weg vom Roman zum Drehbuch verlorenging, mündete in keinen Aufschrei. Zu Irritationen führte eher die Lakonie, mit der Grenouilles Bergeinsamkeit abgehandelt wurde. Dass hier die Jahre des Siebenjährigen Krieges vergingen, wussten nur Buchleser mit gutem Gedächtnis. Umstritten war die Erzählerstimme aus dem Off, die, so schien es, pausenlos damit beschäftigt war, die Erzählung zu erzählen. Und ist Ben Whishaw, bei aller Liebe, nicht doch zu hübsch, zu groß, zu britisch? Ist Maître Baldini wirklich ein komischer Kauz? Haben wir bei der Lektüre des »Parfums« auch so oft gelacht? Hätte man das kannibalistische Mahl drastischer zeigen sollen, die Axthiebe in den Leib von Grenouille, das Bersten der Knochen, das Reißen der Sehnen? Stammt die Musik, die erst die »Brandenburger Symphoniker«, dann die »Berliner Philharmoniker« unter Simon Rattle einspielten, wirklich von den Sound-Tüftlern »Pale 3«? Sind zweieinhalb Stunden zu lang oder zu kurz?

Hätte der Abend kein baldiges Ende und die Nacht keinen baldigen Anfang genommen und wären die Türen des Kinos nicht von innen verschlossen worden, dann säßen da noch heute die Jungspunde und die Profigucker, die Cinephilen und die Bücherfreunde und redeten sich die Köpfe heiß. Und irgendwann käme jemand vorbei, tippte ihnen auf die Schulter und sagte freundlich, doch sehr bestimmt: Werte Herren, liebe Damen, es ist so weit. Ihr müsst nicht mehr rätseln. Wir haben heute den 14. September 2006. »Das Parfum«, seine endgültige Fassung, läuft in den Kinos. Und die Debattenfreunde schüttelten sich den Staub von den Kleidern, blickten ein letztes Mal in die leeren Getränkebecher und gingen geradewegs dorthin, woher sie vor 139 Tagen gekommen waren. Und sie sähen da Grenouille leben und sähen ihn sterben und wüssten ganz genau: Die Zeit ist ein Biest.

Das Umfeld: Ein Text schließt sich an

1 Die Geburt der Postmoderne

Was war das bloß für ein irrwitziges Jahrzehnt? Atmete Europa in den achtziger Jahren des 20. Jahrhunderts zum ersten Mal den Geruch der großen, weiten Welt? Wurde Deutschland von einem bis dahin unbekannten Duft verwöhnt, der mehr Freiheit und mehr Liebe versprach? Wehte in Berlin, Stuttgart, München ein neuer Wind, der die Glückseligkeiten der Achtundsechziger doch stärker in den Köpfen und Herzen der Menschen verbreitete, als wir bisher dachten? Waren die Gedanken milder, die Gefühle sensibler, nachsichtiger und toleranter? Fragen wir nicht die Historiker, fragen wir uns. Wie erging es uns, und an welche Ereignisse erinnern wir uns noch?

Das Jahrzehnt beginnt mit einem Paukenschlag: Der Mann, der sein Lebensmotto »Give peace a chance« direkt aus einem Amsterdamer Hotelbett in die Kameras hinein verkündete, der zum Wortführer einer ganzen Generation geworden ist und nebenbei auch noch die »Beatles« gründete – John Lennon wird im Dezember 1980 von einem, wie es heißt, »offensichtlichen Exzentriker« durch fünf Schüsse getötet. Doch das Durchbrechen von erstarrten Denk- und Verhaltensformen durch persönliches Engagement wird dadurch nicht aufgehalten: Im Oktober 1983 geht eine Aktionswoche in die Geschichte der Bundesrepublik ein, deren Teilnehmer »Give peace a chance« ganz wörtlich nehmen und für die Durchsetzung dieser Parole sogar handgreiflich werden. Als Zeichen ihres Protestes gegen die Stationierung amerikanischer Mittelstreckenraketen bildet sich zwischen Stuttgart und Ulm eine der längsten Menschenketten, die Deutschland je gesehen hat. Das Bewusstsein der atomaren Bedrohung ist aufgeschreckt.

Daran ändert auch die Wiederentdeckung von Heinz Erhardt nichts, die ganz offensichtlich die Sehnsucht ausdrückt, erfolgreich zu werden in der Verdrängung von Ängsten und Bedrohungen. Die Achtziger sind das Jahrzehnt der Bürgerinitiativen und der endgültigen Entdeckung der Phantasie. Doch sie sind auch die Jahre von Tschernobyl und der weltweit größten Reaktorkatastrophe, die Jahre, da Aids zur heimtückischsten Immunschwächekrankheit der Geschichte und Ronald Reagan zum größten Schauspieler Amerikas aufsteigt. Die Grünen kommen erstmals in den Deutschen Bundestag und mit ihnen die Entdeckung der Umwelt, Boris Becker siegt in Wimbledon, Helmut Kohl wird Bundeskanzler und Michail Gorbatschow Generalsekretär der KPdSU. Er leitet den größten Umbruch in der Weltgeschichte des 20. Jahrhunderts ein. Mit »Glasnost« und »Perestroika« beginnt die Sowjetunion zu zerfallen, und mit ihr fällt auch die deutsch-deutsche Grenze.

Es fallen auch andere Grenzen. Mit der Geburt des Privatfernsehens treten wir in ein völlig neues Medienzeitalter ein. Und mit ihm in eine Explosion der Bilder. Die achtziger Jahre werden nicht nur durch dieses epochemachende Ereignis zu einem Jahrzehnt des Körperkultes, des Bodybuildings und des Aerobic-Wahns. Dazu braucht man nicht nur knallbunte, körperbetonte Trikots und Leggings, sondern auch bunte Stirnbänder und Legwarmers. Bald findet diese Sportmode Eingang in den Alltag. Zugleich wurde die Modeszene internationaler. Spätestens in den Achtzigern entdeckt diese Welt die Prêt-à-porter-Kollektionen, und diese lösen die Haute Couture endgültig ab und werden fortan stilbildend für die großen Labels und auch für uns. Nichtsdestotrotz verzichten die großen Häuser Armani, Calvin Klein, Versace, Jill Sander und Dior nicht auf große Defilees: Gigantische Schauen und große Auftritte, bei denen mit viel Phantasie und handwerklichem Können imposante Ideen gezeigt werden. Tragbare Mode wird daraus nur selten. Sie dienen lediglich dem Renommee, dem »Label« – und das »Label« wird fortan und bis heute wichtiger denn je. Nicht die Wirklichkeit, sondern deren Inszenierung ist entscheidend.

Deswegen wird die Phantasie so wichtig. Diese feiert auch anderswo Erfolge: Die Traumwelt von Michael Endes »Die unendliche Geschichte«, bereits 1979 erschienen, wird nun zum Sensationserfolg. »Die Unendliche Geschichte« lebt von der persönlichen Imagination und von der individuellen Bilderwelt des Lesers. Typisch für die Achtziger ist auch das Fixieren der Phantasie durch entsprechende Verfilmungen. Das Bedürfnis nach eindeutigen und nach immer mehr Bildern wächst, und deswegen braucht es große Parabeln für breite Kinoleinwände – Weltliteratur in Raten.

Mitten hinein in dieses Jahrzehnt platzen plötzlich Jahrhunderte. Das Jahrhundert der Aufklärung kehrt wieder. Eine Form dieser subtilen Wiederkehr ist die

Eröffnung des ersten deutschen Architekturmuseums am 1. Juni 1984 in Frankfurt am Main. Unter dem Motto »Revision der Moderne – Postmodernes Bauen 1960 bis 1980« werden moderne Grundsätze des Bauens einer kritischen Betrachtung unterzogen und damit zugleich verändert. Die Entdeckung eines frivolen Pluralismus der Stilformen und Materialien ist die Folge. Die Welt ist bunter geworden in diesem Jahrzehnt. Sie ist – trotz eines Konservatismus der Oberfläche – freier geworden und gleicher. Und abenteuerlicher.

Der Kulturjournalist Christian Schüle spricht von einem »Gezeitenwandel ab 1985«. In seinem Buch »Deutschlandvermessung«, erschienen im Frühjahr 2006, schreibt er aus eigener Erfahrung: »1985 ließ der kritische, zersetzende Aufklärungsdruck aus der Achtundsechziger-Zeit nach. Es begann die Vorherrschaft des Boulevards, und es begannen die Schmiedearbeiten an neuen deutschen Helden und Mythen. (…) Es begann ein vornehmlich materialistisches Weltverständnis, in dem Wert nur hat, was sich zählen, messen und optimieren lässt. (…) Die Entertainmentepoche begann 1985. (…) 1985 begannen Erregungsgesellschaft und Stimmungsdemokratie. (…) Kurzum: Um 1985 begann die sogenannte Postmoderne.« Und im selben Jahr erscheint eines der ersten deutschen postmodernen Werke überhaupt, das all diese Tendenzen sich zunutze macht und sehr schnell für sehr viel Furore sorgt: »Das Parfum« von Patrick Süskind.

Große Ereignisse werfen bekanntlich ihre Schatten voraus. So wie die Frühe Neuzeit mit einem Feuerwerk von Entdeckungen und Erfindungen sich ankündigt – Gutenberg erfindet den Buchdruck und setzt damit die

Verschriftlichung der Welt in Gang; die italienischen Maler der Renaissance entdecken die Zentralperspektive und Christopher Columbus segelt in die »Neue Welt« –, so entdecken pfiffige Texte in den Achtzigern die Postmoderne. Ihr Herzstück ist die bedingungslose Werbung für Pluralität, ihr Ausdruck die Vielfalt des Stils. Diese Texte bereiten ein neues Denken vor. Es sind Texte von bildenden Künstlern, Malern, Architekten, Philosophen – und Schriftstellern.

Wenn neue Zeiten anbrechen, gibt es Grund zum Feiern. Ein Feuerwerk kann eine neue Ära einleiten – so wie jenes Spektakel, zu dem am 1. September 1753 Paris sich richtet, um den Jahrestag der Thronbesteigung des Königs zu feiern. Die Stadt lässt am Pont Royal ein Feuerwerk abbrennen, das – so lesen wie im »Parfum« – zwar »nicht so spektakulär wie das Feuerwerk zur Feier der Verehelichung des Königs« ist, aber immerhin noch sehr beeindruckend: »Man hatte goldene Sonnenräder auf die Masten der Schiffe montiert. Von der Brücke spieen sogenannte Feuerstiere einen brennenden Sternenregen in den Fluss. Und während allüberall unter betäubendem Lärm Petarden platzten und Knallfrösche über das Pflaster zuckten, stiegen Raketen in den Himmel und malten weiße Lilien an das schwarze Firmament. Eine vieltausendköpfige Menge, welche sowohl auf der Brücke als auch auf den Quais zu beiden Seiten des Flusses versammelt war, begleitete das Spektakel mit begeisterten Ahs und Ohs und Bravos und sogar mit Vivats – obwohl der König seinen Thron schon vor achtunddreißig Jahren bestiegen und den Höhepunkt seiner Beliebtheit längst überschritten hatte. So viel vermag ein Feuerwerk.«

Es vermag noch mehr. Menschen, ob jung und alt, gleich welcher Größe und welcher Hautfarbe, unabhängig von Bildungsgrad, beruflicher Stellung oder Religion, lassen sich durch ein solches Farbenspektakel verführen. Verführen zum Erinnern an schöne Tage und Verführen zum Träumen.

Machen wir die Probe. Stellen Sie sich – nur für einen Augenblick – vor: Sie haben nach arbeitsreichen Wochen endlich Urlaub, und Sie sind in einer der interessantesten und umstrittensten Städte der Welt, die Sie schon immer einmal besuchen wollten, in Amsterdam. Sie wollen hier nicht nur die kulturelle Vergangenheit und die farbenfrohe Gegenwart erleben, sondern auch sich treiben lassen, wollen entspannen. Bis zum begehrten Sand von Zandvoort dauert es nicht lange. Es ist eine der schönsten Strände Hollands und nah an einer der farbigsten Metropolen der Welt. Sie ist Krönungsstadt und Kapitale der Niederlande. Sie ist eine Hauptstadt der Lebenslust – und manchmal auch der Todesangst. Amsterdam ist in all seiner Ambivalenz eine ganz konkrete, sinnlich erfahrbare Variante der Postmoderne. Und wie ließe sich hier die Postmoderne in Reinkultur erleben? Vielleicht ja so:

Am Strand von Zandvoort finden wir ein sonniges Plätzchen. Wir lassen die Blicke schweifen und werden ungewollt Teilhaber der verschiedensten Szenen: Kinder bauen Burgen, Wissbegierige unterhalten sich, Sonnenhungrige cremen sich ein, Sportsfreunde tummeln sich im Wasser. Ein leichter Wellengang ist zu spüren. Das Blau des Himmels strahlt wie ein Lavendelfeld im Sommer. Wir sehen von unserem Strandplatz aus einen Menschen in weißem Leinenumhang, offenbar ein Moslem, wie er den holländischen, deutschen und italienischen Frauen beim offenherzigen Nichtstun zusieht – allesamt in raffiniertem Stoff oder ganz frei. Etwas weiter vorn sehen wir plötzlich drei statt der sonst gewohnten zwei Liebenden sich küssen. Wir glauben unseren Augen nicht zu trauen. Eine Endzwanzigerin lässt sich von links und von rechts liebkosen.

Wir atmen salzige Luft. Wir kommen ins Träumen. Vielleicht ein wenig wie Baldini, der große Parfümeur aus dem »Parfum«, als er zum ersten Mal eine Duftkreation des kleinen Grenouille riecht: »Baldini schloss die Augen und sah sublimste Erinnerungen in sich wachgerufen. Er sah sich als einen jungen Menschen durch abendliche Gärten von Neapel gehen; er sah sich in den Armen einer Frau mit schwarzen Locken liegen und sah die Silhouette eines Strauchs von Rosen auf dem Fenstersims, über das ein Nachtwind ging; er hörte versprengte Vögel singen und von Ferne die Musik aus einer Hafenschenke; er hörte Flüsterndes ganz dicht am Ohr, er hörte ein Ichliebdich und spürte, wie sich ihm vor Wonne die Harre sträubten, jetzt! In diesem Augenblick!«

Wir wachen wieder auf und wollen mittendrin in dieser Vielfalt nicht nur etwas über unsere eigene Haltung zur Vergangenheit und zur Gegenwart lernen, sondern mehr noch: Wir wollen auch etwas Neues über die Zukunft erfahren. Nun, mit dieser Neugier am Strand von Zandvoort, sind wir endgültig in der Postmoderne gelandet.

Am nächsten Tag sehen wir ein monumentales Gebäude der Amsterdamer NBM-Bank, das nach anthroposophischen Grundsätzen gebaut ist. Wir besuchen das Rijks-Museum und werfen viele Blicke auf die Gemälde aus dem Goldenen Zeitalter und bleiben stehen, wo schon alle anderen stehen, vor Rembrandts »Nachtwache«. Plötzlich, mittendrin in dieser Bilderschau, erinnern wir uns an ein anderes Bild, an die »Mona Lisa« von Leonardo da Vinci. Wo hing es gleich noch?

Vor unserem geistigen Auge sehen wir dieses weltberühmte Bild, allerdings ist das Gesicht der »Mona Lisa« leicht verändert. Sie trägt nunmehr einen Spitz- und einen Schnurrbart. Unter dem Bild von Leonardo da Vinci ist eine neue Buchstabenfolge zu sehen: »L. H. O. O. Q.« Was in umgangssprachlicher französischer Sprache soviel wie »Elle a chaud au cul« bedeutet. Auf deutsch: »Sie ist geil«. Der Künstler, Marcel Duchamp, dessen Einfall dies schon 1919 war, treibt die Provokation dann knapp 50 Jahre später auf die Spitze. Er lässt die Mona Lisa wieder in ihrem ursprünglichen, bartlosen Ausdruck in Erscheinung treten, schreibt aber unter die neue Abbildung auch einen neuen Kommentar: »Rasiert ist sie geil«. Nun, nachdem wir unsere Gedanken derart haben schweifen lassen, blicken wir erneut auf die »Nachtwache« im Amsterdamer Rijks-Museum und müssen eingestehen, dass das Rembrandt-Bild zwar auch einzigartig, aber keine wirkliche Provokation mehr ist.

Wir schlendern weiter und freuen uns auf den Abend. Auf dem Heimweg kommen wir an dem Hotel vorbei, wo John Lennon sein legendäres »Bed-in« inszeniert hat. Vor der Kamera räkelten sich Yoko Ono und er im Vollbesitz ihrer physischen Kräfte. Heute ist nur ein kleiner Hinweis am Eingang zu lesen. Schließlich ist der Abend gekommen, und wir lauschen in einer der vielen Kneipen Amsterdams den Gesprächen, tauchen ein in ein Rauschen der Wörter und hören genau hin: »Unsere politische Debatte ist so spritzig wie ein Schwamm, unsere Kompromisskultur war einst eine bittere Notwendigkeit, um gemeinsam die nächste Sturmflut überleben zu können, aber mittlerweile haben wir sie so verfeinert, dass der Begriff der ›Machbarkeit‹ unser Denken beflügelt. Unsere Raumplanung ist phänomenal. Unsere Toleranz und unsere Anpassungsfähigkeit ermöglichen einen flexiblen Umgang mit jedem neuen Stil, das ist spitze. Wir sind noch immer frühreif!« Etwas gestelzt klingt es, aber erfrischend. Ob es auch wahr ist? Überliefert wird diese Rede eines Unbekannten in einer beeindruckenden Stadtbiographie Amsterdams von Geert Mak.

Genau diese Frühreife weckt Erstaunen und manchmal auch Begeisterung. Trend-Scouts der verschiedensten Modefirmen kommen einmal im Jahr vorbei, um zu sehen, was die Amsterdamerinnen gerade tragen. In den Plattenläden kann man Musik kaufen, die noch nirgends auf der Welt sonst zu hören ist, und McDonald's testet seine neuen Gemüseburger zuerst in den Niederlanden. In den Buchläden liegen französische Philosophen, deren schillernde Texte mit witzigen Motiven auf bunten Einbänden geradezu keck zum Aufnehmen und Anlesen einladen. Etwas weiter liegen Stapel von Dan Browns Romanen, und noch etwas weiter wollen Bücher verraten, wie man Liebes-Affären handhabt.

In der Nacht trifft man normale und schräge Typen und viele Touristen. Es gibt von hämmernden Techno-Rhythmen über die gängigen Rock-Pop-Hits der

Achtziger und Neunziger bis hin zu klassischen Konzerten fast alles; man erlebt das Treiben hinter den bis tief in die Nacht leuchtenden Fenstern der stattlichen Patrizierhäuser ebenso wie das sanfte Wasserplätschern der Grachten, wenn ein *Bootje* an uns vorbeischippert. Nur eines trifft man eher selten: Monotonie und Engherzigkeit.

Hier, in Amsterdam, können Sie der Künstler Ihres eigenen Lebens werden und aus der Vielfalt der Möglichkeiten ein Panoptikum entwerfen. Das soeben Beschriebene stellt dabei nur einen kleinen Ausschnitt der zahllosen Gestaltungsmöglichkeiten dar. Der Mensch steht zwischen tausend Feuern – und verbrennt sich nur selten die Füße oder die Seele. Dieses Zugleich von vielem, das Nebeneinander der Gegensätze im Hier und Jetzt, das ist die Postmoderne. Und Patrick Süskinds Text ist einer ihrer wichtigsten Romane. Wie aber entstand diese Lebenshaltung, die bisher weder überholt noch ganz eingelöst worden ist? Von welchen Himmeln fiel die Postmoderne?

»Der große Grenouille aber war etwas müde geworden und gähnte und sprach: ›Siehe, ich habe ein großes Werk getan, und es gefällt mir sehr gut. Aber wie alles Vollendete beginnt es mich zu langweilen. Ich will mich zurückziehen und mir zum Abschluss dieses arbeitsreichen Tages in den Kammern meines Herzens noch eine kleine Beglückung gönnen ...‹«, so spricht der Erzähler.

Halten wir also, gleich Grenouille, einen weiteren Moment inne, erinnern uns an die bisher erfahrenen Text- und Duftwelten und genießen für einen Augenblick noch einmal jenes Parfum, das nach vollendeter

Liebe riecht und dessen Herznote wir bisher entdeckt haben. Erleben für einen Augenblick noch einmal die Vielfalt auch unserer Gegenwart, die nicht nur in Amsterdam zu Hause sein kann, sondern auch in unseren Köpfen. Bevor wir nun die duftende Reise in die Welt des Jean-Baptiste Grenouille und der Parfums in Südfrankreich antreten, wollen wir noch einen Abstecher in eine andere, bedeutende Welt machen. Ohne sie ist weder »Das Parfum« noch die Postmoderne denkbar, ja nicht einmal die Bibel kann ohne diese auskommen. Wir wollen die Entfaltung einer weiteren, spektakulären Duftwelt erleben, die noch heute und immer wieder neu paradiesisch ist und ohne die der Duft der Marke »Weltstadt« und das Odeur der vollendeten Liebe nicht geatmet werden können: den Duft nach Freiheit. Und der bestimmt nicht nur die achtziger Jahre.

Fangen wir mit dem Himmlischen an: »Am Anfang schuf Gott Himmel und Erde. Und die Erde war wüst und leer, und es war finster auf der Tiefe, und der Geist Gottes schwebte auf dem Wasser. Und Gott sprach: Es werde Licht! Und es ward Licht. Und Gott sah, dass das Licht gut war. Da schied Gott das Licht von der Finsternis und nannte das Licht Tag und die Finsternis Nacht. Da ward aus Abend und Morgen der erste Tag.« So erzählt uns eine Geschichte die Entstehung der Welt. Sie ist nicht nur irgendeine Geschichte, sondern eine der gewichtigsten im Abendland. An ihr arbeiten sich beinahe alle aufklärerischen Texte ab, die einen Freiheitszugewinn für den Menschen versprechen. Wann genau der Text entstanden ist, weiß niemand, aber dass die Geschichte eine phantastische Dramaturgie hat, weiß nicht nur die Kirche, sondern auch Patrick Süskind – er bezieht sich, wie wir noch sehen werden, parodistisch auf diese bedeutende Kosmogonie.

Etwas später geht es ganz irdisch und aufklärerisch weiter: Etwa im Jahre 1510, als es in Paris nach Urin und Exkrementen stinkt, macht sich in Frauenburg ein Astronom auf, die Welt zu verändern. Nach einem Studium in Krakau, Bologna und Rom entdeckt er eine sogenannte Große Erzählung, ein Leitbild, das bis heute gültig ist und unangefochten. Er beschäftigt sich in seinem Privatleben viel mit der Astronomie und glaubt nicht nur an das Gute im Menschen, sondern will auch der Wahrheit ans Licht verhelfen und vertraut auf die Einsichtsfähigkeit des Menschen. Doch er täuscht sich gewaltig. Er bezahlt die Kundmachung seiner Erkenntnisse schließlich mit dem Leben.

In seinem Hauptwerk »Sechs Bücher über die Kreisbewegungen der Weltkörper«, das 1616 auf dem Index der verbotenen Bücher landet, beschreibt er bahnbrechende Entdeckungen. Lange wird er deshalb unterdrückt, verhöhnt und verspottet, bekämpft und belächelt. Von ihm stammt die Erkenntnis, dass die Erde keine Scheibe, sondern eine Kugel ist, dass nicht die Sonne sich um die Erde dreht, sondern alle Gestirne die Sonne umlaufen. Die Erde ist nicht mehr Mittelpunkt des Kosmos. Mit dieser völlig neuen Sicht erschüttert er die gesamte Welt, besonders aber die Mächtigen. Diejenigen, die jede Form der Aufklärung und jede Art des Wissens, das quer zum Glauben steht, im Keim ersticken wollten. Der Entdecker heißt Nikolaus Kopernikus und ist ein großer Entertainer in der Weltgeschichte der Freiheit.

Rund drei Jahrhunderte später, in der Zeit zwischen

1831 und 1836, duftet es auf hoher See nach frischem Salz und neuen Abenteuern. Die »Beagle«, gerade auf großer Fahrt um die Welt, legt einige Zwischenstationen ein. So macht sie nicht nur in Südamerika, sondern auch auf Tahiti und den Galapagosinseln Halt. An Bord hat sie einen Tiergeographen, der ebenfalls eine neue Große Erzählung, ein neues Erklärungsmodell, erfindet und damit, seinem Vorgänger gleich, ein bis dato unverrückbares Weltbild massiv verändert. Er entdeckt die gemeinsame Abstammung und die allmähliche Veränderung der Arten.

So wie die Sonne sich nicht um die Erde dreht, so ist die Bibel nicht länger das unangefochtene Buch der Bücher und – zumindest von dieser Warte aus – der Mensch nicht Ebenbild Gottes, sondern Bruder des Affen. Eine ganz und gar unbescheidene Einsicht, übrigens bis in die unmittelbare Gegenwart. Der Entdecker dieser Erkenntnis heißt Charles Robert Darwin. Er ist noch heute, im Gegensatz zu Kopernikus, ein äußerst umstrittener Entertainer in der Weltgeschichte der Freiheit.

Nicht drei Jahrhunderte später, sondern schon 50 Jahre zuvor erlebten die Menschen in Königsberg, damals noch zum Deutschen Reich gehörig, eine weitere große Geburt: Die Geburt der Aufklärung, die zunächst als vage Duftspur ausströmt und schließlich zu einem der größten Duftlabels in der Weltgeschichte wird. Der Duft der Freiheit verbreitet sich über ganz Europa, auch wenn er in den meisten Städten nur zögerlich geatmet wird. Zwei große Entertainer und Geburtshelfer der Aufklärung in ihrer deutschen Ausprägung mischen kräftig mit bei der Komposition von neuen Texten in dieser so ungemein wichtigen Epoche: Immanuel Kant und Gotthold Ephraim Lessing.

Das Glücksstreben beginnt im 18. Jahrhundert sich mehr auf das Diesseits zu richten, und an die Stelle religiösen Belehrungs- und Bekehrungseifers treten Diskurse im Namen der Vernunft und die Idee der Toleranz. Das Ideal der Humanität beginnt sich durchzusetzen, und Immanuel Kant formuliert: »*Aufklärung ist der Ausgang des Menschen aus seiner selbstverschuldeten Unmündigkeit. Unmündigkeit* ist das Unvermögen, sich seines Verstandes ohne Leitung eines anderen zu bedienen. *Selbstverschuldet* ist diese Unmündigkeit, wenn die Ursache derselben nicht am Mangel des Verstandes, sondern der Entschließung und des Mutes liegt, sich seiner ohne Leitung eines anderen zu bedienen. Sapere aude! Habe Mut, dich deines *eigenen* Verstandes zu bedienen! ist also der Wahlspruch der Aufklärung.« Kant schreibt dies im Jahre 1784, als Grenouille schon 16 Jahre tot ist. Wie weit die menschliche Vernunft reicht, hat Kant zuvor in seinem epochalen Werk »Die Kritik der reinen Vernunft« erörtert.

Noch eine weitere Basisnote wollen wir entdecken, die der zweite große Entertainer der Aufklärung, Lessing, im Hinblick auf die Glaubensfreiheit in seinem Lehrstück »Nathan der Weise« kreiert hat. Ort dieses Geschehens ist Jerusalem, die Stadt der Weltreligionen, zur Zeit der Kreuzzüge. Auf die Frage eines Sultans nach der wahren Religion antwortet Nathan mit einer rührenden Geschichte, der Ringparabel:

»Vor grauen Jahren lebt' ein Mann im Osten, / Der einen Ring von unschätzbarem Wert / Aus lieber Hand besaß. Der Stein war ein / Opal, der hundert schöne

Farben spielte, / Und hatte die geheime Kraft, vor Gott / Und Menschen angenehm zu machen, wer / in dieser Zuversicht ihn trug. Was Wunder, / Dass ihn der Mann in Osten darum nie / Vom Finger ließ; und die Verfügung traf, / Auf ewig ihn bei seinem Hause zu / Erhalten. Nämlich so. Er ließ den Ring / Von seinen Söhnen dem geliebtesten; / Und setzte fest, dass dieser wiederum, / Den Ring von seinen Söhnen dem vermachte, / Der ihm der liebste sei; und stets der liebste, / Ohn' Ansehn der Geburt, ihn Kraft allein / Des Rings, das Haupt, der Fürst des Hauses werde.«

Die Erbfolge nach diesem Muster geht eine Weile gut, doch dann plötzlich sind es drei Söhne, die dem Vater gleich lieb sind – er kann keine Rangfolge in der Zuneigung ausmachen. So werden flugs zwei Ringe kopiert, die sich in ihrem Aussehen nicht vom Original unterscheiden. Der anfängliche Streit über die rechtmäßige Nachfolge endet wie folgt:

»Und also, fuhr der Richter fort, wenn ihr / Nicht meinen Rat, statt meines Spruches, wollt: / Geht nur! – Mein Rat ist aber der: ihr nehmt / Die Sache völlig wie sie liegt. Hat von / Euch jeder seinen Ring von seinem Vater: / So glaube jeder sicher seinen Ring / Den echten. – Möglich, dass der Vater nun / Die Tyrannei des *einen* Rings nicht länger / In seinem Hause dulden wollen! – Und gewiss; / Dass er euch alle drei geliebt, und gleich / Geliebt: indem er zwei nicht drücken mögen / Um einen zu begünstigen. – Wohlan! / Es eifre jeder seiner unbestochnen / Von Vorurteilen freien Liebe nach! / (…) Und wenn sich dann der Steine Kräfte, / Bei euern Kindes-Kindeskindern äußern: / So lad ich über tausend tausend Jahre / Sie wiederum vor diesen

Stuhl. Da wird / Ein weisrer Mann auf diesem Stuhle sitzen / Als ich; und sprechen. Geht! – So sagte der / Bescheidne Richter.«

Kant und Lessing sind Wegbereiter unserer Zeit. Sie schreiben eine bedeutende Einsicht fest, die einen Meilenstein in der Anerkennung des kategorial Verschiedenen, ja Fremden markiert. Rund drei Jahrhunderte später, im Jahre 1985, ereignet sich etwas Spektakuläres auf dem deutschen und rasch auf dem internationalen Buchmarkt. Patrick Süskind mischt die unterschiedlichsten Stile und Erzählweisen, die verschiedensten Romangattungen bunt durcheinander und folgt dabei doch einer geheimen Rezeptur. Die vielgestaltigen Elemente aus vergangenen Epochen, fremden Zeiten akzeptieren im Roman ihr gleichzeitiges Nebeneinandersein – gerade so, als hätten sie Kenntnis des eben zitierten Richterspruches; gerade so, als sei »Das Parfum« wie der geheimnisvolle Ring zusammengesetzt aus vielerlei Weisheit, die man nur an ihrer Wirkung, ihrem Effekt noch erkennt.

Verblüffend ist auch diese Parallele: »Er, Jean-Baptiste Grenouille, geboren ohne Geruch am stinkendsten Ort der Welt, stammend aus Abfall, Kot und Verwesung, aufgewachsen ohne Liebe, lebend ohne menschliche Seele einzig aus der Widerborstigkeit und der Kraft des Ekels, klein, gebuckelt, hinkend, hässlich, gemieden, ein Scheusal innen wie außen – er hatte es erreicht, sich vor der Welt beliebt zu machen. Was heißt beliebt! Geliebt! Verehrt! Vergöttert!« Wie eben der Lessing'sche Ring hat das Süskind'sche Parfum zumindest zeitweilig »die geheime Kraft, vor Gott / Und Menschen angenehm zu machen«. Allerdings wirkt schon die Kraft des Ringes nicht ewig. Da es in der Parabel drei Nachfolger sind, müssen auch drei Ringe her. Und um den Streit um die Echtheit der Ringe zu schlichten, erklärt der Richter, dass die Träger sich selbst darum bemühen müssen, Anerkennung durch ihren Lebenswandel, durch ihren gelebten Glauben, zu erreichen. Das alles braucht Grenouille nicht: Sein Lebenswandel ist mörderisch. Obwohl er schmachvoll endet, ja obwohl »Das Parfum« die Geschichte eines großen Scheiterns ist, sind ihm vorübergehend Anerkennung und grenzenlose Liebe gewiss, allein durch seine selbstgeschaffenen Düfte.

Grenouille wird uns in Erinnerung bleiben. Nicht als Mensch, nicht als Denker, nicht als Erfinder, doch als Romanfigur und innerhalb der Romanwirklichkeit treibt er das Prinzip Freiheit voran bis an die letzte, frei gewählte Grenze namens Tod. Der selbstherrliche, skrupellose Jean-Baptiste Grenouille entriegelt die Diskurse, sprengt die Verbote, lässt die Ketten bersten – und geht daran zugrunde.

2 Coco Chanel und coole Typen

Der kleine Jean-Baptiste ist auch ein großer Langweiler. Wir wissen, dass er einzig ein Duftkünstler ist. So perfekt er diese Kunst beherrscht, so unbegabt ist er in allen anderen Dingen. Er kann keine Gespräche führen, seine sonstigen Sinne sind merkwürdig unterentwickelt. Wenn wir uns fragen, was er sieht, hört, schmeckt oder gar tastet, so bleibt am Ende erschreckend wenig übrig. Nichts eigentlich. Er registriert weder die schönen

Landschaften in Südfrankreich und um Grasse herum, noch erkennt er die Schönheit seiner Mädchen mit den Augen. Er hört weder Musik, noch ist er empfänglich für Gespräche.

Seine Nahrung ist einzig der Duft, und seine Umwelt tastet er ausschließlich mit der Nase ab. Seine gesamte Weltwahrnehmung findet ausschließlich über das Riechen, über sein olfaktorisches Sensorium statt. Zudem ist er extrem hässlich, kann auch sonst wenig Stilempfinden entwickeln. Was wir weiterhin wissen, ist, dass er nach gar nichts riecht und, soweit wir das verstanden haben, auch nichts zu einem schönen Duft an sich selbst beiträgt. Er benutzt weder Pflegemittel noch irgendwelche Duftwässerchen. Bis auf eine einzige Ausnahme, und da ist es seine eigene Kreation.

Aber können wir uns diesen kleinen, hässlichen, gnomigen Typen, der mit seiner Quasimodo-Ausstrahlung allenfalls Frauen umbringen, aber nicht für sich gewinnen kann, im Dolce&Gabbana-Look vorstellen? In einem Look, der jung, frech und sexy eine Variation des *Dolce vita* der mediterranen Kultur Italiens repräsentiert? Können wir uns ihn vorstellen, wie er nicht als Geruchs-Monster, einzig mit einer zur absoluten Perfektion gebrachten Minimalbegabung ausgestattet, sondern als Kosmopolit und duftender Trendsetter, als großer Leinwandstar sein Leben zum Kunstwerk werden lässt? Und zu alledem auch noch die Herzen der Mädchen respektive der Menschen erobert und große Labels prägt?

So wie der verwachsene Gnom im Frankreich des 18. Jahrhunderts sein weltenstürzendes Duftwasser kreiert, das die Menschen einander begehren lässt, so findet in den Achtzigern in der internationalen Geruchswelt zunächst eine kleine Sensation statt, die zwar nicht an die Revolutionen von Chanel oder gar von Grenouille heranreicht, aber immerhin zum absoluten Kassenschlager wird. Christian Dior bringt ein Parfum auf den Markt, das erstmalig in seinem Titel nicht die vielfältigen Schönheiten der Natur aufnimmt, sondern das genaue Gegenteil derselben: »Poison« – »Gift«. Und zur selben Zeit treffen wir in dem Roman »Glamorama« auf ein Supermodel namens Chloe. Von ihr heißt es:

»Chloe ist 29 Jahre und ein Fisch. Volle Lippen, knochendünn, große Brüste, lange muskulöse Beine, hohe Wangenknochen, große blaue Augen, makelloser Teint, gerade Nase, eine Taille von achtundfünfzig Zentimetern, ein Lächeln, das niemals zum Grinsen wird, eine Handy-Rechnung, die monatlich auf zwölfhundert Dollar kommt. Chloe hasst sich selbst, sollte das aber eigentlich nicht tun. Entdeckt wurde sie, als sie am Strand von Miami tanzte, und mittlerweile hat man sie halbnackt in einem Aerosmith-Video gesehen, im Playboy und zweimal auf der ›Sports Illustrated‹-Bademoden-Nummer sowie auf der Titelseite von vierhundert Magazinen. Von einem Kalender, der in St. Bart's fotografiert wurde, sind zwei Millionen Exemplare verkauft worden. Ein Buch mit dem Titel ›Das bin ich wirklich‹, mit Bill Zehme als Ghostwriter, war etwa zwölf Wochen lang auf der Bestsellerliste der ›New York Times‹. Sie ist ständig am Telefon und lässt sich von ihren Managern erzählen, welche Deals die neu verhandelt haben, und sie hat einen Agenten, der fünfzehn Prozent nimmt, zwei Rechtsanwälte und zahlreiche geschäftliche Berater.« Chloe übrigens wurde erfunden von dem Schriftsteller Bret Easton Ellis, der sich auskennt in der Welt der Schönen und Reichen, die allesamt nach etwas streben, das Grenouille schon hat. Nämlich nach Macht und Ruhm. Lesen wir noch etwas weiter in dieser Personenbeschreibung:

»Im Augenblick ist Chloe gerade dabei, einen Multimillionen-Vertrag mit Lancôme abzuschließen, aber es sind noch sehr viele andere Marken hinter ihr her, vor allem, nachdem die Gerüchte von einem kleinen Drogenproblem rasch zerstreut worden sind: Benetton (nein), Chanel (ja), The Gap (möglich), Christian Dior (hmm …), French Connection (ein Witz), Guess? (nix da), Ralph Lauren (problematisch), Pepe Jeans (wo sind wir denn eigentlich), Calvin Klein (da war'n wir schon), Pepsi (schlecht, aber doch möglich) und so fort. Pralinen sind die einzige Nahrung, die Chloe wirklich mag, aber die sind streng rationiert. Kein Reis, keine Kartoffeln, kein Öl, kein Brot. Nur gedämpftes Gemüse, bestimmte Sorten Obst, Fisch ohne alles, gekochtes Huhn. Letzte Woche hatte sie die Anproben für fünfzehn Modenschauauftritte dieser Woche, was bedeutet, dass jeder Designer etwa hundertzwanzig Modelle für sie zum Anprobieren hatte, und neben den beiden Shows morgen muss sie noch einen Teil eines japanischen Fernsehwerbespots abdrehen und sich mit einem Videoregisseur treffen, der mit ihr die Storyboards durchgehen will, die Chloe wahrscheinlich eh nicht begreift. Basispreis für zehn Tage Arbeit: 1,7 Millionen Dollar. Chloe trägt Klamotten großer Designer-

Labels, etwa ein schwarzes Prada-Abendkleid, rücken-
frei, Halsträger, dazu schwarze Kunstledersandalen
und eine metallicgrüne Panorama-Sonnenbrille.«

Und nun fragen wir uns einmal, ob diese Dame wohl
auch für »Das Parfum« Werbung machen könnte?
Eine weltweite Werbe- und Marketingkampagne für
Grenouilles schönsten aller Düfte? Für alle die unter
uns, die sich nach endgültiger und ewiger Liebe sehnen? So wie die Romantiker des 19. Jahrhunderts nach
der »blauen Blume« und ihrer mystischen Vergangenheit suchten – eine Sehnsucht, deren Erfüllung immer
unerfüllbar bleiben muss –, so suchen auch die Postromantiker, und da sind sie Chloe nicht unähnlich,
nach der Verschmelzung der »alten Zeit« mit der Ak-
tualität. So wie ihre Vorfahren, die Romantiker, lieben
sie die Dunkelheit eines Tannenwaldes ebenso wie die
Sonne auf unerreichten Schneegipfeln, die den Schnee
zum Glitzern bringt. Sie mögen beides. Und noch
mehr. Ein wenig wollen die Postromantiker auch Teil
haben am Ruhm und an der Macht.

Und sie wollen vernetzen: Die noch übriggebliebe-
nen Waldstücke rechts und links der Autobahnen und
der Bahntrassen vernetzen sie zu tierfreundlichen Bio-
topen und Naherholungsgebieten für den Menschen.
Sie betrachten das Abschmelzen der Gletscher achselzuckend aus dem Urlaubsjet. Aus dem großen Angebot der blauen Blumen, die heute angeboten werden,
wählen sie zielsicher den Lavendel. Weil er verführerisch nach Frische und nach Sauberkeit riecht – und zusammen mit Synthetikdüften erstaunlich sexy macht.
Und das wollen die Postromantiker, die man auch die
»modernen Performer« nennt, nicht nur allein den

Reichen und Schönen überlassen, und nicht nur der zickigen Chloe.

Grenouille beneiden wir in dieser Hinsicht nicht: Er duftet nach nichts, und er ist weder reich noch schön. Trotzdem stünde er, wäre er real und heutig, über allem, wäre in unserer Gegenwart trotz seiner Hässlichkeit der ideale Repräsentant spätmoderner Coolness und trancehafter Unerreichbarkeit. Die Verfeinerung der Wahrnehmungsfähigkeit ist sein höchstes Gut, das Stilisieren der Wirklichkeit sein Grundsatzprogramm. Aber Grenouille bleibt ein Fassadenmensch, der selbst eben keinen Duft verströmt und darum substanzlos bleiben muss und immer auch ein wenig langweilig. Da sind die Postromantiker des 21. Jahrhunderts besser dran: Sie können genau diesen Abstand durch ihre Gestaltungsmöglichkeiten aufheben, selbst wenn das Schöpfen aus dem Kelch der Möglichkeiten nur in der Lektüre der phantastischen Grenouille-Welt besteht.

3 Umberto Eco und die Bibliothek von Babylon

Wer hat Angst vor dicken Büchern? – So könnte man heute, im Zeitalter von Internet und High-Tech-Computern fragen, und die Antwort lautet sicher: Kein Mensch hat Angst vor dicken Büchern, geschweige denn vor spannenden Büchern. So wie die Erfindung der Buchdruckerkunst das mündliche Erzählen eben nicht hat verdrängen können, so wie der revolutionäre Blick auf die Welt durch das Fernsehen den traditionellen Blick auf das Buch nicht hat trüben können, so können auch das Internet und die vielfältigen Computer-Angebote eines nicht verhindern: die lustvolle Lektüre eines Bestsellers. Eine solche Beschäftigung gehört nicht nur zur Bildung, sondern mindestens auch zum Lebensgefühl der heutigen Lesegeneration dazu.

Bis in die späten sechziger Jahre zählte solche Literatur nach Maßgabe derer, die den Lesern vorgeben wollten, was ein Kanon sei, was man lesen müsse, zur Unterhaltungsliteratur. Das Gegenteil war die sogenannte Höhenkamm-Literatur: So heißt das, was man in den angejahrten Kreisen der Literaturwissenschaften, also in der Generation der in den dreißiger und vierziger Jahren geborenen Universitäts-Schulmeister, als verbindlich ausgibt, um gebildet zu sein. Literatur, die auch die Masse liest, war in deren Augen ein geistiger Ladenhüter, war verpönt und wurde belächelt. Doch diese Generation tritt ab, und ihre Vorstellungen tun es ihnen gleich. Und das ist nicht schade. Denn die neuen Leser lesen gerne und mit zunehmender Begeisterung auch einmal einen geistigen Ladenhüter – sofern er spannend ist und neue Geschichten über unsere Welt im Angebot hat. Ganz im Sinne Umberto Ecos: »Als großer Bewunderer der Poetik des Aristoteles« sei er »immer der Ansicht gewesen, dass ein Roman auch und vor allem durch seine Handlung unterhalten soll.«

Der weithin auflagenstärkste Ladenhüter, aber sagen wir doch jetzt lieber: Mega-Seller des frischen Jahrtausends ist Dan Browns »Sakrileg«. Weltweit 50 Millionen Exemplare sprechen eine eindeutige Sprache und machen klar, was ein literarischer Kommentator so formuliert: »Ein Buch, das nicht unterhält, lehrt auch nichts und niemanden. Unterhaltung aber kommt nicht zustande, wenn man sich auf die Wahrnehmung dessen beschränkt, was unsere Wirklichkeit an Sichtbarem bietet. Die Realität ist schwanger mit Phantastischem, und sie ist disponiert durchs Vergangene, das erst noch begriffen werden will.«

Aber wie so oft beginnt die Zukunft mit einer erfundenen Vergangenheit. So ist es auch bei Dan Browns »Sakrileg«, dieser reißerischen Phantasie über Jesu vermeintliches Liebesleben; so ist es auch beim historisierenden »Der Name der Rose«, der seinerseits Dan Brown Pate stand. Erneut ereignete sich der Umschwung in den achtziger Jahren: Die Kreuzung der Stile und Zeiten wird zu einem feststehenden Erzählmodell. In der Architektur und Baukunst, in der Mode, in der Welt der schönen Düfte wie auch und gerade im Literarischen.

»Der Name der Rose« von Umberto Eco, 1980 erschienen, leuchtet zunächst klassisch im Design des *Kriminalromans* – die Hauptfigur William von Baskerville muss mit detektivischen Mitteln eine Reihe von Morden in einer mittelalterlichen Abtei aufklären. Wir erinnern uns gewiss noch an den brillant spielenden Sean Connery in der Verfilmung Jean-Jacques Annauds. Der Name des Protagonisten verweist weiterhin auf eine Detektivgeschichte mit dem Titel »Der Hund von Baskerville«, in deren Mittelpunkt der Meisterdetektiv Sherlock Holmes steht und deren Autor Arthur Conan Doyle ist. Vor diesem Hintergrund erscheint der Chronist Adson von Melk aus Ecos Roman als literarische Wiedergeburt von Holmes' Freund und Bewunderer Doktor Watson.

Das kriminalistische Gespür des Helden entspricht seinem Hang zum Philosophieren – auf einer weiteren

Ebene leuchtet also das Design des *philosophischen Romans*. Die Philosophie ordnet den Roman in das Klima des 14. Jahrhunderts ein – das Buch ist auf der dritten Ebene auch ein *historischer Roman*, der eine Unzahl von Intertexten in sich aufnimmt. Allerdings handelt es sich um einen historischen Roman, dessen Historie ironisch unterlaufen ist. Einerseits glaubt man sich bei der Lektüre ins Mittelalter versetzt, wird aber gleichzeitig durch den Arrangeur Eco immer wieder daran erinnert, dass man aus der Gegenwart des 20. Jahrhunderts auf die Vergangenheit zurückblickt, dass man das Vergangene in der Belichtung durch unsere Zeit erlebt.

Seither sind neben den vielen Kostümromanen – sprich: den historischen Romanen, die schlicht nur *eine* Form haben, also naiv erzählen, aber zugleich im Windschatten des Erfolges von Eco segeln – nur wenige Romane mit solch vielfältigen Vernetzungen erschienen. Eine sehr beliebte Form bleibt die Verknüpfung unterschiedlichster Romanformen, und dafür ist »Das Parfum« mustergültig. Süskind verknüpft mindestens ebenso viele Arten wie Eco. Kein Zufall war es denn auch, dass »Der Name der Rose« und »Das Parfum« im März 1987 gemeinsam ausgezeichnet wurden. Süskinds Roman und Annauds Film erhielten beide den »Gutenberg-Preis« des siebten frankophonen Buch-Salons in Paris.

So wie Coco Chanels Klassiker unter den Düften, die »No. 5«, Pate steht für alle weiteren synthetischen Duftdesigns, so hat sich Süskind einiger Klassiker aus der Welt der Romanarten bedient. »Das Parfum« erweckt zunächst den Eindruck, es handele sich um die Variante einer Kulturgeschichte des Geruchs. Doch das erledigt bereits im Jahre 1982 Alain Corbin mit seinem Titel »Pesthauch und Blütenduft«. Er schreibt eine Kulturgeschichte der Hygiene des 18. und 19. Jahrhunderts und legt den Schwerpunkt auf Paris. Sein Buch wird ein Erfolg, weil es wissenschaftliches Schreiben mit Anekdotischem meisterhaft verbindet. Süskinds Buch greift Motive aus diesem Buch auf, das wichtigste etwa ist dasjenige des allgegenwärtigen Gestanks in Frankreich und seinen Städten, verwebt dieses aber in eine ganz und gar phantastische Geschichte.

Ein anderes Design, jenes des klassischen Bildungsromans, entwirft kein Geringerer als Johann Wolfgang Goethe mit seinem Roman »Wilhelm Meisters Lehrjahre« (1796). Das Buch, dessen Held nach Irrungen und Wirrungen schließlich einen geordneten Platz in der Gesellschaft findet, war seinerzeit, ökonomisch gesehen, ein Ladenhüter. Und ist es noch heute. Wir können sagen: Ein Ladenhüter der Höhenkamm-Literatur. Das Design entwendet und wendet Süskind. Allerdings bildet weniger die charakterliche Entwicklung des Helden den Fokus, vielmehr stehen die äußeren Einflüsse, besonders diejenigen seiner unmittelbaren Mitmenschen, im Vordergrund. Grenouille entwickelt sich im eigentlichen, im psychologischen und mentalen Sinne nicht, wird also nicht durch die Einflüsse seiner Lehrer geläutert, gebildet und geformt und erlangt schon gar nicht einen sinnvollen Platz innerhalb der gesellschaftlichen Ordnung. Er bleibt charakterlich eine Folie und bildet seine einzige Fähigkeit aus, die ihm zum Kosmos wird, sein olfaktorisches Gedächtnis.

Das Muster des klassischen Künstlerromans wird von einem Autorenduo, Willhelm Heinrich Wacken-

roder und Ludwig Tieck, entworfen in den »Herzens-
ergießungen eines jungen Klosterbruders« (1797). Wir
brauchen nicht zu erwähnen, dass auch dieses Werk,
in wirtschaftlicher Hinsicht, ein Ladenhüter blieb. Bei
Süskind wird das Muster erfolgreicher. Im »Parfum«
steht nicht nur das Sammeln und Mischen von Düften
als kompositorische und damit künstlerische Tätigkeit
im Mittelpunkt, sondern schließlich wird ein völlig
neues, über alle Maßen erfolgreiches Parfum kreiert.
Würde dieses Parfum in Serie gehen und weltweit hergestellt und vertrieben werden, so wäre die Erde – dann
und wann und ein kleines bisschen – paradiesisch.

Dieser Lesart steht die Figur des Prometheus Pate. Er
ist die Ursprungsfigur des Genies, denn er hat nichts
Geringeres als den Menschen aus Ton erschaffen – zumindest im griechischen Mythos. Grenouille, von Geburt an ohne wirkliche Identität, weil geruchlos, schafft
das Unvorstellbare; er erschafft sich selbst – für einen
einzigen Augenblick – nicht nur zum Menschen, sondern zum Gott. Seine Mitmenschen lässt er teil daran
haben: »Er war in der Tat sein eigener Gott, und ein
herrlicherer Gott als jener weihrauchstinkende Gott,
der in den Kirchen hauste... Ein Wink von ihm, und
alle würden ihrem Gott abschwören und ihn, den Großen Grenouille, anbeten.«

Nun ist »Das Parfum« aber auch und gerade ein historischer Roman, denn Süskind erzählt eine Geschichte
aus dem 18. Jahrhundert. Erwähnt werden große histo-
rische Ereignisse wie etwa der Siebenjährige Krieg, die
Französische Revolution, viele Ideen der Aufklärer und
nicht zuletzt der Zerfall des französischen Kolonialrei-
ches. Diese Referenzen zeichnen ein eindrückliches Bild

der Epoche. Wir sind tatsächlich mitten im 18. Jahrhundert. Die Fischfrau und der Handwerker Grimal werden in diesem historischen Rahmen ebenso deutlich verortet wie der kleinbürgerliche Parfümeur Baldini und der adlige Pseudo-Wissenschaftler Marquis de la Taillade-Espinasse und der Industrielle moderner Prägung, Arnulfi – der aber, wie fast alles andere auch, durch verschiedene Techniken des Erzählens immer wieder ironisch relativiert wird.

Schließlich designt »Das Parfum« auch den Kriminalroman, ist hierin Umberto Ecos Roman sehr ähnlich. Die Mordserie, die Grenouille zum Serienkiller werden lässt, den aber keiner wirklich fürchten kann, da er ja stets verdeckt bleibt beziehungsweise durch seine unwiderstehliche Aura trotz der Morde geliebt wird, endet bei dem schönsten aller Mädchen, bei Laure. Der hilflose Versuch von Laures Vater, dem Mörder auf die Spur zu kommen und den Mord an der Tochter zu vereiteln, tragen zum Lesevergnügen bei, aber eben nicht zur Verhinderung des Mordes. Er, Jean-Baptiste Grenouille, bleibt stets der Mittelpunkt, nicht der Detektiv, den es ja ohnehin nicht wirklich gibt; ebenso steht nicht die Aufklärung der Morde im Zentrum, sondern vielmehr die Bedingung ihrer Entstehung. Nicht der Detektiv ist der Held, wie wir es gewohnt sind, sondern der Mörder.

Ebenfalls unterlaufen wird das Muster vom Ende her: Welcher klassische Kriminalroman endet statt in der wohlverdienten Vollstreckung der Strafe in einer Vergötterung des Mörders, in einer orgiastischen Ekstase aller Zuschauer, die eigentlich nur gekommen waren, um eben seine Hinrichtung zu erleben? Wo erfährt der Mörder einen kannibalistischen Liebesakt? Der

Schluss des Romans lässt sich aber auch mit der Entäußerung Jesu Christi in Verbindung bringen. Der Kanni-
balismus der Kretins auf dem Friedhof erinnert an ein
atavistisches Kultmahl, an eine Kontrafaktur des letzten Abendmahls. Der Opfertod Grenouilles kann als
Gegenentwurf zum Opfertod Christi gelesen werden,
nur fehlt hier völlig die Transzendenz.

Eine allerletzte Gattung wollen wir noch nennen –
neben Elementen des Reise-, des erotischen und des
Fantasy-Romans: den Horrorroman. Die Faszination,
die vom Bösen und vom Grausamen ausgeht, macht
sich Süskind immer wieder zunutze. Denken wir nur
an die bestens ins Bild gesetzte Szene, in der Grenouille buchstäblich zerfleischt wird. Aber auch die Geburt,
die vielfältigen Drangsalierungen, denen er etwa bei
Grimal ausgesetzt ist, seine furchterregenden Krank-
heiten und seine ekelhaften Essgewohnheiten lassen
ein schauerliches Lesevergnügen aufkommen. Sein
eigenes Agieren, die Tötung von Laure und die grausame Hinrichtung des Mörders durch Schläge und
Traktierungen passen ins Horrorgenre.

Ganz zentral für die Mischung der unterschiedlichen Romangattungen, oder, wie wir gesagt haben, der
unterschiedlichen Designs, ist der ironische Blick. Warum? Die Verwendung beziehungsweise das Zitieren
von Romangattungen markiert einen Übergang, den
Übergang vom eher naiven zum deutlich reflektierten
Erzählen. Nicht das Verstummen ist die Konsequenz
aus der Erkenntnis, dass die Mittel der traditionellen
Literatur erschöpft sind, sondern der Versuch, sich der
traditionellen Mittel auf neue, eben auf eine reflektierte
und damit zugleich ironische Weise zu bedienen.

Das Spiel mit der Ironie eröffnet dem postmodernen Roman generell, aber auch dem »Parfum« Kontraste und leuchtende Designs. Es hat einen weiteren, zentralen Effekt, nämlich die Relativierung dessen, was man kennt und was in seiner ursprünglichen Bedeutung unglaubwürdig geworden ist. Darauf macht bei Süskind schon der Titel aufmerksam. Zum einen könnte man hinter dem »Parfum« eine Kulturgeschichte des Duftes vermuten, an der Grenouille ja exemplarisch Anteil hat; zugleich ist es aber auch die Geschichte eines Mörders. Dass man zur Duftgewinnung das Odeur gewisser liebesfähiger Jungfrauen braucht, die man vorher umbringen muss, vermutet man zunächst nicht.

Die »Ironie, metasprachliches Spiel, Maskerade hoch zwei. Weshalb es dann – wenn beim Modernen, wer das Spiel nicht verstand, es nur ablehnen konnte – beim Postmodernen auch möglich ist, das Spiel nicht zu verstehen und die Sache ernst zu nehmen. Das ist ja das Schöne (und die Gefahr) an der Ironie: Immer gibt es jemanden, der das ironisch Gesagte ernst nimmt.« Sagt Umberto Eco, der es wissen muss. Die Auflösung der Grenze zwischen E- und U-Literatur hat viele Vorteile und einen einzigen Nachteil: dass nämlich das Verständnis der Anspielungen, die Enträtselung des Textwerks vom kulturellen Wissen des Lesers abhängig ist. Je höher dieses Wissen ist, desto größer auch die Chance, die Handlungsebene zu verlassen und lustvoll in das Labyrinth der Verknüpfungen einzutauchen. Der Leser wird zum Detektiv: Er folgt der Handlung und kann dabei zugleich den Sprachspielen und Verweisungszusammenhängen des Textes nachspüren. So wird das »gute Buch für Jedermann«, wie Süskinds Roman gerne genannt wird, keineswegs ein Ladenhüter, sondern eine Einladung für Jedermann und Jedefrau, eine Verführung zum Lesen, zum Genuss einer spannenden Handlung und zum Spiel mit Traditionen.

Es ist schon erstaunlich: So wie der kleine Jean-Baptiste Grenouille seine Düfte mischt, aus den unterschiedlichsten Essenzen und Stoffen die verführerischsten Gemische fabriziert, so arbeitet auch Süskind selbst in der Zusammensetzung seines Romans durch zitierte Weltliteratur und deren Motive.

Er wie auch viele von uns werden gewiss schon einmal in Weimar gewesen sein. Dort ist eine der schönsten Bibliotheken der Welt zu Hause. Kein Geringerer als Johann Wolfgang Goethe führte in den Jahren 1797 bis 1832 dort Regie, und sie heißt damals wie heute Anna-Amalia-Bibliothek, ist im schönsten Rokokostil eingerichtet und immer eine Reise wert. Sie steht für den Inbegriff der Weimarer Klassik und der klassischen Bildung, sie beherbergt etwa eine Million Bücher und wäre im September 2004 aufgrund menschlicher Nachlässigkeiten beinahe bis auf die Grundmauern abgebrannt.

In Patrick Süskinds »Parfum« steckt eine ganze Bibliothek. Sie ist von anderer Gestalt als diejenige in Weimar, allerdings nicht minder schön. Sie gleicht eher der »Bibliothek von Babel« in der gleichnamigen Geschichte des argentinischen Schriftstellers Jorge Luis Borges, der neben Eco ein weiterer Ahnherr des postmodernen Schreibens ist. Seine babylonische Bibliothek steht sinnbildlich für das Konzept des labyrinthischen, tief in der Literaturgeschichte verwurzelten Schreibens, wie es Patrick Süskind praktiziert. Borges' Geschichte erzählt vom Universum einer imaginären, einer frei erfundenen Bibliothek, die aus einer unbegrenzten Zahl von sechseckigen Galerien besteht:

»Von jedem Sechseck aus kann man die unteren und oberen Stockwerke sehen: ohne ein Ende. Die Anordnung der Galerien ist unwandelbar dieselbe. Zwanzig Bücherregale, fünf breite Regale auf jeder Seite, verdecken alle Seiten außer zweien. Ihre Höhe, die sich mit der Höhe des Stockwerks deckt, übertrifft nur wenig die Größe eines normalen Bibliothekars. Eine der freien Wände öffnet sich auf einem schmalen Gang, der in eine andere Galerie, genau wie die erste, genau wie alle, einmündet.«

Süskind selbst ist ein solcher Meister-Bibliothekar im eigenen Reich. Ähnlich seinem Helden Grenouille, der alle Düfte kennt und neu zusammenstellt, kennt Süskind die Bibliothek von Babylon und die von ihm verwendeten Bücher sehr genau. Er ist nicht auf der Suche nach dem Buch der Bücher, sondern, als ein Meister der szenischen Komposition, allenfalls daran interessiert, so viel wie möglich nutzbar zu machen für die eigene Gestaltung. Er führt gewissermaßen einen Dialog mit der Weltliteratur. Mit den Novellen von E. T. A. Hoffmann wählt er ein wichtiges Orientierungsmuster. Sie sind als populäre Schauermärchen wie geschaffen für den Rahmen der ebenfalls schaurigen Geschichte seines Mörders. Und in Joris-Karl Huysmans »À Rebours«, »Gegen den Strich« (1884), findet er den idealen Rahmen für seine Künstlergeschichte. Der Künstler als absoluter Ästhet, der für die Kunst buchstäblich über Leichen geht, findet seinen Bezug im Geniegedanken des »Sturm und Drang«, einer Epoche, die Johann

Wolfgang Goethe maßgeblich durch seinen Sensations-roman aus dem Jahre 1774 mit dem Titel »Die Leiden des jungen Werthers« beeinflusst und bestimmt hat.

Süskind gelingt eine Synchronisierung von kulturellen Traditionen, die ihresgleichen sucht: Machen Sie sich auf die Suche, und Sie werden viele literarische Gewichte finden, deren Spuren in »Das Parfum« hinein und aus diesem wieder heraus führen: Günter Grass' »Blechtrommel«, Adelbert von Chamissos »Peter Schlemihls wundersame Geschichte«, E. T. A. Hoffmanns »Das Fräulein von Scuderi«, Heinrich von Kleists »Michael Kohlhaas«, Goethes »Faust« und Thomas Manns »Dr. Faustus«. Als Vorbild für die Hauptfigur lassen sich, wie erwähnt, die Künstler-Genies ausmachen, Goethe, Schiller und der Prometheus-Mythos. Nietzsche findet sich ebenfalls und Alain Corbins »Pesthauch und Blütenduft«. Victor Hugos »Der Glöckner von Notre Dame« und Eugene Sues »Die Geheimnisse von Paris« sind ebenso zu entdecken wie der Anklang von Trivialerzählungen, Roald Dahls »Bitch«, Ira Levins Roman »Rosemaries Baby« und Mary Shelleys »Frankenstein«. Nicht zuletzt – und der Reigen ist noch längst nicht vollständig – müssen Jorge Luis Borges, Gabriel Garcia Márquez, Isabel Allende, Umberto Eco und Italo Calvino genannt werden. Sie werden sich fragen, wie und vor allem wo das alles untergebracht ist? Dies zu beantworten würde eine eigene Studie beanspruchen. Hier aber ein Beispiel:

»An den Ufern der Havel lebte, um die Mitte des sechzehnten Jahrhunderts, ein Rosshändler, namens *Michael Kohlhaas*, Sohn eines Schulmeisters, einer der rechtschaffensten zugleich und entsetzlichsten Menschen seiner Zeit. – Dieser außerordentliche Mann würde bis in sein dreißigstes Jahr für das Muster eines guten Staatsbürgers habe gelten können. Er besaß in einem Dorfe, das noch von ihm den Namen führt, einen Meierhof, auf welchem er sich durch sein Gewerbe ruhig ernährte; die Kinder, die ihm sein Weib schenkte, erzog er, in der Furcht Gottes, zur Arbeitsamkeit und Treue; nicht einer war unter seinen Nachbarn, der sich nicht seiner Wohltätigkeit oder seiner Gerechtigkeit erfreut hätte; kurz, die Welt würde sein Andenken haben segnen müssen, wenn er in einer Tugend nicht ausgeschweift hätte. Das Rechtsgefühl aber machte ihn zum Räuber und Mörder.« Dies ist Heinrich von Kleists Erzählstimme und der Anfang einer bedeutenden Geschichte, jener von »Michael Kohlhaas«. Und nun lesen Sie zum Vergleich den Anfang des »Parfums«, und Sie erkennen die Ähnlichkeit der beiden Texte in Form, Aufbau und Sujet: »Im achtzehnten Jahrhundert lebte in Frankreich ein Mann, der zu den genialsten und abscheulichsten Gestalten dieser an genialen und abscheulichen Gestalten nicht armen Epoche gehörte. Seine Geschichte soll hier erzählt werden.«

Ein anderes Beispiel: »René Cardillac war damals der geschickteste Goldarbeiter in Paris, einer der kunstreichsten und zugleich sonderbarsten Menschen seiner Zeit.« So steht es in E. T. A. Hoffmanns »Fräulein von Scuderi«. Und noch einen Anfang eines großen Werkes: »An einem kalten, regnerischen Dezembernachmittag des Jahres 1838 schritt ein Mann von riesenhaftem Wuchs über den Pont-au-Change, um sich in das Gewirr von finsteren und engen Gässchen zu begeben, das sich vom Justizpalast bis zur Notre-Dame erstreckte. (…) In

204

den schmutzigen Häusern führten dunkle, übelriechende Gänge zu finsteren Treppen.« Dies ist Eugene Sues »Die Geheimnisse von Paris« aus dem Jahre 1843.

Der Schluss des »Parfums« weist neben anderen Bezügen auf Euripides' »Die Bakchen« (Die Bacchantinnen) hin. Hier zeigt sich das Einswerden von Mensch und Natur in der Ekstase des Rausches. Pentheus muss Dionysos anerkennen und die Orgie auf dem Kithairon mit ansehen: »Dem Wahn verfallen, soll er einer jener werden, deren Tun und Lassen er verabscheute. Pentheus wird oben auf dem Berg von ekstatisch rasenden Weibern überfallen und zerrissen«, so wird uns erzählt. Hier noch einmal »Das Parfum« im Vergleich: »Der kleine Mann in seinem blauen Rock aber sei plötzlich einfach dagewesen, wie aus dem Boden herausgewachsen, mit einem kleinen Fläschchen in der Hand, was er entstöpselte. Dies war das erste, woran sich alle erinnern konnten: dass da einer stand und ein Fläschchen entstöpselte. (…) Und dann brach mit einem Schlag die letzte Hemmung in ihnen, der Kreis in sich zusammen. Sie stürzten sich auf den Engel, fielen über ihn her, rissen ihn zu Boden. Jeder wollte ihn berühren, jeder wollte einen Teil von ihm haben, ein Federchen, ein Flügelchen, einen Funken seines wunderbaren Feuers. Sie rissen ihm die Kleider, die Haare, die Haut vom Leibe, sie zerrupften ihn, sie schlugen ihre Krallen und Zähne in sein Fleisch, wie die Hyänen fielen sie über ihn her.«

Die postmodernen Autoren und Patrick Süskind insbesondere greifen auf bestehende Formen- und Stofftraditionen zurück, verwenden diese spielerisch, verfremden sie und betonen immer wieder die Selbstbezüglichkeit von Literatur. Der Effekt, der erzielt werden soll, steht im Mittelpunkt des erzählerischen Interesses. Literatur wird zur großen Geste. Dabei ist der Umgang mit Geschichte und Tradition oft ironisch gebrochen, Stilmittel wie die Groteske, die Parodie oder die Satire drücken dies aus. Und viele postmoderne Texte verwischen Grenzen: einerseits zwischen Fiktionalem und Realem, andererseits zwischen der sogenannten guten Literatur und der Massenware. Damit wird ein weiterer Faktor wichtig, eine Lese- und Lektürehaltung gegenüber der fiktiven Bibliothek von Babylon, wie sie Uwe Wittstock beschreibt: Es »erlosch jeder Glaube an irgendeine Pflicht zur Lektüre. Das geschah, nebenbei bemerkt, unter dem nahezu einhelligen Beifall der Schriftsteller. Seither gilt auf kulturellem Gebiet strikte Freiwilligkeit – von extremen Formen wie Schule und Studium einmal abgesehen. Gelesen wird, was gefällt, und nicht, was Lehrer, Germanisten oder Rezensenten dekretieren.« Eine weitere Einsicht Wittstocks besagt: »Niemand kann heute zur Lektüre verpflichtet werden, aber jeder darf zu ihr verführt werden.«

Kommen wir zum Ende, und zwar zu einem guten. Seien wir nicht traurig, wenn wir die Anspielungen nicht alle erkannt haben, denn dies ist auch eine Begleiterscheinung der Auflösung starrer Ordnungen: Die Melodie nicht erkannt – macht nichts! Aber wir haben trotzdem Freude daran, eine triviale und große Freude. Dann sind wir nämlich zumindest Teilnehmer gewesen einer atemberaubenden Handlung, und einzig der ästhetische Genuss am Entschlüsseln des Hintergrunds ist uns entgangen. Aber dieses Risiko kann man wagen: Wer etwa keine Horrorfilme rezipiert, wird auch den Anspielungsreichtum von Wes Cravens Gruselkomödie »Scream« nicht ganz durchdringen. Allerdings schützt die Fähigkeit, Zitate aus antiken Tragödien zu erkennen, eben auch nicht davor, Anspielungen aus anderen Subsystemen zu übersehen.

Bei der postmodernen Literatur, und das ist eine kardinale Errungenschaft im Odeur der Freiheit, zählt einzig die Lust am Stilistischen, und man kann sich aus einer Vielzahl von Bezugstexten etwas aussuchen. Denn, und hier noch ein letztes Mal Wittstock, das »Interesse für die Literatur ist keine Bringschuld der Leser – mit diesem Faktum muss rechnen, wer Bücher schreibt«. Die imaginäre Bibliothek von Babylon steht jedem offen. Das Ausleihen der Bücher kostet nichts, und wenn man bei der Lektüre auch noch Leidenschaft entwickelt, ist der Zweck schon fast erfüllt.

4 Das Ende der Großen Erzählungen

In der Nacht vom 28. auf den 29. Juni 1767 geht für einen wortkargen Menschen, dessen größter Wunsch es war, sich selbst zu erschaffen, sein einziger Traum zu Ende. Die Stunde seines größten Erfolges wird die Stunde seiner größten Enttäuschung. Sein Leben, das er sich selbst widmen wollte und das er dann doch an die schönen Düfte verliert, wird von der einen zur anderen Minute entzaubert. Wir wohnen diesem denkwürdigen Augenblick bei und begleiten Jean-Baptiste Grenouille in seiner schrecklichsten Lebensminute:

»Ja, er *war* der Große Grenouille! Jetzt trat's zutage. Er war's, wie einst in seinen selbstverliebten Phantasien, so jetzt in Wirklichkeit. Er erlebte in diesem Augenblick den größten Triumph seines Lebens. Und es wurde ihm fürchterlich. Es wurde ihm fürchterlich, denn er konnte keine Sekunde davon genießen. (...) Er wollte sich *ein* Mal im Leben entäußern. Er wollte ein Mal im Leben sein wie andre Menschen auch und sich seines Innern entäußern: wie sie ihrer Liebe und ihrer dummen Verehrung, so er (...) nur ein einziges Mal (...) seiner wahren Existenz. (...) Aber daraus wurde nichts. (...) Denn er war ja maskiert mit dem besten Parfum der Welt, und er trug unter dieser Maske kein Gesicht, sondern nichts als seine totale Geruchlosigkeit.«

Jean-Baptiste Grenouille, das Monster, das »unter einem Schwarm von Fliegen und zwischen Gekröse und abgeschlagenen Fischköpfen« das Licht der Welt erblickte, das »die Masern, die Ruhr, die Windpocken, die Cholera, einen Sechsmetersturz in einen Brunnen und die Verbrühung der Brust mit kochendem Wasser« widerstand, das so viele Entbehrungen auf sich nahm und statt in der Sonne doch nur hinter schattigen und stinkenden Gemäuern aufwuchs, schafft das Unmögliche: das beste Parfum aller Zeiten. Dennoch muss er scheitern. Er kann sich selbst nicht schenken, was er den anderen schafft, einen Duft, dessen Bouquet die Menschen lieben lässt.

Mit aller Kraft, verbissen, entschlossen und bis zur Erschöpfung, will er sich selbst endlich riechen und sich selbst endlich annehmen können – will von den Menschen, und vielleicht auch von den Mädchen, geliebt werden. Aber nicht aus Maskerade, nicht aus Tarnung, und schon gar nicht aus Täuschung – sondern vielmehr aus Sympathie, aus Leidenschaft, aus Liebe will er akzeptiert werden. Allein, es gelingt ihm nicht, und einzig aus diesem Grunde haben wir Mitleid mit ihm und verzeihen ihm für einen Augenblick sogar seine Untaten. Wir folgen ihm auf seinem Schöpfungsweg, der immer auch Leidensweg bleibt, und würden ihm das Gefühl gönnen, gemocht und geliebt zu werden. Aber wir sind machtlos. Eine Erzählung läuft da traurig zu Ende.

Spätestens am 6. Februar 1984 endet ein anderer Traum, der Traum einer großen Epoche, weil dessen Gegenteil schon lange Wirklichkeit geworden ist. Spätestens der Zeitdiagnostiker und Philosoph Jean-François Lyotard mahnt in einem Brief mit eben jenem Datum unter der Überschrift »Randbemerkungen zu den Erzählungen«, dass wir aufwachen müssen, wenn wir uns selbst nicht aufgeben wollen. Der Traum der Moderne, der im 18. Jahrhundert beginnt, will die Menschen von den Kräften und Abhängigkeiten der Natur und ihrer Schicksalhaftigkeit ganz und gar unabhängig machen, will sie emanzipieren. Doch es bleibt ein Traum. Sehen wir von den vielen kleinen Katastrophen des Alltages ab, so ist es uns im globalen, weltumspannenden Zusammenhang deutlich geworden: Die Atomreaktor-Katastrophe in Tschernobyl steht als Symbol für grenzüberschreitende Zerstörung und zugleich für die Grenzen menschlicher Technikbeherrschung.

Der Traum, den Sinn unseres Daseins bis aufs Letzte zu entschlüsseln, seine Geheimnisse zu verwissenschaftlichen und das Leben am Reißbrett oder im Labor neu zusammensetzen zu können, bleibt ebenso unverwirklicht. Und schließlich ist auch der Traum, wir könnten den technischen und kapitalistischen Fortschritt ins Unermessliche steigern, ausgeträumt. Das zeigen die Folgen der Globalisierung jeden Tag, und das zeigt auch schon die Vergangenheit: Menschen gingen durch die Hölle, Menschen gingen ins Gas, und zu viele Menschen gingen in den Tod. Die Große Erzählung namens Moderne konnte ihre Heilsversprechungen nicht einlösen und wurde unglaubwürdig.

Viele haben immer schon geahnt, dass diese Träume in ihrem globalen Anspruch Träume bleiben würden. Jean-François Lyotard, Zeitgenosse Süskinds, nimmt die Moderne ins Visier, »vor allem aber ihre Anmaßung, ihre Legitimation auf das Projekt zu gründen, die ganze Menschheit durch die Wissenschaft und die Technik zu emanzipieren«. In seinen »Randbemerkungen zu den Erzählungen« macht er zugleich klar: »Das soll nicht heißen, dass keine Erzählung mehr glaubwürdig wäre. Unter Metaerzählung oder Großer Erzählung verstehe ich gerade die Erzählungen mit legitimierender Funktion. Ihr Niedergang hindert Milliarden von kleinen und weniger kleinen Geschichten nicht daran, weiterhin den Stoff des täglichen Lebens zu weben.«

Als hätte Patrick Süskind es geahnt, hat er in seiner Hauptfigur vorweggenommen, was der Philosoph und Zeitdiagnostiker Lyotard allgemeiner und weniger eindringlich uns ins Stammbuch geschrieben hat. Die Großen Erzählungen lassen sich nicht mehr glaubwürdig darstellen. Grenouille zeigt, dass eine totalisierte und alle Lebenswirklichkeit vereinnahmende Anstrengung, die einzig auf sich gerichtet ist, scheitert. Diese Anstrengung ist gewissermaßen eine Große Erzählung in Miniaturform. Die Gegenwart erzählt uns davon, dass Geschichten mit Leitideen, die alle Wissensanstrengungen, aber vor allem die Lebenspraktiken einer Zeit bündeln und auf ein einziges, verbindliches Ziel hin konzentrieren wollen, keine legitimierende Kraft mehr haben. Sie haben ausgedient mit ihren Illusionen, mit falschem Glauben und echten Täuschungen – sie verschwinden allenfalls in unserer Erinnerung gleich den schönen Düften oder aber als übler Gestank. Und lassen uns bestenfalls noch einmal träumen vom weltumfänglichen Gelingen.

Doch wie reagieren die Schriftsteller, und was macht Patrick Süskind? Um es gleich vorwegzusagen: Patrick Süskind, Sohn des berühmten Wilhelm E. Süskind, feiert das Ende der Großen Erzählungen in der Inszenierung seines Romans. Er markiert damit nicht nur eine Wende in der schönen Erzählkunst in Deutschland, sondern zugleich auch einen Neuanfang. Erinnern wir uns: Wilhelm E. Süskind, Autor der lange gefeierten Stilfibel »Vom ABC zum Sprachkunstwerk« und wirkgewaltiger Sprachwächter, geht im Hause Thomas Manns ein und aus, ist eng mit Klaus Mann befreundet. Thomas Mann ist bereits zu Lebzeiten ein Denkmal geworden und befindet sich mit seinen Romanen (»Buddenbrooks«, »Der Zauberberg«, »Doktor Faustus«) auf dem Gipfel der klassischen Höhenkamm-Literatur.

Zusammen etwa mit den Autoren Marcel Proust (»Auf der Suche nach der verlorenen Zeit«) und James Joyce (»Ulysses«) ist er der Höhepunkt der literarischen Moderne. Ihre Romane sind unbestritten Sprachkunstwerke und haben ihren Platz im Pantheon der Weltliteratur sicher. Doch ebenso unbestritten ist auch, was ein prominenter Literaturkritiker bezeichnenderweise im Hochglanz-Magazin »Playboy« schon Ende der sechziger Jahre erkannte. Unter dem Titel »Überquert die Grenze, schließt den Graben!« stellt Leslie Fiedler fest, dass die Moderne mit ihren Kunstromanen und Gedichten Werke hervorgebracht habe, die zwar ideal für Schule und Universität, ideal für subtile und ausgeklügelte Interpretationen, ideal für ein kunstbeflissenes Lese-Publikum seien – aber ebenso steril wie ideal sich zeigten. Sie hätten ihre innovatorische Kraft verloren und seien damit klassisch geworden.

Etwa zur gleichen Zeit, Ende der sechziger Jahre, diagnostiziert ein anderer Kritiker, John Barth, die »Erschöpfung« der modernen Literatur: »In unserer Zeit sind alle literarischen Formen verbraucht, und Literatur ist nur noch als imitatorisches Spiel mit den überlieferten Formen möglich.« Barth bekommt prominente Schützenhilfe durch einen Literatur-Star, den uns schon wohlbekannten Autor Umberto Eco: »Die postmoderne Antwort auf die Moderne besteht in der Einsicht und Anerkennung, dass die Vergangenheit, nachdem sie nun einmal nicht zerstört werden kann, da ihre Zerstörung zum Schweigen führt, auf neue Weise ins Auge gefasst werden muss: mit Ironie, ohne Unschuld.«

Allesamt unterstreichen sie die Herausforderung, dass auch und gerade die Literatur sich den kulturellen Massenerfahrungen zu stellen habe: »Aus der Welt des Jazz und der Rockmusik, aus Zeitungsschlagzeilen und politischen Karikaturen, aus alten Filmen, die durch ihr Wiedererscheinen im Fernsehen Unsterblichkeit erhalten, aus dem idiotischen Geschwätz, das aus den Autoradios dringt, erwachsen neue Antigötter und Antiheroen. In den Köpfen unserer neuen Schriftsteller leben sie ein zweites Leben, verwirklichen sie ihre Unsterblichkeit«, bringt es Fiedler auf den Punkt. In Deutschland lösen derartige provokante Wogen ein Meer der Entrüstung aus. Hatte man doch hier gerade begonnen, die eigene Geschichte in Gesellschaftsromanen aufzuarbeiten und Vergangenheitsbewältigung zu betreiben, um dann sogleich, in den Worten Marcel Reich-Ranickis, die »eigene Nabelschau« zu proben. In den siebziger Jahren formiert sich der Begriff der »Neuen Subjektivität«. Mit ihr geht eine Reduktion und Minimalisierung der Form- und Stilmittel einher, die zu einer Verdichtung der Texte bis an die Grenzen der Verständlichkeit und schließlich zum Programmschlager vom gänzlichen »Ende des Erzählens« führt. Einer der prominenten Wortführer dieses Schlagers ist Peter Handke, der in seiner Aufsatzsammlung mit dem vielsagenden Titel »Ich bin ein Bewohner des Elfenbeinturms« wortreich erklärt: »Zuallererst geht es mir um die Methode. Ich habe keine Themen, über die ich schreiben möchte, ich habe nur ein Thema: Über mich selbst klar, klarer zu werden (…) Ein engagierter Autor kann ich nicht sein, weil ich keine politische Alternative weiß zu dem, was ist, hier und woanders, (höchstens eine anarchistische).«

Etwas später, nämlich genau in der Mitte der achtziger Jahre, bringt Patrick Süskind als unumstrittener Frontmann einer Gruppe von neuen Erzählkünstlern die ersehnte Wende. Die Generationen der nach 1945 Schreibenden, die durch übermäßige Schuldgefühle immer wieder daran gehindert wurden, »literarisch zu handeln, mit Worten vital nach der Welt zu greifen und so einen neuen Blick auf die Dinge zu eröffnen«, entdecken alte Formen, neue Themen und ein spektakuläres Schreiben. Die Feststellung, dass »ein zuweilen reizvoll rätselhaftes, meist aber bloß anstrengend in sich gekehrtes Schreiben« die deutsche Regel war, wie Volker Hage, Literaturkritiker des »Spiegel«, einmal kommentierte, hatte ausgedient.

Patrick Süskind brach nicht nur mit den Vorstellungen seines Vaters, ein guter Kaufmann im bürgerlichen Sinne zu werden; er hat sich nicht nur dazu entschlossen, eine zunächst völlig ungesicherte und gesellschaftsferne Schriftsteller-Existenz zu führen, sondern er hat zugleich einer neuen Erzählhaltung zum Durchbruch verholfen und überdies noch eine Reihe literarischer Enkel produziert. Ob man diese nun, frech und kampfeslustig wie Volker Hage, die jungen Wilden der Erzählkunst nennt, bleibt fraglich, doch eines ist jedenfalls sicher, und daran hat der »Petzi«, ob gewollt oder nicht, einen maßgeblichen Anteil: »Tatsächlich wirken gerade die jungen Wilden der Erzählkunst wie von jeglichem Ballast befreit. Die Mehrzahl von ihnen schert sich nicht um Erzähl-Traditionen, scheint kaum noch etwas von den Skrupeln zu ahnen, die die deutsche Literatur ein halbes Jahrhundert lang begleitet haben.« Diese Haltung kultiviert Patrick Süskind: Er tanzt mit den Erzähl-Formen, komponiert ein Potpourri der Stile und schafft schließlich eine Symphonie der Sinne. Er ist sich im Klaren darüber, dass man nicht mehr so schreiben kann wie einst Goethe, der mit seinem »Wilhelm Meister« eine echte Bildungsromangeschichte schreibt, in der eben der Titelheld sich gegen und schließlich mit der Gesellschaft heranbildet und so einen anerkannten und allseits akzeptierten Platz darin findet.

Nach »Nabelschau« und »Selbstbespiegelung«, nach »Vergangenheitsbewältigung« und dem Requiem vom vermeintlichen Ende des Erzählens beginnt Süskind sogleich mit einer fulminanten Erzählstimme und man glaubt zunächst, dass er mit dieser Erzählstimme hinter jegliche Entwicklung der Erzählkunst zurückfällt: »Im achtzehnten Jahrhundert lebte in Frankreich ein Mann, der zu den genialsten und abscheulichsten Gestalten dieser an genialen und abscheulichsten Gestalten nicht armen Epoche gehörte.« Doch der Tanz gewinnt sogleich an Schwung. Süskind tanzt mit den Traditionen, indem er, wie wir bereits gesehen haben, E. T. A. Hoffmann, Heinrich von Kleist und einen ganzen Reigen anderer Autoren zitiert. Und er beginnt dadurch sogleich, uns, den geneigten Leser, zum Mitmachen aufzufordern, indem er mit uns zu kokettieren anfängt. Er spricht durch eine Maske, er rekonstruiert erzählte Welten.

Süskind übernimmt durch die Erzählerstimme eine souveräne Führung, damit ihm der Tanz nicht aus den Händen gleitet. Er führt uns in der Kunst des handlungsorientierten Erzählens, leitet spannungsreich durch eine unerhörte Begebenheit in das Geschehen ein, die sich mit dem Helden und dessen Entwicklung folgenreich verbindet: Grenouilles Geburt im Unrat. Er wählt nach alter Väter Sitte einen olympischen Blick, und er zeigt uns ebenso, dass dieser gemeinsame Tanz von Erzähler und Leser, von Tradition und Gegenwart ganz leicht und ganz spielerisch bleibt. Durch das Strukturmuster des Bildungs- und des Schauer- respektive Kriminalromans sind die gesamten Möglichkeiten erzählerischer Techniken und Formen aufgeboten, die vom 18. Jahrhundert an zur Verfügung stehen. Zwei Literaturwissenschaftler, Werner Frizen und Marilies Spancken, kommentieren das Repertoire des Tanzes, aus dem geschöpft wird: »Der Bogen einer Entwicklung (wenn auch in Form der Parodie der Entwicklung), der Leitfaden, der die Epochen als ›bedeutende‹ miteinander verknüpft, aufeinander verweisen und sich ineinander spiegeln lässt, das System der Vorausdeutungen und Rückverweise wie die motivischen Verklammerungen (…), der sprachliche Gestus des epischen Vermittelns und der epischen Verknüpfungen«: All das wird vorgeführt auf der Bühne des neuen Erzählens.

Patrick Süskind, der Sprachartist und Wortmusikant, hat durch seine vorherigen Texte zu tanzen gelernt. Jetzt ist seine Stunde gekommen, und er führt sein Meisterstück auf. Süskind hat dabei von den ganz Großen seiner Zunft gelernt. Wie Honoré de Balzac es in seinen besten Zeiten getan hat, so macht es auch Süskind. Er packt seine Figuren hart an, exponiert durch die sofortige Beantwortung der Fragen nach dem »Wo« und »Wann« klar und deutlich deren Lebenswelten, die sich sogar noch in den Seelenzuständen der Figuren spiegeln. Dies führen Frizen und Spancken anno 1998 sehr anschaulich aus, und wir wollen noch eine ihrer treffenden Beschreibungen zitieren: »Er lässt sich Zeit, der Geburt seines Helden noch eine Ouvertüre voranzustellen, die die Grundmelodie des Ganzen exponiert, eine Ouvertüre mit Variationen auf das Thema Gestank, die motivisch die Lebensgeschichte des Duftschöpfers vorbereitet und mit Grenouilles Geburt einen Gegenentwurf dazu ankündigt«.

Patrick Süskind bleibt jedoch bei allem sprachtänzerischen Talent zuallererst Autor, und er weiß zudem, wie man Drehbücher schreibt. Er kennt die klassischen Mittel des Films. Das »Zooming-in« lernen wir gleich

zu Beginn kennen, wenn er langsam aus der Vogel-
perspektive des allwissenden Betrachters hinunter-
schwenkt und seine Figur bildlich in den Mittelpunkt
rückt. Die »Schnitttechnik« wird auch deutlich: Es finden keine langatmigen Erzählschwenks statt, vielmehr
wird jede neue Szene knapp formiert. Die »Szenarien-
bildung« ist eng mit dem Mittel der »Schnitttechnik«
verbunden – auch sie trägt zur klaren Präsentation
der Schauplätze und Figuren bei. Obwohl Süskind, anders als etwa Robert Schneider, der Musik und Komposition in Wien studierte und damit den Grundstein
legte für seinen in den neunziger Jahren vorgelegten
Bestseller »Schlafes Bruder«, weder Kompositionsleh-
re noch andere Disziplinen der Musikwissenschaften
studiert hat, verfügt er über einen ausgeprägten Sinn
für Rhythmus: »Es stanken die Straßen nach Mist, es
stanken die Hinterhöfe nach Urin, es stanken die Trep-
penhäuser nach fauligem Holz und nach Rattendreck,
die Küchen nach verdorbenem Kohl und Hammelfett;
die ungelüfteten Stuben stanken nach muffigem Staub,
die Schlafzimmer nach fettigen Laken, nach feuchten
Federbetten und nach dem stechend süßen Duft der
Nachttöpfe. Aus den Kaminen stank der Schwefel, aus
den Gerbereien stanken die ätzenden Laugen, aus den
Schlachthöfen stank das gcronnene Blut.«
    Er behält jederzeit als Erzähler respektive als Tänzer
die Führung, ob er nun Zeitsprünge oder Zeitraffer va-
riiert, ob er die erlebte Rede als prominentes Erzählmittel inszeniert oder gar eine ganze Erzähltradition aus
den Angeln hebt. Denken wir kurz zurück oder vielmehr nach vorn: Mit wem haben wir uns im »Parfum«
am meisten identifiziert, für wen haben wir am meisten

Einfühlungsvermögen entwickelt? Gewiss, Madame Gaillard, deren Vorbild übrigens schon bei besagtem Balzac in seinem Roman »Pere Goriot« auftaucht, hier allerdings unter dem Namen Vauqueur, erleidet ein schlimmes Schicksal. Bereits in Balzacs Roman ist sie Pensionsinhaberin und genauso geldgierig, genauso verkommen wie später Madame Gaillard. Diese stirbt »drei Wochen lang in aller Öffentlichkeit«, in einem Gemeinschaftsbett »mit fünf anderen alten wildfremden Weibern« und wird schließlich »in einem Massengrab zur letzten Ruhe gebettet, unter einer dicken Schicht von ungelöschtem Kalk«.

Madame Gaillard ist in Süskinds Roman jedoch härter konturiert als Madame Vauqueur bei Balzac. Jene ist eine durchweg gefühllose, eine »seelenarme« Frau, die ihren Geruchssinn durch einen Schlag mit einer Eisenstange auf den Hinterkopf verloren hat. Sie behandelt ihre Zöglinge mit äußerster Missachtung und sieht einzig das Geld, das sie mit der Aufzucht der Waisenkinder erzielen kann. Sie hat nur ein einziges Ziel vor Augen, sie will in Würde und keineswegs im Krankenhaus sterben, wo alle anderen ihr Ende finden. Sie will nicht »im Hôtel-Dieu verrecken wie ihr Mann«. Doch ihre Rechnung geht nicht auf. Auf tragische, ja groteske Weise wird sie Opfer nicht abzusehender zeitlicher Veränderungen und stirbt ausgerechnet und gerade an besagtem Ort, den sie immer verwünscht hat, im Hôtel-Dieu. Haben wir Mitleid? Erleben wir den Schmerz mit, den Laures Vater empfunden haben muss, als seine einzige und bildschöne Tochter das letzte Opfer von Grenouille wird? Antoine Richis allerdings reagiert in grotesker Verdrehung der poetischen Realität und will diesen Mörder gar zu seinem Sohn machen. Grenouille trägt schließlich den Duft der Gemordeten als Herznote. Haben wir Mitleid?

Am meisten leiden wir mit Grenouille, dem stets zu kurz gekommenen und gepeinigten Helden. Durch dessen Darstellung wird die realistische Erzähltradition zugespitzt und zugleich entstellt. Gleich am Anfang rückt uns der Erzähler ins Bewusstsein, dass seine Figur hoffnungslos verloren ist, dass es keinerlei Aussichten auf einen Erfolg, sprich: auf eine solide Ausbildung geben wird. »Er lernte ein bisschen buchstabieren und den eigenen Namen schreiben, sonst nichts. Sein Lehrer hielt ihn für schwachsinnig.«

Hier wird nicht, wie der Literaturwissenschaftler Gero von Wilpert Ende der sechziger Jahre den Inhalt des Bildungsromans definiert, »der innere und äußere Werdegang eines Menschen von den Anfängen bis zu einer gewissen Reifung der Persönlichkeit mit psychologischer Folgerichtigkeit verfolgt und die Ausbildung vorhandener Anlagen in der dauernden Auseinandersetzung mit den Umwelteinflüssen« erzählt. Hier werden vielmehr in »monströser Übertreibung Dinge und Menschen aus ihrem ursprünglichen Seinszusammenhang« gerissen, und schon von Geburt an »ist es Grenouille nicht vergönnt, menschlich auszusehen: Dafür stehen die Requisiten seiner Geburt, der Schlachttisch und das Fischmesser, das ihm zum Dasein verhilft, und die tierischen Umstände seiner Abnabelung überhaupt. Dingliches, Animalisches und Menschliches gehen ineinander über wie in den ornamentalen Malereien der Grotte antiker Paläste, nach denen die Groteske benannt ist«, wie noch einmal Frizen und Spancken das Geschehen überzeugend bewerten.

So wie der Roman beginnt, nämlich direkt im Olymp des allwissenden Erzählers, so endet er schließlich auch. Alle Figuren, ob Madame Gaillard oder Monsieur Richis, ob der Parfümeur Baldini oder schließlich das monströse Genie selbst, werden immer wieder ironisch relativiert. Es finden keinerlei Entwicklungen statt, keinerlei Umkehrungen, keinerlei Brüche. Die Figuren enden mit ihrem Anfang. Patrick Süskind und der Erzähler des Romans drehen am Ende eine alles krönende Pirouette, der Leser wird mitgerissen. Liebe und Mord sind schließlich identisch. Die Bettler und Wegelagerer auf dem Friedhof der unschuldigen Kinder werden zu Kannibalen und beginnen beinahe, ebenfalls zu tanzen. »In ihren finsteren Seelen schwankte es mit einem Mal so angenehm heiter. Und auf ihren Gesichtern lag ein mädchenhafter, zarter Glanz von Glück. Daher vielleicht die Scheu, den Blick zu heben und sich gegenseitig in die Augen zu sehen. Als sie es dann wagten, verstohlen erst und dann ganz offen, da mussten sie lächeln. Sie waren außerordentlich stolz. Sie hatten zum ersten Mal etwas aus Liebe getan.«

Dieser Tanz im Geiste, »so angenehm heiter«, führt eine theoretisch anmutende Einsicht vor: Alle literarischen Formen und mit ihnen eine Vielzahl der Motive sind nur noch als imitatorisches Spiel mit eben diesen überlieferten Formen möglich. Diese Verwandlung tragender Inhalte, ernster Themen in rhetorisches Spielmaterial findet im »Parfum« statt. Süskind verzichtet auf den Anspruch, Neues zu schaffen. Er lässt sich ein auf den freien, undogmatischen Umgang mit den künstlerischen Mitteln der Vergangenheit. Ein unterhaltsamer Stilpluralismus macht sich breit.

Die neuen Erzählweisen und deren Erzähler erleben das Ende der Großen Erzählungen, den Wegfall einer sinnverbindenden Einheit, nicht als Verlust, der sich in der Klage, im melancholischen Lied eines zerrissenen Subjekts oder gar im Kanon eines unglücklichen Bewusstseins ausdrückte. Vielmehr erleben die neuen Erzähler dieses Ende positiv, mit Freude, und entdecken einen Zugewinn an Freiheit. Sie feiern die Vielfalt der Modelle, über die sie verfügen können, die Lust an der Entfaltung der Kombinationsmöglichkeiten, die die Tradition ihnen anbietet. Und Patrick Süskind ist einer der Zeremonienmeister.

Ein anderer Zeremonienmeister ist Robert Schneider. In »Schlafes Bruder«, der Geschichte eines ebenfalls sinnlich eingeschränkten, einsamen, kaum der Selbstaussage fähigen Künstlers, des Hörmonsters und Orgelgenies Johannes Elias Alder, wird ganz ähnlich verfahren: »Die Aufgabe, Leben und Bräuche der Lamparter und Alder in einem Buch niederzulegen, die Vermischung beider Geschlechter mit präziser Feder in hundert sich kreuzenden Strichen glücklich zu entwirren, die körperlichen Inzuchtschäden, den überdehnten Kopf, die geschwellte Unterlippe im tiefliegenden Kinn als gesundes Ursein zu verteidigen, diese Aufgabe mag sich ein Freund der Heimatgeschichte stellen, der sich um eine innige Kenntnis seiner Vorfahren bemüht. Trotzdem wäre es in allem vertane Zeit, die Geschichte der Eschberger Bauern zu beschreiben, das armselige Einerlei ihres Jahresablaufes, ihre bösen Händel, ihren absonderlichen fanatischen Glauben, ihren nicht zu übertreffenden Starrsinn gegen die Neuerungen von draußen, hätte nicht zu Beginn des 19. Jahrhunderts ausgerechnet das Geschlecht der Alder ein Kind mit einer so hohen Musikalität hervorgebracht, die im wahrsten Sinne des Wortes unerhört war, und, wie es scheint, im Voralbergischen auch nicht wieder gehört werden wird. Ein Kind mit Namen Johannes Elias Alder.«

Die neuen Erzählweisen, also jene, die sich mit und nach Patrick Süskind aufmachen, das – Volker Hages schönen Worten nach – »vitale Greifen nach der Welt« erzählerisch zu inszenieren, machen es sich in den Herzen vieler Leser bequem. Die Autoren vom Schlage eines Süskind oder Schneider machen wahr, was wiederum Thomas Mann schon erkannt hat und in seiner ganzen Bedeutung doch verfehlt: »Die populären Elemente sind ebenso ehrlicher und instinktiver Herkunft wie die artistischen. Die Künstler, denen es nur um eine Coenakel-Wirkung zu thun ist, war ich stets geneigt gering zu schätzen. Eine solche Wirkung würde mich nicht befriedigen. Mich verlangt auch nach den Dummen.« Dass Thomas Mann schon in seiner Zeit, Anfang des 20. Jahrhunderts, nach Popularitäten greift und nicht nur die Mitglieder eines Mönchsordens in deren Speisaal, dem Zönakel, anspricht, ist bemerkenswert.

Diese Erzähler, die uns wieder mit spannenden Geschichten erfreuen, machen sich diese Einsicht bis in die jüngste Gegenwart zunutze, allerdings ohne einen diskriminierenden Unterton. Hören wir einen weiteren Erzähler, Christian Kracht mit seinem provokantbissigen Ton aus dem Roman »1979« von 2004. Der namenlose Ich-Erzähler verliert in Teheran nach einer Drogen-Party seinen engsten Freund und beschließt darauf, einen heiligen Berg zur Seelenreinigung zu besteigen. Doch anders als noch sein prominentes Vorbild,

Petrarca, kann er überhaupt nichts mehr von einem Erweckungserlebnis berichten. Petrarca war sicherlich spirituell beseelter, als er am 26. April 1335 den Mont Ventoux bestieg. Von dessen Bergbesteigung jedenfalls berichtet der Philosoph Joachim Ritter im Jahre 1989, dass er, Petrarca, »im ›Aufflug des Gedankens vom Körperlichen zum Unkörperlichen‹ das Unternommene durch den Vergleich mit der Erhebung zum seligen Leben zu deuten und zu rechtfertigen« weiß. Ganz anders hingegen der namenlose Ich-Erzähler bei Kracht: »Ehrlich gesagt fühlte ich mich nicht besonders anders, während ich um den heiligen Berg herummarschierte. Mavrocordato hatte entweder gelogen oder einfach nur übertrieben. Es kam keine plötzliche Einsicht, ich hatte nicht das Gefühl, etwas zu geben oder einen Tausch zu vollbringen, wie er es genannt hatte, oder die Welt reinzuwaschen von ihren Sünden. Es war, wenn ich das sagen darf, reichlich banal. Ich musste schauen, dass ich keine Erfrierungen bekam, die Filzschuhe waren zwar warm, aber dafür spürte ich jeden Stein durch die dünne Sohle, und die Umrundung des Berges, die drei Tage dauerte, kam keiner Befriedigung gleich, sondern sie war mühsam und langweilig dazu.«

Ein weiterer Roman, der mit Fakten und Fiktionen meisterlich spielt, der Traditionen mit Humor aufnimmt und sich auch vor großen Bezügen nicht scheut, ist Daniel Kehlmanns »Die Vermessung der Welt« von 2005. Die Lebensgeschichten von Alexander von Humboldt und Carl Friedrich Gauß werden unbekümmert erzählt, ohne dass bei ihren Treffen und gemeinsamen Erlebnissen philosophische Erkenntnisse ausgespart blieben. Zugleich legt Kehlmann Wert auf spannende, bisweilen

abenteuerliche Unterhaltung. Länger als »Das Parfum«
hält sich »Die Vermessung der Welt« auf dem Spitzen-
platz der deutschen Verkaufslisten.

Popart und Elitekunst fallen zusammen, und sowohl der profunde Kenner der abendländischen Kulturgeschichte wie auch der weniger bewanderte Schrei-
nergeselle finden Lehrreiches und Vergnügliches, Un-
terhaltendes und äußerst Ernstes, Unsterbliches wie
auch Vergängliches in der deutschen Premiere der
neuen Erzählkunst, in Patrick Süskinds »Parfum«. Da
prallen auch Einwände ab, etwa die einer Rezensentin
des Buches, Annette Meyhöfer, die erklärt: »Süskinds
›Parfum‹ ist sicherlich weit weniger genial als das seiner Romanfigur, und es ist auch nicht aus dem Duft
gemordeter Jungfrauen komponiert, sondern aus den
Werken toter Dichter: ein bisschen E. T. A. Hoffmann
und Flaubert, einen Hauch Balzac, Fontane und Thomas Mann, eine Prise Nietzsche mischt Süskind ohne
Scheu mit dem alten Märchen von ›Zwerg Nase‹ und
einer ganzen Menge Kolportage.«

Doch das, pardon, stimmt nicht ganz. So wie Grenouille mit traumwandlerischer Sicherheit sein Parfum mit unterschiedlichsten Stoffen und Düften und
gegen die anerkannten Kompositionsmethoden seiner
Zeit kreiert, so sicher verbindet sein Erfinder die unterschiedlichsten Erzählformen gegen die herrschenden
Traditionen seiner Zeit zu einem Buch. Mit einem Unterschied: Die Lektüre des Romans schafft es im Gegensatz zu Grenouilles Parfum nicht, dass die Leser des
Werkes sich begehren. Über Schranken und Grenzen
hinweg. Doch selbst diese Begierde besiegt Grenouilles Einsamkeit nicht. Er ist und bleibt allein. Er ist ent-

täuscht und schließlich lebensmüde. Er hat weder Menschen noch Bücher, weder Geschichten noch Erzählungen. Er hat einzig die Essenzen, die Substanzen und die Wässerchen, kurz: das Reich der Düfte und *sein* Parfum.

Was aber haben wir? Wir haben neben Grenouille den Autor, Patrick Süskind, und wir haben natürlich seinen Roman. Der als ein Potpourri von Erzählformen auch mit den Großen Erzählungen spielt, die einstmals die moderne Welt eingeleitet haben. Hier sind sie ironisch präsent in den aberwitzigen Theorien des selbsternannten Aufklärers Marquis de la Taillade-Espinasse. Der Marquis ist eine komische Figur. Das Gelächter, das ihn umgibt, gilt der Großen Erzählung von der Moderne als einer vernünftigen, durchweg rationalen Epoche. Außerdem haben wir die vielen kleinen Erzählungen, die Bilder, die sich in unsere Köpfe gebrannt haben. »Es ist ein Roman, in dem man die Orte riechen kann«, sagen viele Leser. Und: »Wenn es an einem Ort nach verdorbenem Fisch stinkt, dann muss ich immer an den Fischmarkt und das Gekröse aus dem ›Parfum‹ denken.« Uns bleibt schließlich auch die Kunst, von der den Worten Friedrich Nietzsches zufolge gelten sollte: »Wir haben die Kunst, damit wir an der Wahrheit nicht zugrunde gehen.«

5 Franz Kafka am Fließband

Franz Kafka, der große Dichter und Vermesser der unerklärlichen Welten, teilt mit Jean-Baptiste Grenouille und vielleicht auch mit Patrick Süskind die Einsamkeit. Was sie trennt, ist etwas anderes, nicht minder Fundamentales: Als Kafka Anfang des 20. Jahrhunderts mit seinem besten Freund Gustav Janouch durch die schummrigen Gassen des abendlichen Prag wanderte, formulierte er eine weitreichende Einsicht – eine Einsicht in das Wesen einer Weltsicht, die unseren Planeten verändern sollte und die bis heute das Leben der allermeisten Menschen zu bestimmen sucht. Und der diese Bestimmung auch gelingt. Beinahe »wie nebenbei« mutet es da an, dass auch und gerade die Schriftsteller und Wortjongleure, die Textproduzenten und Bestsellerautoren von dieser Weltsicht betroffen sind. Das hat Franz Kafka vielleicht geahnt, sicher gewusst hat er es nicht.

Janouch trifft also an besagtem Abend wie so häufig seinen Freund. Sie gehen kleine Strecken – Kafka ist erschöpft durch seine Tätigkeit bei einer Versicherung –, meist durch die Jakobsgasse im Zentrum der Stadt Prag. Kafka berichtet über seine nächtlichen Schreiberfahrungen. Er diskutiert die Hintergründe seiner legendär gewordenen Geschichte »Die Sorge des Hausvaters«. Sie reden über »Das Urteil« und »Die Verwandlung«, seine bekannteste Erzählung, in der Gregor Samsa eines schönen Morgens als Ungeziefer erwacht. Und natürlich reden sie über die Romane, den »Prozess« vor allem.

Heute jedoch beschäftigt sie ein anderes Thema. Kafka erklärt Janouch seine Sicht des heraufziehenden Taylorismus und der industriellen Arbeitsteilung. Der Taylorismus ist eine zu dieser Zeit entwickelte Methode der Rationalisierung, die auf genauen Untersuchungen der Bewegungsabläufe des einzelnen Arbeiters beruht. Überflüssige Bewegungen und versteckte

Pausen sollen durch eine optimale Organisation des Arbeitsprozesses gefunden und abgestellt werden. Frederick Winslow Taylor, ein Ingenieur, ist Schöpfer dieser Methode.

Janouch entgegnet auf Kafkas Ausführungen: »Sie denken dabei, Herr Doktor, an die Versklavung der Menschen.« Darauf Kafka: »Es handelt sich um mehr als das! Bei so einem gewaltigen Frevel kann zum Schluss nur die Knechtung durch das Böse herauskommen. Das ist natürlich. Der erhabenste und am wenigsten abtastbare Teil aller Schöpfung, die Zeit, wird in das Netz unreiner Geschäftsinteressen gepresst. Damit wird nicht nur die Schöpfung, sondern vor allem der Mensch, der ihr Bestandteil ist, befleckt und erniedrigt. So ein vertaylorisiertes Leben ist ein grauenvoller Fluch, aus dem nur Hunger und Elend an Stelle des gewünschten Reichtums und Gewinnes erwachsen können.« Janouch ergänzt Kafkas Satz: »›Zum Weltuntergang‹ (…) Franz Kafka schüttelte den Kopf. ›Wenn man das wenigstens mit Sicherheit sagen könnte. Es ist aber nichts sicher. (…) Das laufende Band des Lebens trägt einen irgendwohin – man weiß nicht wohin. Man ist mehr Sache, Gegenstand – als Lebewesen‹.«

Was Kafka in der Prager Jakobsgasse, vielleicht ein wenig lapidar und in seiner ihm eigenen farblosen Kürze, beschrieben hat, macht schnell Karriere. Der Taylorismus ist mit Siebenmeilenstiefeln auf dem Vormarsch. Etwa zur gleichen Zeit entwickelt Henry Ford den Inbegriff der Maschine, das Fließband, mit ihm die Arbeitsteilung und die Massenfertigung. Der Rest der Geschichte ließe sich schnell erzählen, wenn da nicht das »laufende Band des Lebens« wäre. Direkt von diesem Band nämlich laufen die beiden, und wir mit ihnen hinein in ein Zeitalter der Maschinen – und nicht nur wir, auch die Schriftsteller laufen mit. Denn mit diesem Zeitalter zieht eine umfassende Sicht der Welt herauf, die die grenzenlose Reproduktion fast aller Dinge verspricht und oft auch verwirklicht.

Sinnbild dieser Weltsicht ist die Maschine, und ihr Kennzeichen – Kafka wies bereits darauf hin – ist ein doppeltes: Zum einen ist es ihre Funktionsfähigkeit, die auf der Austauschbarkeit ihrer zerschlissenen und verbrauchten Teile beruht. Zum zweiten, und dies folgt aus der Austauschbarkeit ihrer Teile, ist die Maschine immerzu einsatzfähig. Sie produziert Tag und Nacht und bringt damit die Unterschiede in der Zeitwahrnehmung durch stetige Vertaktung zum Verschwinden. Das Sinnbild Maschine erfasst im Laufe der Zeit immer mehr zentrale Lebensbereiche, begleitet die gesamte Industrialisierung der Welt, strukturiert unseren Alltag und hat längst auch die Medizin erreicht. Der Mensch träumt den Traum von ewiger Jugend und glaubt gerne an die Ersetzbarkeit und Austauschbarkeit nicht mehr funktionsfähiger Körperteile. Neue Organe sollen je nach Bedarf gezüchtet und implantiert werden. Mittlerweile scheint selbst die künstliche Erzeugung des Menschen, seine Neuschöpfung im Gen-Labor, nicht ausgeschlossen.

Die neuen Realitäten haben natürlich auch vor der Literatur nicht haltgemacht. Waren Autoren der Romantik noch in dem Glauben, ein Roman müsse sich »organisch« entwickeln, müsse langsam wachsen, dichteten und dachten sie gleichsam am Busen der Natur, so finden wir heute ganz andere Konzepte vor – und diese führen nicht minder erfolgreich zur Schöpfung, besser gesagt: zur Produktion schöner Texte. Das beweist nicht zuletzt Patrick Süskind. Er ist der erfolgreichste Vertreter einer solchen Machbarkeitstheorie auf dem Gebiet der Literatur. »Das Parfum« wurde aus funktionsfähigen Einzelteilen zusammengesetzt. Und es hat einen perfekten Bauplan. Es stammt also geradewegs aus dem Labor.

Zunächst wird der Erzähler, die Instanz, die oftmals den Autor maskiert und doch immer ein Eigenleben führt, gestärkt. Er ist nicht nur allwissend, er ist allmächtig. Der Erzähler hat die absolute Oberhoheit über die Figuren, über deren Leben und Tod. Der Literaturwissenschaftler Nikolaus Förster, der ein bemerkenswertes Buch über die »Wiederkehr des Erzählens« verfasst hat, kommentiert das so: »Die Figuren sterben, sobald sie ihre narrative Funktion innerhalb der Geschichte erfüllt haben. Zugespitzt ließe sich deshalb sagen: Nicht Grenouille, sondern der Erzähler wird zum Mörder.« Dies muss Patrick Süskind gefallen. Er bestätigt diese Ansicht nicht nur als Grundvoraussetzung für souveränes Erzählen, sondern er spitzt in seinem Aufsatz »Film ist Krieg, mein Freund« weiter zu: »Die gelegentlich verbreitete Ansicht, Figuren machten sich selbständig und diktierten gleichsam den Fortgang der Dinge und ihre eigene Entwicklung, halten wir für falsch. (…) Wahr ist wohl, dass sich im Verlauf des Spiels oder der Geschichte die Anzahl der Züge verringert, die der Autor sinnvollerweise mit seinen Figuren ausführen kann. Dennoch bleibt er Meister des Spiels.«

Wir können ergänzen: Der Autor bleibt stets der Meister in seinem Text-Labor. Verglichen mit dem »Parfum«

ist, so schreiben Frizen und Spancken, etwa Goethes »Wilhelm Meister«, frei nach Arno Schmidt, »übel zusammengeleimt«. Während der diktierende Goethe gegenüber seinen Schreibern sich die flüchtigsten und beiläufigsten Übergänge und Kapitelschlüsse erlaubte – »So handelten sie noch manches ab« –, scheint Süskind die Komposition direkt am Reißbrett – man könnte auch sagen am Labortisch – entworfen zu haben. Seine Sätze sitzen an der richtigen Stelle, sind abgestimmt auf das jeweils Kommende, runden ab: »Er war betrogen, dieser Gott, oder er war selbst ein Betrüger.« Der Schlussakkord ist rhetorisch unüberbietbar: »Sie hatten zum ersten Mal etwas aus Liebe getan.«

Ebenso herrscht er über die Erzählzeit, das Erzähltempo und Erzählerwissen, etwa wenn er die angebliche Überlegenheit des heutigen Wissens über das damalige betont und uns als »heutige Menschen« direkt anspricht, zugleich uns mit dieser Ansprache von den Figuren und Ereignissen distanziert: Grenouille »wusste ja nicht, dass die Destillation nichts anderes war als ein Verfahren zur Trennung gemischter Substanzen in ihre flüchtigen und weniger flüchtigen Einzelteile. (…) Uns heutigen Menschen, die wir physikalisch ausgebildet sind, leuchtet das sofort ein. Für Grenouille jedoch war diese Erkenntnis das mühselig errungene Ergebnis einer langen Kette von enttäuschenden Versuchen.« Womit wir wieder bei Franz Kafka gelandet wären. Er konnte nicht wissen, dass viel später einmal – und zwar aufgrund jener neuen Weltsicht, die er so genau erkannte – Adidas, Celine Dion, Pierre Cardin, Isabella Rossellini und Jean-Baptiste Grenouille eine große Gemeinsamkeit haben würden. Diese Gemeinsamkeit führt uns geradewegs ins Labor hinein und damit zurück zu den Kafka'schen Erkenntnissen. Ein Labor ist ein Ort, an dem Experten experimentieren und zumeist klare Ergebnisse abliefern. Im Labor herrscht der Glaube an die Machbarkeit der Dinge, an den Erfolg der Versuchsanordnung und an das Gelingen und Umsetzen des Bauplans zu einem validen Ergebnis. Der Erfolg ist nur so groß wie die Summe seiner Teile: das wissen die Labormeister.

Die erfolgreichsten Labore entstehen dort, wo ein Talent durch das Genie überboten wird. Das weiß auch Robert Menasse, der in seinem Roman »Selige Zeiten, brüchige Welt« von 1994 den Mäzen Löwinger zu einem Maler, den er, Löwinger, für ein bloßes Talent hält, sagen lässt: »Weißt du, was der Unterschied ist zwischen einem Talent und einem Genie? Das Talent lässt sich den Schwefel nicht vom Teufel liefern, sondern von einer Chemikalienhandlung.«

Wenn das Talent aber ein Genie und dann auch noch ein Revoluzzer ist, wird das Labor zur Meisterwerkstatt und schreiben deren Experimente Geschichte. Dann haben Adidas, Celine Dion, Pierre Cardin, Isabella Rossellini und Jean-Baptiste Grenouille eine große Gemeinsamkeit: Sie werden ihrem Publikum allesamt durch die Namen genialer Revoluzzer vorgestellt – die sich ihre Zutaten gleichsam direkt aus der Giftküche des Teufels geholt haben. Oder aber direkt aus der Bibliothek von Babylon.

Die ersten vier genannten Namen haben allesamt verkaufsträchtige Parfums auf den Markt gebracht, und diese werden heute durch das einstmals von François Coty gegründete Unternehmen, das seinen

Namen trägt, angeboten – wir werden ihn auf unserer Reise durch Südfrankreich im letzten Kapitel wieder treffen. Coty wird als der größte Parfümeur und größte Revoluzzer seiner Zunft gefeiert. Wenn da nur nicht der kleine Jean-Baptiste wäre. Dieser wird uns, das wissen wir bereits, von Patrick Süskind vorgestellt. Im Gegensatz zu Grenouille ist Coty aber nicht nur ein genialer Parfümeur, sondern zugleich auch ein genialer Unternehmer. Mit dreißig Jahren, im Alter also, da Grenouille bereits tot war, im Alter, da Patrick Süskind seinen Roman plante und durchführte, gründete Coty als Zeitgenosse Kafkas im Jahre 1904 seine erste Firma in Paris. Zuvor hatte er zwei Jahre lang in Grasse die Kunst des Parfümeurwesens studiert.

Nun keimt in ihm eine spektakuläre Idee, die er schließlich auch umsetzt. Hierin ähnelt er Patrick Süskind, der ja nur ein einziges Buch schreiben wollte, um dann lebenslang davon zu leben. François Coty will das bis dahin als Luxusgut geltende Parfum breiten Käuferschichten zugänglich machen – was ihm mit seiner Firma, die sich innerhalb weniger Jahre zu seinem Imperium entwickelt, auch gelingt. Der erste seiner großen Düfte heißt »La Rose Jacqueminot« und kommt gleich im Jahre 1904 auf den Markt. Neben hochwertigen natürlichen mischt er auch modernste synthetische Substanzen, um so zu einem ausdrucksstarken Produkt für den Massenmarkt zu gelangen. Mit welchen Tricks ihm dies gelingt – in der Finesse seiner Kunst ist er Süskind sehr ähnlich – und welche bis heute legendären Düfte er entwickelte, werden wir noch erfahren. Im Jahre 1934 stirbt Coty und hat bis dahin nicht weniger als fünfzig Düfte lanciert und sogar eine eigene

Duftfamilie geschaffen, die nach einem seiner Parfums benannt worden ist: »Chypre de Coty«.

Die neuen Wortkünstler machen es den Duftkünstlern gleich: Schreibweise und Schreibstrategie sind durchweg experimentell. Hören wir noch einmal einen Meister aus dem Labor, Umberto Eco: »Ich hatte mir nämlich Dutzende von Zetteln mit Auszügen aus allen möglichen Texten, mehrere Bücher und einen Haufen von Fotokopien bereitgelegt, viel mehr, als ich dann wirklich benutzte. Aber als ich ans Schreiben ging, schrieb ich die Szene in einem Zug nieder (erst später habe ich gefeilt und gleichsam mit einer Glasur überzogen, um die Nahtstellen noch etwas besser zu tarnen). Und während ich schrieb, die Texte kunterbunt um mich her, fuhr ich mit den Augen ständig von einem zum anderen, holte mir da ein Zitat und dort ein Zitat und verschweißte jedes sofort mit dem nächsten.« Fast können wir sagen, dass die Texte direkt vom Erzählband der Autoren in unser Leben und unsere Lektüre hineinlaufen.

Gespannt sind wir nun aber nicht nur auf die Produktionen, die das laufende Band des Lebens und das Fließband der Erzählung noch für uns bereithalten, sondern ebenso gespannt sind wir darauf, zwei Grundtechniken der gegenwärtigen Schreib- und Erzählkunst kennenzulernen, die den Autor zum Konstrukteur und den Roman zum Labor machen: Pastiche und Parodie. Was wir uns allerdings noch fragen: Wie hätte wohl Franz Kafka auf seinen Spaziergängen durch das nächtliche Prag mit seinem besten Freund und engsten Vertrauten Gustav Janouch »Das Parfum« kommentiert?

6 Drei Engel für Patrick

Wir schreiben den Beginn des 21. Jahrhunderts. Der Himmel scheint sich wieder einmal zu öffnen. Direkt aus seinen Pforten kommen drei Engelchen auf die Erde herabgeflogen, landen auf einer glitzernden Bühne. Sie fassen sich noch im Fluge bei den Händen. Sie haben eine Botschaft für uns. Waren die Engel einst Mittler zwischen Gott und den Menschen und stellten nach mancher Lesart die höchste Stufe der Schöpfung in personaler Gestalt dar, so stehen sie heute zuerst für sich selbst. Diese Engel sind Ego-Artisten und spielen nur dann im Team, wenn es sich für sie lohnt. Deswegen kann man sie auch kaufen beziehungsweise mieten, wenn das Produkt schön und die Botschaft werbewirksam genug ist. Denn Engel sind nicht körperlos.

Waren sie früher Gestalten mit einem Körper aus Licht oder Äther oder gar Feuer, so sind sie heute nur Fleisch und Blut, sind sonnengebräunte Haut in göttlicher Figur. Die Körpermaße, soviel steht fest, haben sich zum Besseren entwickelt, und wir wollten sie nicht eintauschen gegen Astralleiber. Sie sehen aber nicht nur anders aus als früher, sie heißen auch anders. Hörten sie damals noch auf Namen wie Michael, Gabriel oder Raphael, so ruft man heute nach Gisele Bündchen, Tyra Banks oder Heidi Klum. Sie sind weder Cherubim noch Seraphim, sondern Top-Models. Und ihre Botschaften haben sich auch gewandelt.

Bei der Novitätenschau des amerikanischen Modeunternehmens »Victoria's Secret« nennt man die Top-Models »Angels«. Gisela, Tyra und Heidi sind diesmal mit dabei, drehen sich auf der Bühne im Kreise und duften nach dem betörenden Aroma der Daturablüte, auch Engelstrompete genannt. Dieses Aroma spielt bei dem hier präsentierten, äußerst facettenreichen Parfum die Hauptrolle und ist abgerundet mit Myrrhebalsam, Bittermandel und Kokosnuss. Es sind himmlische Akkorde, die der Duftmischer für »Dream Angels Heavenly« kreiert hat. Die Herznote entfaltet sich sehr schnell. Sie ist einschmeichelnd »hautig«.

Oft befriedigen Parfums Sehnsüchte, die ihre Konsumenten erst langsam spüren. Die Trends und mit ihnen die Trendgruppen wechseln schneller, als eine Kopfnote verfliegen kann. Immer aber geht es um die besten Plätze für das eigene Ich: im Karriere-Ranking, in der Erotik-Skala und im PR-Faktor. Der Duft beginnt für uns, mit ihrem Aussehen zu verschmelzen, oder ist es umgekehrt? So oder anders, das Ziel jedenfalls scheint erreicht. Die sündhaft teuren Top-Models lächeln ununterbrochen, herzen und necken sich und zeigen uns die Flakons, in denen der göttliche Duft sich verbirgt. Die Botschaft lautet: Kauft es, dann kauft ihr uns, denn dann werdet ihr so sein wie wir. Dann werdet ihr euch fühlen wie Gisele, Tyra und Heidi, zumindest aber so duften, und das ist immerhin ein Anfang.

Die Flügelchen für die PR-Show zur höheren Ehre von »Dream Angels Heavenly« haben die drei Damen übrigens selbst gebastelt, heißt es. Auf weiße Gewänder haben sie verzichtet. Dafür sind raffinierte Stoffe um die Scham drapiert, neue Engelskostüme, die die Vorstellungskraft der Männer anregen und die Frauen in ihren Bann schlagen sollen. Nach etwa zwanzig Minuten ist der Zauber vorbei. Eine letzte Drehung der drei, ein letztes Lächeln, ein allerletztes Flügelschlagen,

und dann sind Gisele, Tyra und Heidi hinter einem großen, leuchtend blauen Vorhang verschwunden. Man
könnte meinen, sie sind wieder in den Himmel aufge-
stiegen. Jedenfalls sind sie weg, und uns bleiben nur
noch die Herznoten. Uns bleiben die Engelstrompete
und der Myrrhebalsam. Uns bleiben Bittermandel und
Kokosnuss. Uns bleibt einzig der Duft.

Wie Patrick Süskind aussieht, wissen wir nicht. Es
gibt keine aktuellen Bilder. Dreimal nur ließ er sich für
die Öffentlichkeit fotografieren, und das war in den
achtziger Jahren. Da blickt er ein wenig weltfremd
und mit schütterem Haar in die Kamera. Heute läuft
er auf sein siebtes Lebensjahrzehnt zu, doch die Schönheit der neuen Engelchen hat er gewiss nicht. Aber die
braucht er auch nicht, denn 15 Millionen verkaufte
»Parfums« duften respektive sprechen für sich. Die
Stoffe der Herznote, die *sein* Parfum ausmachen, sind
nicht Engelstrompete oder Bittermandel, sondern Pastiche und Parodie. So wie jene Stoffe unsere Nase betö-
ren und unsere Phantasie beflügeln, so wirbeln die Noten Pastiche und Parodie die Welten in unseren Köpfen
durcheinander.

Als Patrick Süskind in Frankreich weilt und für seinen Roman recherchiert, weiß er dies wohl ganz genau:
Er will ein Buch schreiben, das die Welt aus den Angeln
hebt. Er sucht nicht nach der »blauen Blume«, er lässt
sich nicht vom Schicksal leiten, und er hat statt eines
Traums ein klares Ziel im Gepäck. Er will Kenntnisse
erlangen über die Welt der schönen Düfte. Er will die
Substanzen erkunden, aus denen die Duftwelten gemacht sind, will ihre Herstellungsverfahren ermitteln
und ihre Wirkungen erfahren. Lavendel duftet anders

als Bergamotte, und synthetische Duftstoffe haben eine andere Wirkung als natürliche. Patrick Süskind weiß aber auch, dass man nicht mehr naiv erzählen kann. Er will mit Buchstaben ein Parfum komponieren, dessen Noten einzigartig sind, und so eine neue, noch nie da gewesene Kreation schaffen – fast so wie »Chanel No. 5«, den ersten synthetischen Duft weltweit. Wenn man einen Künstler erfinden will, der den absoluten Duft zuerst erschnüffelt und dann erschafft, dann muss man nicht weniger als alles über die schöne Kunst des Parfümierens wissen.

In Paris sucht er die großen Parfümerien auf. In Grasse, der ewigen Duftstadt, ist er, seinem späteren Helden gleich, am Ziel, ist er am Ende seiner Studien angelangt. Hier findet er, was auch Jean-Baptiste Grenouille finden wird: »Er war gekommen, weil er wusste, dass es dort einige Techniken der Duftgewinnung besser zu lernen gab als anderswo. Und diese wollte er sich aneignen, denn er brauchte sie für seine Zwecke.« Eine der beiden dominierenden Noten des »Parfums« haben wir bereits kennengelernt. Es handelt sich um den Pastiche. Der Pastiche (oder das Pasticcio) meint hier die gezielte Verknüpfung von Romangattungen, die Mischung von Erzählformen und die kreative Aufnahme anderer Autoren und ihrer Textarten aus dem Fundus der Weltliteratur.

Neben dieser das »Parfum« beherrschenden Note gibt es eine zweite, und sie besteht in der Parodie. Patrick Süskind ist ein Meister des Parodistischen. Die Parodie als Erzählmittel ist so alt wie die Literatur selbst. Sie nimmt in einer kritischen und karikierenden Weise bereits vorhandene, aber problematisch gewordene Texte zitierend auf. Süskind erzählt eine Parodie auf die Schöpfungsgeschichte der Bibel. In der Höhle auf dem Plomb du Cantal träumt sich der »Zeck« zum Weltenherrscher im Reich der Düfte: »Der Große Grenouille sah, dass es gut war, sehr, sehr gut.« Das Intermezzo von Montpellier rund um den Marquis und seine Anhänger, die Tailladisten, ist hingegen eine fabelhafte Parodie auf die Aufklärung. Auch Goethes Ballade vom »Zauberlehrling« wird parodistisch auf den Kopf gestellt, als Grenouille dem etablierten Parfümeur Baldini das erste Mal seine Künste beweist. Anders als bei Goethe sind es nicht die Fähigkeiten des Meisters, hier also Baldinis, die bis zum Schluss unerklärlich bleiben. Rätselhaft ist vielmehr das Dufttalent des neuen (Zauber-)Lehrlings. Während Baldini von der Materie beherrscht wird, ist sie Grenouille untertan. Der Meister, nicht der Geselle könnte mit Goethe sagen: »Herr, die Not ist groß! / Die ich rief, die Geister / Werd ich nun nicht los.«

Süskind spielt auch mit Epochen. Judith Ryan, eine renommierte Literaturexpertin, kommt im Hinblick auf die siebenjährige Bergeinsamkeit Grenouilles zum Ergebnis, dass es sich hier um eine Parodie der Romantik handele: »Die absichtlich schwerfällige und ungeschickte Verwendung bekannter Zitate ist als deutlicher Hinweis auf den Parodiecharakter des Textes zu verstehen.« Ob die Zitate schwerfällig und ungeschickt sind, bleibt die Frage. Jedenfalls klingt der romantische Ton nicht mehr »echt«. Grenouille etwa segelt »mit weit ausgespannten Flügeln von der goldenen Wolke herab über das nächtliche Land seiner Seele nach Haus in sein Herz. (…) Und angenehme Schauer durchrie-

selten ihn. (...) Sein Geist benebelte sich wunderbar.«
Die berühmten Zeilen aus Joseph von Eichendorffs Ge-
dicht »Mondnacht« lauten: »Und meine Seele spannte
/ Weit ihre Flügel aus, / Flog durch die stillen Lande,
/ Als flöge sie nach Haus.«

Was hier sich andeutet, ist der Verlust der einstmals
als romantisch gefeierten Idylle, die an keiner Stelle
von Süskind authentisch aufgerufen wird. Wir, die Leser, werden weder direkt an sie erinnert noch können
wir sie irgendwo entdecken – obwohl der Roman, und
das zeichnet den Parodiecharakter aus, mit einigen ins-
zenierten Motiven und Gestalten deutlich in der Tradition der Romantik steht. Die Erzählstruktur zeigt eine
ebenso deutliche Parallele zum Aufbau romantischer
Werke. Das romantische Kunstmärchen setzt sich aus
zwei Bestandteilen zusammen, der Darstellung der
»romantisierten« Welt und der »realen« Welt. Diese
Welten stehen in einem Wechselverhältnis und spiegeln einander wider. Süskind inszeniert in seinem Roman eine wirkliche Welt, Frankreich im Zeitalter der
Aufklärung, sowie eine phantastische Welt, ein ganzes
Weltall von Düften, Parfümen und Gerüchen, in die
das innere, das wahre Wesen der wirklichen Welt und
der darin lebenden Menschen integriert ist. Die beiden Welten bilden aber keine korrespondierende Einheit, sondern stehen in ihrer inneren Vielfalt schroff
nebeneinander.

Ein weiteres Motiv der deutschen Romantik ist die
Nachbarschaft von Genialischem und Teuflischem.
Auch der Motivkomplex Mädchenmord ist in der Romantik in verschiedenen Formen vorgebildet. Erinnert sei an die Ermordung der jungen Aurelie in den

»Elixieren des Teufels« von E. T. A. Hoffmann oder an den Mord an den drei Rosenschwestern in den »Romanzen vom Rosenkranz« von Clemens Brentano. Und schließlich parodiert der Roman am Ende seinen eigenen Anfang: Grenouilles Einfluss auf die Menge dank seines Duftes der Unschuld, seine Zerstückelung und Kannibalisierung, die einem märchenhaften Ende gleichen, nehmen die deutlich realistische Erzählweise des Anfangs aufs Korn.

So machen also die besonderen Noten von Parodie und Pastiche das Charakteristische des »Parfums« aus. Das virtuose Spiel mit literarischen Motiven weist eine große Anzahl intertextueller Bezüge auf. Es handelt sich hierbei keineswegs um die Abhängigkeit von berühmten literarischen Vorgängern, sondern um einen bewussten Anspielungsreichtum, der eben das Kennzeichen des Pastiches ist. Dieser Spielcharakter wird unterstrichen, indem Süskind die von ihm aufgenommenen Elemente anderer Texte homogenisiert und den Leser damit einlädt, möglichst viele Anspielungen aufzuspüren und in eben jene intertextuelle Duftkombination einzutauchen.

Trotz der Fülle und Verschiedenartigkeit der literarischen Bezugsquellen, deren sich Süskind bedient, ist sein Text aber stilistisch eindeutig und ermöglicht eine kontinuierliche Lektüre. Durch die Verknüpfung der Motive entsteht ein genau durchkomponiertes Ganzes, ein »schönes Gebilde, in dem sich eine Vielheit in Einheit entfaltet, eine Einheit, in der Vielheit sich bezeugt«. So jedenfalls stimmen wir einem weiteren Textforscher, Gottfried Willems, zu. Und so, wie die Herznote sich in verschiedenste Richtungen entwickeln kann, je nach ihrem Umfeld, so ist es auch bei Süskinds »Parfum«. Es präsentiert sich als ein durch Handlung unterhaltender und auf Spannung konzentrierter Text. Darüber hinaus drängt der Roman dem Leser weder eine moralisch-lehrhafte Botschaft auf noch enthält er eindeutige Aussagen, die den Text einer einseitigen, vereinnahmenden Lektüre unterziehen könnten.

Es bleibt dem Leser überlassen, ob ihn eine spannende Handlung amüsiert, ob er sich mit der Geschichte eines Mörders im Umfeld einer dubiosen Gesellschaft auseinandersetzt oder aber ob er den Roman als Aufklärungs- und Vernunftkritik liest. Die Pluralität der Zugänge ist ein nachhaltiger und wichtiger Erfolgsfaktor für einen Bestseller. Paul Michael Lützeler hat recht, wenn er schreibt, dass es sich bei diesem Roman »um alles andere als ein konventionelles Kunstwerk, sondern um eines der Schlüsselwerke der deutschsprachigen postmodernen Literatur« handelt.

7 Sprachspiele und Begriffsorgien

Kennen Sie eigentlich einen der bedeutendsten Tabubrüche der europäischen Literaturgeschichte? Vielleicht ahnen Sie es schon, welcher es sein wird: Es ist die Darstellung einer hinreißenden Liebe zwischen einem älteren Mann und einem weiblichen Teenager. Der Autor, Vladimir Nabokov, hat mit seinem Roman »Lolita« in den fünfziger Jahren zwar nicht das Begehren und die Lust erfunden, einem ihrer Syndrome aber immerhin einen bedeutenden, ja unsterblichen Namen gegeben. Die gesamte Öffentlichkeit wie auch jeder Leser des Romans, waren damals gleichermaßen entsetzt und schockiert von Humbert Humberts, der Hauptfigur des Romans unverhohlenem Verlangen nach dem grazilen Zauber einer kindlichen Nymphe, der Tochter seiner Vermieterin, die später sogar seine Frau wird. Sie waren ebenso bestürzt über Lolitas unbekümmerte Komplizenschaft in diesem Verbrechen mit ihr und gegen sie. Mit einem derartigen Skandal kann Patrick Süskind beim besten Willen nicht aufwarten, obgleich auch er mit seiner Hauptfigur einen amoralischen Helden von Format geschaffen hat, der die Gemüter erhitzte.

Die Sprache, auf die Nabokov einen, wenn nicht sogar den entscheidenden Schwerpunkt gelegt hat, ist die eines keuchenden Mannes, der sich, nach eigenen Aussagen, »in einem Zustand der Erregung, die an Geisteskrankheit grenzt«, befindet. Die Sprache bebt vor unterdrückter Begierde, die aber nicht unterdrückt werden kann, und vor launischen und treffenden Wortspielen. Was die physischen Einzelheiten des Liebesgeschehens und ihre Beschreibungen angeht, so hält sich der Autor gänzlich zurück. Humbert Humbert zieht kluge Andeutungen dem Ausdrücklichen vor – und das muss er hier sogar, denn er berichtet aus einer Gefängniszelle heraus. Lesen wir die Wiedergabe seines »ersten Males« mit Lolita:

»Meine frigiden Damen Geschworenen! Ich hatte geglaubt, dass Monate, vielleicht Jahre vergehen würden, bevor ich es wagen würde, mich (Lolita) zu erklären, aber um sechs war sie hellwach und um Viertel nach sechs waren wir technisch betrachtet Liebende.

Ich werde Ihnen etwas sehr Seltsames erzählen. Sie war es, die mich verführt hat. (...) Ich will meine gelehrten Leser nicht mit einem detaillierten Bericht von Lolitas Anmaßung langweilen. Es genügt zu sagen, dass ich keinen Hauch von Schamgefühl in diesem wunderschönen, noch kaum geformten jungen Mädchen entdeckte, das von der modernen Gemeinschaftserziehung, den jugendlichen Sitten, dem Campfeuer-Spektakel und so weiter gründlich und hoffnungslos verdorben worden war. Sie sah den nackten Akt ausschließlich als Teil der heimlichen Welt der Jugend, die den Erwachsenen nicht zugänglich ist. Was Erwachsene zum Zweck der Zeugung tun, interessierte sie nicht. Mein Leben wurde von der kleinen Lo auf eine energische und nüchterne Art bestimmt, als sei es ein gefühlloser Apparat, der keine Verbindung zu mir hatte. (...) Aber eigentlich sind dies irrelevante Tatsachen. Ich bin an dem sogenannten ›Sex‹ nicht interessiert. Jeder kann sich diese animalischen Elemente vorstellen. Ein größeres Streben treibt mich an: ein für alle Mal den gefährlichen Zauber der Nymphen darzulegen.«

Jean-Baptiste Grenouille erfährt diesen »gefährlichen Zauber der Nymphen« ebenfalls, er stellt ihn sogar dar – in seinen Duftproduktionen, ebenfalls ohne an dem »sogenannten ›Sex‹« wirklich interessiert zu sein. Was ihn vielmehr in den Bann schlägt, ist ausschließlich das einzigartige Odeur dieser Nymphen, denn nur dieses ist es, das die Grundelemente für sein Meisterparfum bilden kann. Zugleich erleben wir einen ersten Eindruck der sprachlich-virtuosen Vereinigung, wenn es um den Geruch der ersten Nymphe geht, des Mirabellenmädchens: »Dieser Geruch hatte Frische; aber nicht die Frische der Limetten oder Pomeranzen, nicht die Frische von Myrrhe oder Zimtblatt oder Krauseminze oder Birken oder Kampfer oder Kiefernnadeln, nicht von Mairegen oder Frostwind oder von Quellwasser (…), und er hatte zugleich Wärme; aber nicht wie Bergamotte, Zypresse oder Moschus, nicht wie Jasmin und Narzisse, nicht wie Rosenholz und nicht wie Iris (…) Dieser Geruch war eine Mischung aus beidem, aus Flüchtigem und Schwerem, keine Mischung davon, eine Einheit, und dazu gering und schwach und dennoch solid und tragend, wie ein Stück aus schillernder Seide (…) und auch wieder nicht wie Seide, sondern wie honigsüße Milch, in der sich Biskuit löst – was ja nun beim besten Willen nicht zusammenging: Milch und Seide! Unbegreiflich dieser Duft, unbeschreiblich, in keiner Weise einzuordnen, es durfte ihn eigentlich gar nicht geben. Und doch war er da in herrlichster Selbstverständlichkeit.« Es ist ein prägender Duft, »in welchem zauberformelhaft alles enthalten war, was einen großen Duft, was ein Parfum ausmachte: Zartheit, Kraft, Dauer, Vielfalt und erschreckende, unwiderstehliche Schönheit.«

Patrick Süskind als Erzähler lässt Grenouille entdecken, was Nabokovs Figur Humbert Humbert antreibt, mit zwei entscheidenden Unterschieden: Zum einen konzentriert sich das Interesse des kleinen Grenouille auf genau 26 dieser Nymphen, während Humbert Humbert mit einer einzigen schon zufrieden ist, mit Lolita. Zum zweiten hat Nabokovs Hauptfigur nur eines im Sinn: Er will den Körper Lolitas gemeinsam mit ihr zu nichts mehr als zur körperlichen Luststeigerung genießen, während Grenouille ein ganz und gar unkörperliches Ziel hat. Er will den Duft.

Neben dem Thema, das bei Nabokov weitaus spektakulärer ausfällt, sind es aber auch und gerade die Sprachspiele und Wortverliebtheiten, die beide Autoren voneinander unterscheiden. Süskind verführt, noch einmal im Vergleich zu Nabokov, weniger durch die inhaltliche Präsentation – Grenouille hat nicht einmal leiseste Anflüge von körperlichen Begehrlichkeiten –, seine verführerische Wirkung geht vielmehr von seinem Sprachstil aus: »Hinter dieser suggestiven Kraft der Sprache, die den Leser geradezu in den Roman hineinzieht, steckt ein ganzes Arsenal stilistischer Techniken, die einerseits auf sprachlichen Wohlklang, auf Intensität und Eindringlichkeit, andererseits aber auch auf dauernd präsente ironische Brechung und Entmystifizierung abzielen.« Das stellt Hanns-Peter Reisner, ein Süskind-Interpret, treffend fest. Wenn schon der Held also keinerlei Stelldicheins, keine spannende Begegnung und keinerlei knisternde erotische Berührungen mit »seinen Nymphen« hat, so stellt diese »Verführung« wenigstens die Sprache in ihren Inszenierungsformen dar.

Was sich hier trifft, ist mindestens so berauschend wie die vielen Begegnungen zwischen Humbert Humbert und Lolita. Es treffen sich in unterschiedlichen Paarungen »Wiederholungen«, »polysyndetische Reihungen« (will heißen viele ungewöhnliche Wiederholungen derselben Konjunktion zur Verbindung einer Satzreihe), »Antithese« (die Gegenüberstellung von logisch entgegengesetzten Wörtern), »Aufzählung« und nicht zuletzt die »Hypotaxe« (Verschachtelung von Haupt- und Nebensätzen).

Doch der Reihe nach. Schon zu Beginn zeichnet sich die Sprache durch eine Ausgewogenheit, durch Gleichmaß und durch fast lyrische Effekte aus. Zum ersten Mal hat auch die Wiederholung eines einzigen Wortes ihren Einsatz: »Aus den Kaminen stank der Schwefel, aus den Gerbereien stanken die ätzenden Laugen, aus den Schlachthöfen stank das geronnene Blut. (...) Es stanken die Flüsse, es stanken die Plätze, es stanken die Kirchen, es stank unter den Brücken und in den Palästen. Der Bauer stank wie der Priester, der Handwerksgeselle wie die Meisterfrau, es stank der gesamte Adel, ja sogar der König stank, wie ein Raubtier stank er.« So entsteht ein intensiver und nachhaltiger Eindruck von der Geruchslandschaft in Paris. Ein weiteres neben vielen Beispielen setzt schließlich zu einem wahren orgiastischen Sprachrausch an und trägt ebenfalls zur Darstellung wie auch zur Intensivierung der Szenerie bei, wenn etwa Grenouilles Tätigkeiten beim Gerber Baldini beleuchtet werden: Er »entfleischte die bestialisch stinkenden Häute, wässerte, enthaarte, kälkte, ätzte, walkte sie, strich sie mit Beizkot ein, spaltete Holz, entrindete Birken und Eiben, stieg hinab in die von beißendem Dunst erfüllten Lohgruben, schichtete, wie es ihm die Gesellen befahlen, Häute und Rinden übereinander, streute zerquetschte Galläpfel aus, überdeckte den entsetzlichen Scheiterhaufen mit Eibenzweigen und Erde.«

Gleiches gilt auch, wenn er das Verführerische der Düfte präsentiert – wir haben es bereits gesehen. Die Wortkaskaden, die Süskind hier aufbaut, lassen die Szenerien eindringlich werden und verbinden sich mit den »Reihungen«, etwa wenn es über Grenouille heißt, er »lässt sich fallen und krallt und bohrt und beißt sich in das fremde Fleisch«. Die Antithese nimmt ebenfalls Teil am bunten Reigen der Stilmittel und Begriffsvariationen: »Das Parfum war ekelhaft gut (...) Es war keine Spur ordinär. Absolut klassisch, rund und harmonisch war es. Und trotzdem faszinierend neu. Es war frisch, aber nicht reißerisch. Es war blumig, ohne schmalzig zu sein.«

Werfen wir zur Abwechslung einen kurzen Blick in »Lolita«, so merken wir schnell den Unterschied: Humbert Humbert erzählt aus einer Gefängniszelle heraus sein Leben, es ist eine grandiose Rückschau auf seine Entwicklung, insbesondere auf die Entstehung seiner geschlechtlichen Ausprägung. »Ich wuchs als glückliches, gesundes Kind in einer hellen Welt von Büchern, sauberem Sand, Orangenbäumen, zutraulichen Hunden, Ausblicken aufs Meer und lächelnden Gesichtern auf. Um mich her drehte sich das glanzvolle Hotel Mirana wie eine Art privaten Universums, ein weißgetünchter Kosmos innerhalb des großen blauen, der draußen strahlte. Vom beschürzten Geschirrwäscher bis zum flanellbekleideten Potentaten mochten und hätschelten mich alle. (...) Wieder und wieder durchblättere ich diese armseligen Erinnerungen und stelle mir immer von neuem die Frage, ob damals, im Glitzer jenes fernen Sommers der Riss in mein Leben gekommen war, oder ob mein unbändiges Verlangen nach jenem Kind nur das erste Zutagetreten einer bereits in mir angelegten Besonderheit war (...) Ich bin jedoch überzeugt, dass Lolita auf eine gewisse magische und schicksalhafte Weise mit Annabel begann.« Hier breitet in ausgewogenem Ton und ohne Schnörkel

Humbert Humbert sein Leben aus. Die Sprache zeigt sich eher sittsam und ruhig denn ausschweifend und berauscht.

Eine Steigerung und Exaltierung des Ausdrucks findet in »Lolita« weniger statt. Eine solche zeigt sich vielmehr beim Betrachten des *Parfums*, etwa wenn der Einsatz und die Verschmelzung von Superlativen unübersehbar werden. Dies trägt sogleich zu einer Steigerung der Affekte bei: »Und der Große Grenouille sah, dass es gut war, sehr, sehr gut. Und er blies den Wind seines Odems über das Land. Und die Blüten, liebkost, verströmten Duft und vermischten ihre Myriaden Düfte zu einem ständig changierenden und doch in ständigem Wechsel vereinten universalen Huldigungsduft an Ihn, den Großen, den Einzigen, den Herrlichen Grenouille, und dieser, auf einer goldduftenden Wolke thronend, sog den Odem schnuppernd wieder ein, und der Geruch des Opfers war ihm angenehm.« Einer der vielen Rezensenten des »Parfums«, Michael Fischer, sagt, dass Süskind »den Leser bei der Hand« nimmt und »ihn naseweis durch seinen dicken Garten der Gerüche« führt: »Autor wie Leser suhlen sich in der dicken Luft der Düfte.«

So wie sich in der folgenden Szene, etwas unterkühlt und nicht wirklich einladend, die Körper miteinander vereinigen, so lässt Patrick Süskind die verschiedensten Stilmittel und Sprachformen miteinander zusammenkommen, allerdings auf unvergleichlich reizvollere Weise: »Es war, als besitze der Mann zehntausend unsichtbare Hände und als habe er jedem der zehntausend Menschen, die ihn umgaben, die Hand aufs Geschlecht gelegt und liebkose es auf just jene Weise, die jeder einzelne, ob Mann oder Frau, in seinen geheimsten Phantasien am stärksten begehrte. Die Folge war, dass die geplante Hinrichtung eines der verabscheuungswürdigsten Verbrecher seiner Zeit zum größten Bacchanal ausartete, das die Welt seit dem zweiten vorchristlichen Jahrhundert gesehen hatte: Sittsame Frauen rissen sich die Blusen auf, entblößten unter hysterischen Schreien ihre Brüste, warfen sich mit hochgezogenen Röcken auf die Erde. Männer stolperten mit irren Blicken durch das Feld von geilem, aufgespreiztem Fleisch, zerrten mit zitternden Fingern ihre wie von unsichtbaren Frösten steifgefrorenen Glieder aus der Hose, fielen ächzend irgendwohin, kopulierten in unmöglichster Stellung und Paarung, Greis mit Jungfrau, Tagelöhner mit Advokatengattin, Lehrbub mit Nonne, Jesuit mit Freimaurerin, alles durcheinander, wie's gerade kam. Die Luft war schwer vom süßen Schweißgeruch der Lust und laut vom Geschrei, Gegrunze und Gestöhn der zehntausend Menschentiere. Es war infernalisch.«

Grenouille, der Nymphenjäger und -mörder, hat »den gefährlichen Zauber der Nymphen« körperlos eingefangen und, wie eben gezeigt, in der Poesie unvergleichliche Wirkungen mit ihm erzielt; Humbert Humbert ist mit seinen Darlegungen nicht ganz so unvergleichlich, dafür aber in der Wahrnehmung seiner fleischlichen Leser weitaus skandalträchtiger gewesen. Die orgiastischen Potenzen, den gefährlichen Zauber der Sprache hat Patrick Süskind kongenial in Szene gesetzt, damit aber anders als Nabokov kein Tabu gebrochen, kein wirklich großes jedenfalls.

Der Kopf war das Markenzeichen dieses früh verstorbenen Theoretikers des Tabus, dem wir uns nun zuwenden. Kahl geschoren war dieser Kopf. Eine Brille mit kühlem Metallrahmen trug er, und er hatte dünne, sehr dünne Finger. Er hatte einen Blick, der einem das Blut in den Adern gefrieren lassen konnte. Immer wenn er redete, schlugen die Intelligenz, die enzyklopädische Bildung und sein blendender Stil zu. Er war stets von einer ironischen Aura umgeben – das allein schon hätte Patrick Süskind gefallen können. Seine Leidenschaft galt dem Wahn, dem Terror, der Lust und der Qual, der Begierde und der Raserei, kurz: dem gesellschaftlich Ausgegrenzten. Seine Botschaft war das »Verschwinden des Menschen« – spätestens jetzt wäre Süskind wohl hingerissen.

Sein Traum: So wie das Parfum von Jean-Baptiste Grenouille keinen Namen trug, sondern einzig durch den Duft und dessen Wirkung lebte, so hatte er die Vorstellung, ein ganzes Jahr lang nur Bücher veröffentlicht zu sehen, die ohne Namen und einzig durch ihre Wirkung in die Köpfe und Herzen der Leser dringen. Die Bücher, die er geschrieben hat, hätten auch ohne Autorennamen Geschichte geschrieben. Sie haben so nüchterne Titel wie »Wahnsinn und Gesellschaft« (1961), »Die Ordnung der Dinge« (1966), »Überwachen und Strafen« (1975). Patrick Süskind kennt sie gewiss.

Der Mann mit der Glatze und der Metallbrille war umstritten, war umkämpft, wurde gehasst und vergöttert. Er war ein bedeutender Denker und ein großer Schauspieler auf der Bühne der Weltphilosophie. Ein Aufschneider. Ein Entertainer. Ein Grenzgänger. Ein philosophischer Duftmischer. Ein Jean-Baptiste Grenouille der Philosophie. Sein Name: Michel Foucault.

Er wartete auf mit starken Thesen und noch stärkeren Formulierungen. Eine der kräftigsten Thesen war die vom »Verschwinden des Menschen« in dem Buch »Die Ordnung der Dinge«. Gemeint ist die Auflösung des humanistischen und seit der Aufklärung geforderten eigenständigen Subjektes. Er schreibt: »Wenn diese Dispositionen verschwänden, so wie sie erschienen sind, wenn durch irgendein Ereignis, dessen Möglichkeit wir höchstens vorausahnen können, aber dessen Form oder Verheißung wir im Augenblick noch nicht kennen, diese Dispositionen ins Wanken gerieten, wie an der Grenze des achtzehnten Jahrhunderts die Grundlage des klassischen Denkens es tat, dann kann man sehr wohl wetten, dass der Mensch verschwindet wie am Meeresufer ein Gesicht im Sand.«

Wir wissen sicher, dass er, Foucault, Süskinds »Parfum« nicht wahrnehmen konnte, denn er starb bereits 1984 im Alter von 57 Jahren. Viel zu früh, sagen manche. Nicht nur in dieser Hinsicht weist er Parallelen zu Grenouille auf. Patrick Süskind, der seinen Grenouille in eben jener Stadt auf die Welt kommen lässt, für die auch der Philosoph Neigung und Passion pflegte, ist Paris noch heute sehr verbunden. Er hat sogar eine Heimstatt dort. Der Philosoph war im Gegensatz zu Süskind Franzose, lebte dauerhaft in der französischen Metropole und lehrte an der Sorbonne. Er lehrte aber auch in Berkeley, Kalifornien, und andernorts und schrieb, beinahe wie nebenbei, große Texte. Im Gegensatz zu Süskinds Ethos, sich überhaupt nicht zu zeigen und jegliche öffentliche Auftritte zu vermeiden, vertrat der Philosoph eine ganz andere Auffassung: Dass nämlich Schreiben und Leben untrennbar sind. Daher hielt er nicht nur Vorlesungen an der Universität, sondern war bald ein international bekannter, einflussreicher und gefragter Kopf. Seine Stimme hatte Gewicht, er wurde zum Vorreiter einer Generation von Denkern, und seine Texte, dies wiederum Süskinds Text sehr ähnlich, feierten große Auftritte an beinahe allen Orten der Welt. Sein Wunsch: »Ich möchte, dass meine Bücher so etwas wie Operationsmesser, Molotowcocktails oder unterirdische Stollen sind und dass sie nach dem Gebrauch verkohlen wie Feuerwerke.«

Patrick Süskind hat ihn mit großer Wahrscheinlichkeit gekannt. Zumindest durch einige seiner Bücher. Dafür jedenfalls spricht viel. Das »Verschwinden des Menschen« feiert Süskind in seinem Buch beinahe fortwährend. Grenouilles Ende, seine »Hinrichtung«, ist bekanntlich eine Liebestat und ein kannibalistischer Akt zugleich. Der Bezug zu Pentheus' Ermordung durch die Bakchen ist frappant. Euripides, der Autor, hat eben jene Bakchen einen Kreis um Pentheus bilden lassen, bevor sie den Helden dann, ähnlich den Clochards im »Parfum«, in Stücke reißen. Aber es erinnert zum anderen auch an ein weitaus dramatischeres Textstück, an die Einleitung des Buches »Überwachen und Strafen« von Michel Foucault. In diesem Werk wird die Funktion von öffentlichen Hinrichtungen analysiert und zugleich ausgeführt, worin die Ursachen für die allmähliche Abschaffung solcher Strafpraktiken lagen und durch welche anderen sie in der Moderne ersetzt worden sind.

Wenn Süskind den Erzähler sagen lässt, dass es nicht leicht sei, einen menschlichen Körper in Stücke zu zerreißen und dass selbst Pferde »die größte Mühe« dabei hätten, so ist dies eine Anspielung auf eben jene Einleitung, denn Foucaults Protagonist mit Namen Damiens ist genau zu einer solchen Prozedur verurteilt. Er hat, im Gegensatz zu Grenouille, nicht 26 Nymphen zu Tode gebracht, sondern seinen Vater ermordet.

Grenouille erlebt sein Ende weit weniger grausam als Damiens, auch wenn er mit ihm die Gemeinsamkeit teilt, in Stücke gerissen zu werden. Süskind inszeniert für seinen Roman einen anderen Ausgang, der nicht nur feinsinniger und raffinierter ist, sondern zugleich einer sturen poetischen Gerechtigkeit widerstreitet – und vor einer Foucault'schen Textwucht zurückschreckt. Denn diese ist unvergleichlich härter als die textliche Inszenierung der Kannibalisierung durch die Liebe. Es war wahrscheinlich die größte Versuchung Süskinds, seinen Grenouille auf solch grausame und furchterregende Art enden zu lassen. Bekanntlich soll nach der Aussage einer Schulfreundin ihm der Schluss des Romans große Mühen bereitet haben. Allein, Süskind hat der Versuchung widerstanden. Doch lesen Sie selbst, was Damiens dreieinhalb Jahre nach Grenouilles erstem Mord widerfuhr. Michel Foucault zitiert unter anderem die »Gazette d'Amsterdam« vom 1. April 1757 und aus den »Pièces originales et procédures du procès fait à Robert-Francois Damiens«, ebenfalls aus dem Jahre 1757:

»Am 2. März 1757 war Daimiens dazu verurteilt worden, ›vor dem Haupttor der Kirche von Paris öffentliche Abbitte zu tun‹, wohin er ›in einem Stützkarren gefahren werden sollte, nackt bis auf ein Hemd und eine brennende zwei Pfund schwere Wachsfackel in der Hand; auf dem Gréve-Platz sollte er dann im Stützkarren auf einem dort errichteten Gerüst an den Brustwarzen, Armen, Oberschenkeln und Waden mit glühenden Zangen gezwickt werden; seine rechte Hand sollte das Messer halten, mit dem er den Vatermord begangen hatte, und mit Schwefelfeuer gebrannt werden, und auf die mit Zangen gezwickten Stellen sollte geschmolzenes Blei, siedendes Öl, brennendes Pechharz und mit Schwefel geschmolzenes Wachs gegossen werden; dann sollte sein Körper von vier Pferden auseinander gezogen und zergliedert werden, seine Glieder und sein Körper sollten vom Feuer verzehrt und zu Asche gemacht, und seine Asche in den Wind gestreut werden.‹ (…) Schließlich vierteilte man ihn. (…) Die letzte Operation war sehr langwierig, weil die verwendeten Pferde ans Ziehen nicht gewöhnt waren, so dass man an Stelle von vier deren sechs einsetzen musste; und als auch das noch nicht genug war, musste man, um die Schenkel des Unglücklichen abzutrennen, ihm die Sehen durchschneiden und die Gelenke zerhacken (…) Man versichert, dass ihm, obwohl er immer ein großes Lästermaul gewesen war, keine Blasphemie entkam; nur schreckliche Schreie ließen ihn die übermäßigen Schmerzen ausstoßen und oft wiederholte er: ›Mein Gott, hab Erbarmen mit mir! Jesus hilf mir!‹ Alle Zuschauer waren erbaut von der Fürsorge des Pfarrers von Saint-Paul, der trotz seines hohen Alters keinen Augenblick versäumte, um den armen Sünder zu trösten.

Und ein anderer berichtet, der Polizeioffizier Bouton: ›Man zündete den Schwefel an, aber das Feuer war so schwach, dass die Haut der Hand davon kaum verletzt wurde. Dann nahm ein Scharfrichter, die Ärmel bis

über die Ellenbogen hinaufgestreift, eine etwa andert-
halb Fuß lange, zu diesem Zweck hergestellte Zange
aus Stahl, zwickte ihn damit zuerst an der Wade des
rechten Beines, dann am Oberschenkel, darauf am
rechten Ober- und Unterarm und schließlich an den
Brustwarzen. Obwohl dieser Scharfrichter kräftig und
robust war, hatte er große Mühe, die Fleischstücke mit
seiner Zange loszureißen; er musste jeweils zwei- oder
dreimal ansetzen und drehen und winden; die zuge-
fügten Wunden waren groß wie Laubtaler.‹

Bei diesem Zangenreißen schrie Damiens sehr laut,
ohne freilich zu lästern; danach hob er das Haupt und
besah sich. Derselbe Scharfrichter nahm nun mit einem
Eisenlöffel aus einem Topf siedende Flüssigkeit, die er
auf jede Wunde goss. Darauf knüpfte man dünne Stri-
cke an die Seile, die an die Pferde gespannt werden
sollten, und band damit die Pferde an je ein Glied. Der
Herr Gerichtsschreiber Le Breton näherte sich mehrmals dem Verurteilten, um ihn zu fragen, ob er etwas
zu sagen habe, was er verneinte. Bei jeder Peinigung
schrie er so unbeschreiblich, wie man es von den Ver-
dammten sagt: ›Verzeihung mein Gott, Verzeihung,
Herr!‹ Trotz all dieser Schmerzen hob er von Zeit zu
Zeit das Haupt und besah sich unerschrocken. Die
Seile, die von den Menschen so fest angebunden und
gezogen wurden, bereiteten ihm unaussprechliche
Schmerzen. Der Herr Le Breton trat noch einmal zu
ihm und fragte ihn, ob er nicht etwas sagen wolle; er
sagte nein. Die Beichtväter näherten sich ihm und sprachen lange zu ihm; er küsste gerne das Kruzifix, das
sie ihm darboten; er schob die Lippen vor und sagte
immer: ›Verzeihung, Herr!‹

Die Pferde gaben einen kräftigen Ruck und zerrten dabei jeweils an einem Glied; jedes Pferd wurde von einem Scharfrichter gehalten. Eine Viertelstunde später dieselbe Zeremonie noch einmal; und nach weiteren Versuchen war man gezwungen, die Pferde ziehen zu lassen: diejenigen an den Armen in Richtung Kopf, diejenigen an den Schenkeln in Richtung Arme, was ihm die Arme an den Gelenken gebrochen hat. Dieses Ziehen wurde mehrmals wiederholt – ohne Erfolg. Er hob das Haupt und blickte sich an. Man war gezwungen, zwei weitere Pferde zusätzlich an die Schenkel zu spannen, so dass man nun sechs Pferde hatte. Aber ohne Erfolg. (…)

Nach zwei oder drei Versuchen zogen die Scharfrichter (…) Messer aus ihren Taschen und schnitten die Schenkel vom Rumpf des Körpers ab; die vier Pferde rissen nun mit voller Kraft die Schenkel los: zuerst den der rechten Seite, dann den andern; dasselbe wurde bei den Armen gemacht, und zwar an den Schultern und an den Achselhöhen; man musste das Fleisch beinahe bis zu den Knochen durchschneiden; die Pferde legten sich ins Geschirr und rissen zuerst den rechten Arm und dann den andern los.

Nachdem diese vier Teile abgetrennt waren, kamen die Beichtväter zu ihm und wollten mit ihm sprechen; aber der Scharfrichter sagte ihnen, er sei tot, obwohl ich in Wahrheit gesehen habe, wie der Mann sich bewegte und wie der Unterkiefer auf und nieder ging, als ob er spräche. Einer der Scharfrichter sagte sogar, dass er noch am Leben gewesen sei, als sie den Rumpf des Körpers aufgehoben hätten, um ihn auf den Scheiterhaufen zu werfen. Die vier von den Seilen der Pferde losgelösten Glieder wurden auf einen Scheiterhaufen geworfen, der in der Nähe des Gerüstes vorbereitet war; dann wurde der Rumpf und das Ganze mit Scheitern und Reisig zugedeckt, und am Stroh, das unter das Holz gemischt war, wurde Feuer angesteckt.

In Vollstreckung des Urteils wurde alles zu Asche gemacht. Das letzte Stück, das in der Kohlenglut gefunden wurde, war erst nach halb elf am Abend gänzlich verbrannt. Die Fleischstücke und der Rumpf brannten ungefähr vier Stunden lang. Die Offiziere, zu denen ich gehörte, und mein Sohn sowie das Kommando der Bogenschützen, wir sind bis fast elf Uhr auf dem Platz geblieben.«

Nun fragen wir: Hätten Sie Jean-Baptiste Grenouille das gleiche Ende gewünscht, das der Mann mit der Glatze und dem blendenden Stil ebenso beeindruckend wie schockierend an den Anfang eines seiner wichtigsten Bücher gestellt hat?

8 Madonna und die Globalisierung der Tristesse

Es begann mit einem Malheur: Als der uns schon bekannte Parade-Parfümeur und große Unternehmer François Coty seinen allerersten Duft, »La Rose Jacqueminot«, im Jahre 1904 an ein breites Publikum bringen wollte, war er beinahe chancenlos. Er hatte zwar eine Vision, eine Firma und einen Duft, den er nicht nur selbst kreiert hatte, sondern von dessen Herznote er absolut überzeugt war. Aber er hatte keinerlei Vertriebswege. Wie also sollte das Parfum zu seinen Trägerinnen gelangen?

Coty ging mit diesem Duft in das seinerzeit wohl berühmteste Kaufhaus in Paris, ins »Les Grands Magasins du Louvre«, um dem Chefeinkäufer sein Produkt vorzustellen. Dieser lehnte ab, konnte den Duft des avantgardistischen Rosenparfums nicht ausstehen. François Coty schien gescheitert. Fatalerweise rutschte dem Revoluzzer das Fläschchen mit dem kostbaren Duft aus der Hand, verströmte seinen betörenden Duft ungehindert in den Hallen des Einkaufstempels und gelangte so an viele potentielle Kunden. Diese atmeten den Duft, fragten nach seinem Namen und bestellten direkt bei Coty – ein Erfolg war geboren, der Duft erfreute sich bald breiten Zuspruchs. Cotys Motto »Luxus für alle« schenkte vielen Menschen die Möglichkeit, zu einem annehmbaren Preis »exklusiv« zu riechen; andererseits barg das Motto auch eine Gefahr, die niemand voraussehen konnte: die im Eingangskapitel geschilderte Welt des Luchses mit ihrem »Axe-Effekt« und der Monopolisierung künstlicher Gerüche kündigte sich an. François Coty hat zwar den Massenmarkt für das Parfum nicht allein geschaffen, aber er hat einen wichtigen Grundstein gelegt.

Es begann mit einer Provokation: Im Jahre 1989, im Jahrzehnt der großen Bildexplosionen, kam ein Musikvideo auf den internationalen Markt, das selbst gestandene Großkonzerne schockierte. Pepsi-Cola, Hauptsponsor einer großen Konzertreise, zog schockiert seine Mittel und seine geplante Werbekampagne mit der Darstellerin zurück. Man sah auf dem Video die Musikerin wild tanzen vor brennenden Kreuzen und schließlich einen »schwarzen Jesus« küssen. »Like a Prayer« wurde daraufhin zu einem der größten Erfolge in der

Karriere von Madonna. Es war jedoch nicht ihr erster medienwirksamer und provokanter Auftritt. Bereits 1984 hatte sie für Schlagzeilen gesorgt, als sie ihren Hit »Like a Virgin« kokett und augenzwinkernd in einem Hochzeitskleid präsentierte.

Darauf folgten eine Vielzahl weiterer Alben und einige der größten und aufwendigsten Welt-Tourneen. Mit ihrer »Confessions On A Dance Floor«-Tour wollte Madonna im Jahre 2006 mehr verdienen als je eine Musikerin vor ihr. Der Rekord wäre ein spätes Resultat ihrer Entwicklung zur Ikone, die in den achtziger Jahren begann. Damals leistete sie durch die ständige Neuerfindung ihres medialen Ichs eine Pioniertat. Sie trug maßgeblich dazu bei, dass die sogenannte Fetisch-Mode zum Erfolg wurde, sie belebte den Glamour à la Hollywood nachhaltig. Witzig und meistens provokant stilisierte sie sich einmal zur idealen Powerfrau, ein anderes Mal zur seidenweichen Rühr-mich-nicht-an-Dame. Sie spielte mit beinahe allen Weiblichkeitsklischees der Kulturgeschichte und verkörperte Marilyn Monroe ebenso eindrucksvoll wie das *Bad girl*. Immer jedoch stand ihr Körper im Vordergrund, jene Oberfläche, die sich so gut und so werbewirksam inszenieren lässt.

Einmal auf schockierende Weise domestiziert, ein anderes Mal auf verzehrende Weise sinnlich. Bei ihr hat die Vorstellung einer natürlichen Weiblichkeit ausgedient. Wer jede Rolle schon einmal gespielt hat, wer bereits alle Kostüme getragen hat, der setzt sich allerdings der Gefahr aus, nicht nur sich selbst, sondern auch seine Umwelt zu überreizen. Die ständige Neuerfindung seiner selbst droht zur Selbst-Erschlaffung zu geraten – was folgt, ist die globalisierte Desensibilisierung. Diese Tendenz führt Madonna jedenfalls auch vor, und Kritiker bemerken zu Recht, dass ihre erneuten religiösen Anspielungen der aktuellen Tournee, in der sie sich selbst ans Kreuz schlagen und eine Dornenkrone aufsetzen lässt, verblassen und auf mangelnde Kreativität deuten. Die scheinbar grenzenlose Pluralisierung der Stile schlägt um in ihr Gegenteil und wird zur Uniformierung.

Der Inbegriff dieser Uniformierung begann weder mit einem Malheur noch mit einer Provokation, sondern viel bescheidener: mit der Eröffnung einer kleinen Filiale. Und doch stand in der Martin-Luther-Straße 26 in München-Obergiesing an jenem Dezembertag des Jahres 1971 nicht nur halb München Kopf. Der gigantische internationale Erfolg, der genau hier seinen deutschen Anfang für die McDonald's Inc. nehmen sollte und der eine der größten sinnlichen Reduktionen aller Zeiten in der Welt des Geschmacks einleitet, hat einen Namen: »Big Mac«. Er läuft direkt vom Fließband der ersten deutschen Filiale hinein in die Münder Deutschlands. Auch er ist ein Meisterwerk aus dem Labor. Allerdings ist er kein sinnliches Meisterwerk wie Süskinds »Parfum«, sondern ein sensorisches Minimalprodukt.

Den Urgrund für diese Produktion und für die weltweit mit rund 35 000 Filialen (Tendenz steigend) und in ca. 120 Ländern präsente Systemgastronomie legten im Jahre 1940 die Brüder Richard und Maurice McDonald in San Bernardino, USA. Ob beide wussten, dass daraus einmal das weltweit erfolgreichste Gastronomiekonzept überhaupt werden würde? Ob sie bereits ahnten, dass Deutschland einmal neben den USA, Frankreich und Großbritannien zu den wichtigsten, sprich einträglichsten Absatzmärkten zählen würde? Jedenfalls expandierte das Unternehmen extrem schnell, und Grund dafür war nicht nur, dass die Effizienz der Hamburgerzubereitung unerhört war. Beinahe jeden Tag eröffnete eine neue Filiale. Heute leben etwa 50 Prozent der amerikanischen Bevölkerung keine drei Autominuten von der nächsten McDonald's-Filiale entfernt. In Deutschland sind die Dimensionen nicht ganz so gewaltig: Hier findet sich im Schnitt immerhin alle 16 Kilometer ein entsprechender Standort. Zum sensationellen Erfolg tragen neben dem Geschäftskonzept, den Standardprodukten und dem hohen Werbeaufwand das stets gleich bleibende Erscheinungsbild bei. Die deutliche Signalwirkung der Farben rot und gelb und des doppelt geschwungenen Triumphbogens ist für den Wiedererkennungseffekt entscheidend.

Patrick Süskinds Roman profitiert von all diesen Tendenzen und kritisiert sie zugleich: Sein »Parfum« wird zu einem »Luxus für alle«, zieht Vorteile aus der Explosion der Stile ebenso wie aus einem gewaltigen Massenmarkt, der nicht nur nach Sensationen, sondern auch nach sinnlich-drastischen Erlebnissen giert. Damit trifft Süskind, wie schon einige seiner prominenten Vorgänger, den vielzitierten Puls der Zeit. Andererseits hat er genau erkannt: Wo die Explosion der Möglichkeiten in Lähmung, in Provokationsroutine umschlägt, wo Pluralisierung zur Uniformierung wird, da triumphiert die wirklich neue Mischung, der schillernd komponierte Duft mit einem Hauch von Exklusivität, das Wunderparfum des Monsieur Grenouille.

Seit dem ersten deutschen Megaseller mit einer Geniethematik, dem Roman »Die Leiden des jungen Werthers« von Johann Wolfgang Goethe, 1774 veröffentlicht, haben es Autoren immer wieder geschafft, sinnliche Defizite einer Gesellschaft produktiv zu nutzen und ästhetisch zu gestalten. Der Ausbreitung grenzenloser Vernunft und Rationalität setzt Goethe, der jene Ausbreitung in seiner Rechtspraktikantenzeit im Jahre 1772 am Reichskammergericht in Wetzlar am eigenen Leibe erfahren hat, einen derart empfindsamen Menschen entgegen – Werther eben –, dass Menschen nicht nur in Scharen den »Werther« kaufen, sich nicht nur so kleiden wie er, sondern eine wahrhafte »Wertheriade« entwickeln. Sie gehen wie er, reden wie er und handeln schließlich auch wie er: Im Rausch der wallenden Gefühle und Werther nacheifernd, gehen einige sogar in den Tod. Im Zeitalter des Gedankens siegt ein Roman mit Gefühl.

So weit »bringt« es Süskinds »Parfum« glücklicherweise nicht, jedenfalls ist bis heute nicht bekannt, dass Grenouilles poetisches Ende in der sogenannten Wirklichkeit echte Nachahmer gefunden hätte. Doch im Zeitalter des wachsenden Mainstreams – ob in der Mode, in der Musik, in der Fernsehunterhaltung oder aber auch im Duft –, im Zeitalter der gespielten Kreuzigungen und des »Junk Foods« zeigt uns Grenouille, welch beinahe unbegrenzte Geruchserlebnisse möglich sind. Und wir nehmen diese dankbar auf und können dem ersten Teil eines Kommentars des Satiremagazins »Titanic« aus dem Jahre 1985 nur zustimmen: »Lieber Patrick Süskind, über Ihren Roman ›Das Parfum‹ haben Sie gewiss viel Gutes schon gelesen, aber so etwas Gutes wie die Empfehlung der ›Bild‹-Zeitung bestimmt noch nicht: ›ein zauberhafter Massaker-Krimi eines Schnüffelmonsters um 1800 in Frankreich.‹ Das ist Ihr Buch. ›Der Bestseller 1985.‹ Und was schreiben Sie als nächstes? Womöglich die märchenhafte Ostersause eines alten Lustmolchs im mittelalterlichen Deutschland? Finger weg, die gibt es bereits! ›Faust‹ nennt sich der Steadyseller.«

Ein Text verduftet: Die Tour de Fragrance

1 Paris: Weltstadt der Gerüche

Haben Sie auch schon immer einmal davon geträumt, aus ihrem gewohnten Duftkleid auszusteigen? Auszusteigen aus den alltäglichen Duftgemischen, aus Großstadtmief und Dorfgerüchen, aus Gewohntem und Bekanntem, aus Joop und aus Davidoff? Sie wollten die Nase schon immer einmal freibekommen und neue Herausforderungen atmen?

Dann haben Sie jetzt die Gelegenheit. Nach unserem Ausflug in das Leben des Autors Patrick Süskind, nach unserer kleinen Expedition durch das Buch und den Film ist dies der letzte Teil unserer Reise durch die duftenden Landschaften des »Parfums«. Wir nehmen nunmehr direkt die Spur des Jean-Baptiste Grenouille auf und lernen die Welt der schönen Düfte kennen. Zum Ersten erleben wir Grenouille und die Erfolgsgeschichte seiner Tour direkt an den Orten ihres Geschehens und atmen ein wenig von dem Glamour, den das »Feuerwerk in der Flasche« schon damals umgab und heute mehr denn je umgibt. Wir erleben zum Zweiten einen Einblick in die Hintergründe und Macharten der großen Duftkonzerte: Wie kommen ihre großen und kleinen Wirkungen zustande und welche Substanzen und Elemente tragen zu diesem Duftzauber bei? Welche Dufttypen gibt es, und warum kann man gewisse

Parfums und ihre Duftnoten nicht ausstehen? Und wir erhalten zum Dritten einen Einblick in die Duftlabore und erfahren das eine oder andere Bemerkenswerte über Verfahrensweisen und Herstellungsmethoden, über Geschichte und Geschichten der kostbaren Wässerchen.

Wir beginnen in Paris, dem Ausgangs- und Endpunkt des großen Grenouille und einer der schönsten Metropolen der Welt.

Wir können es kaum mehr erwarten, endlich anzukommen. Dort, wo Jean-Baptiste Grenouilles Leben seinen Ausgang nahm und wo er zu großen Werken ansetzte. Dort, wo nicht nur kulinarische Kunststücke und modische Trends zu Hause sind, sondern wo schon oft Weltgeschichte geschrieben wurde. Denken wir nur an die Französische Revolution und an die Impulse von Voltaire und Racine, die im 18. Jahrhundert den Beginn der europäischen Aufklärung mit einleiteten. Begrüßt werden wir am Markt im Faubourg Saint-Antoine, in dessen Nähe Jean-Baptiste Grenouille seine ersten Lebensjahre verbrachte, von einer beinahe akzentfrei Deutsch sprechenden jungen Französin. Mademoiselle Caroline, die in Paris Mode und Design studiert, hat unser Herz durch ihr kokettes Lächeln im Sturm erobert. Ihre braunen Haare hat sie zu einem Zopf zusammengebunden, ihr Outfit erinnert ein wenig an die Dresscodes der Stewardessen, und ihr Duft ist angenehm frisch und zitronig. Sie entschuldigt sich gleich zu Beginn für den kleinen Stapel Karteikärtchen, den sie vorbereitet hat, doch den, so gesteht sie uns, braucht sie. Für alle Fälle und falls sie einmal etwas vergessen sollte. Und dann geht es los.

»Bevor wir nun den Zauber in Paris mit unserer Duft-
reise beginnen, dürfen wir an einen anderen Anfang erinnern«, sagt sie. »Den Anfang einer großen Idee und
eines noch größeren Duftexperiments. Wussten Sie eigentlich«, und dabei lächelt sie ein wenig verschmitzt,
»dass der direkte Vorläufer des besten Parfums aller
Zeiten, der Duftkomposition unseres Helden Jean-
Baptiste Grenouille, den Anfang des Unisex-Duftes
markiert? Diese Kreation wurde bereits im Jahre 1792
erfunden, und ihren Namen kennen wir alle: das Kölnisch Wasser, auch ›4711‹ genannt. Der Duftcharakter
dieses Parfums ist auch nach über 200 Jahren noch
weitgehend erhalten geblieben und immer noch aktu-
ell: leicht und erfrischend, beschwingt und belebend,
zitronenartig mit feinen krautigen Nuancen und einem
Touch von Orangenblüten.« Diejenigen, die besonders
dicht an Mademoiselle stehen, könnten den Eindruck
haben, sie trage diesen Duft. Denn genau so oder so
ähnlich atmen wir sie.

»Kein Wunder ist es«, fährt sie fort, »dass der erfolgreichste Unisex-Duft unserer Tage, ›ckOne‹ von Calvin
Klein, sich an der altbewährten Duftrichtung orien-
tiert. Er ist allerdings ein wenig intensiver und haften-
der als das ›4711‹, mit der Frische moderner Hygiene,
flankiert von herb-fruchtigen Akzenten und blumigen
Nuancen. Der Zitrusakkord, sei es in der klassisch-
natürlichen oder aber der modernen Ausprägung,
bestimmt den dominanten Eindruck aller Parfums in
diesem Feld.«

Gleich anschließend erklärt sie uns den Unterschied
in den Duftbezeichnungen, viele kennen ihn wahrscheinlich schon: »Am konzentriertesten sind die Düf-

te, die französisch als ›Parfum‹ bezeichnet werden. Sie werden in kleinen Flakons verkauft, die zumeist zwischen sieben und 15 Milliliter enthalten. Der Anteil am Duftkonzentrat liegt hier zwischen 20 und 30 Prozent. Das Parfum ist die kostbarste Form eines Duftes, sein Duftöl enthält besonders viele Anteile der teuersten natürlichen Blütenessenzen, die in den anderen Arten durch Nachschöpfungen ersetzt werden. Allerdings kommen diese Nachschöpfungen den natürlichen Vorbildern in ihrem Duft so nahe, dass nur geübte Nasen den Qualitätsunterschied entdecken. Das ›Eau de Parfum‹ ist die zweitstärkste Art, gefolgt von dem uns sicher bekannten ›Eau de Toilette‹ mit einem Duftölanteil, der sich zwischen 10 und 20 Prozent bewegt.« Mademoiselle Caroline hat bereits mehrfach auf ihre Kärtchen geschaut und schon einige umgeblättert. Doch wir hören ihr gerne zu, und unser Interesse an den Hintergründen wächst.

»Jedes Parfum«, so doziert sie weiter, »besteht aus einer Kopfnote, einer Herznote und einer Basisnote. Es ist vergleichbar mit einer Sinfonie, und sehr häufig wird dieser Vergleich mit der Musik auch herangezogen. Kopfnote heißt der erste Satz, der gewissermaßen den Ton angibt und unsere Nasen zuerst erreicht – sobald der Flakon geöffnet und ein Tropfen des Inhalts auf die Haut getupft oder gesprüht wird. Aber die äußerst leichtflüchtigen Substanzen darin sorgen dafür, dass dieser erste Eindruck nur kurz anhält, wenige Minuten. Beim ersten Test am Ladentisch empfiehlt es sich jedoch, nicht bereits jetzt spontan zuzugreifen, denn in kurzer Zeit verändert sich diese Note und überlässt einer zweiten die Dominanz. Dieser zweite Satz wird auch Herznote genannt. Er ist sozusagen das Haupt-thema der Duftsinfonie, und wenn er, wie Amor, einen Pfeil ins Herz der Trägerin oder des Trägers schießt, dann hat er Ziel und Zweck erreicht. Allerdings folgt noch ein dritter Akkord, die Basisnote, auch Fond ge-nannt. Sie ist gebildet aus schwerflüchtigen Riechstof-fen, die sich über viele Stunden halten und das Werk der beiden vorangegangenen Sätze abrunden und voll-enden. Haben Sie das schon gewusst?«, fragt sie. Die meisten von uns schütteln den Kopf.

»Und nun ein Letztes, meine Damen und Herren, ehe wir starten. Ich möchte noch etwas zur Geschichte der Düfte sagen. Die Idee des Duftes, so wie wir ihn heute kennen, liegt wohl in Arabien begründet. Vor etwa 5000 Jahren begannen die Menschen, vielmehr die Priester, in den Tempeln Babylons duftende Kräu-ter, Harze und Hölzer zu verbrennen. Geschah dies in erster Linie, um die Götter zu erfreuen, so steht die Hul-digung heute nicht mehr im Vordergrund. Wir wollen heute vielmehr nur uns selbst und allenfalls noch den anderen gefallen. Über die Rauchschwaden suchten ba-bylonischen Priester gleichsam den Kontakt zum Him-mel. ›Per fumum‹ (lat. durch den Rauch) ist die Wur-zel des Wortes Parfum. Das beliebteste Duftholz der Babylonier war damals die kostbare Libanonzeder. Für die Rauchopfer wurden aber auch Kiefern, Zypressen, Tannenharz, Wacholderbeeren und Myrte verwendet. Die immergrüne Myrte mit ihrem frischen Duft war beispielsweise dem Sonnengott Shamasch geweiht. Die Menschen gönnten sich allerdings auch selbst und ihrem Vergnügen reichlich Wohlgerüche – in Form von parfümierten Ölen und Salben, die sie großzügig über Haut und Haare verteilten. Aufbewahrt wurden die Duftprodukte damals in kunstvollen Behältnissen aus Alabaster und anderen Steinen oder aus Keramik, Bronze oder Holz. Wenn Sie noch mehr über diese Epoche und ihre geruchlichen Gewohnheiten erfahren wollen, so können Sie dies sehr anschaulich in Regina Spelmans ›Kleiner Kulturgeschichte des Parfums‹ nachlesen.

Die Babylonier entdeckten im 14. Jahrhundert vor Christus die Kunst des Glasherstellens, was bald darauf auch die Ägypter beherrschten. Sie brachten es mit ihren Mitteln ebenfalls zu einer Meisterschaft in der Gewinnung von schönen Düften und opferten ebenfalls kostbare Duftessenzen, parfümierten ihre Götterstatuen und begannen, regen Handel mit Afrika, Südarabien und Indien zu treiben. Besonders hoch im Kurs standen Myrrhe und Weihrauch, die extrem teuer waren. Die Ägypter liebten aber auch Blumen, die besonders betörend rochen. Die weiße Lilie und die blaue Seerose mit ihrem süßen, leicht fruchtigen Aroma zählten zu den beliebtesten Blumenarten. Später erzählt uns die Bibel, besonders das Hohelied Salomos, mit welcher Freude besonders die Verführungskraft der Frauen durch die schönen Düfte zelebriert wurde: Weinblüte, Weihrauch, Myrrhe, Krokus, Zimt, Lilie, Narzisse und die Narde, ein indisches Duftkraut, finden ihre Trägerinnen und lassen sie zu Göttinnen werden.

Eine der ersten schriftlichen Abhandlungen ›Über die Gerüche‹ stammt von Theophrast (371–287 v. Chr.), einem bedeutenden Schüler des Aristoteles, der ein ausführliches Inventar aller griechischen und importierten Duftstoffe aufführt und Methoden der Mischungen, wie sie in Griechenland entwickelt wurden. Ähnlich wie die Griechen kultivierten auch die Römer die Wohlgerüche. Nicht nur der Körper wurde gesalbt, man parfümierte auch Kleidung, das Bett samt Partner, das Lieblingspferd, die Ziegel der Häuser und selbst die Segel der Schiffe. Römische Parfums enthielten eine Reihe von Substanzen, die noch heute in Luxusparfums vorkommen, so etwa Essenzen der Rose, der Iriswurzel, der Narzisse und von Eichenmoos. Was allerdings keine dieser Hochkulturen besaß, war reiner Alkohol, der überhaupt erst ermöglichte, dass wir unsere heutigen Parfums so verwenden können, wie wir dies gewöhnt sind. Erst mit dem Alkohol kann Parfum einer breiten Trägerschaft zugänglich gemacht werden, und dies stellt eine revolutionäre Neuerung in der Herstellung der schönen Düfte dar. Diese ist in erster Linie den arabischen Chemikern zu verdanken, die Anfang des 13. Jahrhunderts nach Christi hochprozentigen Alkohol destillieren konnten und damit die Möglichkeit schufen, Parfums als ein Gemisch von Duftstoffen, aufgelöst in eben jener Trägersubstanz, zu produzieren.

Etwa im 14. Jahrhundert liegt ein weiterer, großer Anfang begründet: das Parfum im modernen Sinn hat seinen ersten Auftritt – eine alkoholische Lösung von ätherischem Rosmarin- und Rosenöl mit dem schlichten Namen ›Ungarisches Wasser‹. Königin Elisabeth von Ungarn soll dank dieses Parfums noch mit 72 Jahren den polnischen König erobert haben. In der Renaissance des 15. und 16. Jahrhunderts werden Katharina von Medici und reiche, italienische Kaufleute zu großen Figuren auf der Bühne des Parfümeurswesens. Katharina war es, die parfümierte Lederhandschuhe salonfähig machte und die als eine der reichsten Adeligen Italiens das südfranzösische Städtchen Grasse entdeckte und durch ihren ausgeprägten Handel dieses Kleinod zu einer Hochburg der Parfümeurskunst entwickeln half. Der Lavendel wuchs in diesem milden Klima in großen Mengen, und auch importierte Kulturpflanzen gedeihen hier einzigartig. Jasmin, Orangen und Rosen sind die bevorzugten Duftspender. Aber das«, so erklärt uns Mademoiselle Caroline, »werden wir selbst noch sehr eindrücklich erleben.«

»Das Zeitalter der Aufklärung schließlich, das Zeitalter der Philosophen und der Französischen Revolution, wird schließlich auch die Paradezeit des Parfums. Hier wird ein Feuerwerk der Düfte entzündet, am Königshof Ludwigs XV. werden nicht nur Menschen, sondern auch Möbel, Fächer und Schuhe parfümiert. Der entscheidende Vorstoß des Parfums im Kampf gegen den Gestank der Epoche heißt ›Eau de Cologne‹. Dieses frische Wasser aus Rosmarin, Neroliöl (Orangenblütenöl), Bergamotte und Zitrone wurde in den unterschiedlichsten Formen angewandt. So löste man es im Badewasser auf oder benutzte es als Mundspülung. Eine weitere Wende bringt schließlich das 19. Jahrhundert: Hier sind es neue Entdeckungen auf dem Gebiet der Chemie, dank derer sehr teure natürliche Duftstoffe nun auch künstlich hergestellt werden können. Zwischen 1860 und 1900 gelang es Chemikern, eine Reihe von angenehmen Gerüchen in der Retorte zu produzieren: diejenigen von Heu, Vanille und Veilchen etwa. Die Entdeckung völlig neuer synthetischer Duftstoffe, nämlich der Aldehyde, beflügelte die Phantasie der Parfümeure nachhaltig. ›Chanel No. 5‹ ist eine ihrer erfolgreichsten Kompositionen und kündigt mit einem bis dahin nicht bekannten Duft die Emanzipation der Frau gleichsam unsichtbar an. Und François Cotys Grundlagen für seinen Erfolg sind gelegt. Nach dieser kleinen Einführung nun wollen wir wirklich starten«, sagt Mademoiselle Caroline. »Sind sie bereit?« Wir sind bereit, bereit für das Paris des 21. Jahrhunderts.

Den Gestank haben wir hinter uns gelassen. Hinter uns liegen nicht nur Jahrhunderte, in denen es in der Stadt zum Himmel stank, da Unrat und menschliche Abfälle die Bewohner der Stadt manchmal knöcheltief versinken ließen. Wo Nachtgeschirre schlicht auf den Bürgersteig geleert wurden. Eine Zeit, in der die Kanalisation unbekannt war und die Menschen sich durch ihre eigenen Gerüche und Ausdünstungen eine eigene, stinkende Geruchslandschaft erschufen. Heute ist von alledem nur noch ein Hauch von Erinnerung übriggeblieben. Das Duftpanorama heutzutage wird an den Knotenpunkten der Stadt von Autoabgasen beherrscht. Die haben wir auch hinter uns gelassen. Im Paris des 21. Jahrhunderts entdecken wir nun eine Vielzahl von Wohlgerüchen.

Wir stehen auf dem Marché Aligre in Paris, wir atmen keine Abgase oder stickige Luft, sondern Rosen, Limetten und frischen Knoblauch. Manchmal auch einen Hauch vom starken Kaffee aus der Bar an der Ecke oder in Butter gebackene Croissants, die Passanten in knisternden Papiertüten an uns vorbeitragen. »Hier, im Viertel um den Markt im Faubourg Saint-Antoine, ist der ideale Ausgangspunkt einer Reise ins Reich des Riechens. Nicht nur weil es hier duftet, sondern weil hier auch Grenouille aufgewachsen ist«, erklärt uns Mademoiselle Caroline. »Ganz in der Nähe hat der Bürgermeister an der Avenue Daumesnil ein römisches Viadukt errichten lassen. Je nach Jahreszeit überraschen Blüten von Kirschbäumen, Rhododendren oder Narzissen den Spaziergänger, der den Aufstieg über eine unscheinbare Steintreppe hinter sich gebracht hat: Dann befindet er sich sogleich in einer Nasen-Oase mitten in der Stadt.«

Wir können es eigentlich kaum glauben, dass dieses Viertel wie auch die ganze Stadt einst eine stinkende Kloake gewesen sein muss. Wenn es uns nicht durch Überlieferungen und eben die eindrucksvollen Schilderungen des Süskind'schen »Parfums« bewusst bleiben würde. Paris mit seinen über hundert Quadratkilometern Weite, das nachts vom Eiffelturm aus betrachtet einem riesigen Lichtermeer und tags einer unendlichen flirrenden Steinwüste gleicht, tut viel für seine Sauberkeit und damit gegen den »Pesthauch« der Gegenwart – weiß unsere reizende Duftexpertin. »Die Stadt gibt heute für die Beseitigung des rund 1,2 Millionen Tonnen anfallenden Hausmülls etwa 125 Millionen Euro aus. Und sie ist heute im Besitz eines vorbildlichen Kanalisationssystems. Paris, so hatte schon Kaiser Karl V. festgestellt, ›ist keine Stadt, sondern eine Welt‹. Und das trifft heute mehr denn je zu, wie es nicht nur die jährlich über zehn Millionen Besucher bezeugen.«

Wir schreiten gemessenen Schrittes durch das duftende Viertel von Faubourg Saint-Antoine. Hier also wuchs er auf, der kleine Grenouille, und verbrachte mindestens die ersten sechs Jahre unter der Obhut seiner Amme, Madame Gaillards. Hier bildete er sein olfaktorisches Geruchsvermögen aus. Heute erleben wir viele Seitengassen und Hinterhöfe, sehen Galerien, Künstlerateliers und Buchbinderwerkstätten. Heute, so zitiert Mademoiselle Caroline Alfred Hackensberger, einen Reisefreund und farbenfrohen Dokumentaristen der Szenerie, sind die Gassen »mit Kopfsteinpflaster ausgelegt und so schmal, dass gerade ein Auto Platz hat. Die mit Efeu bewachsenen Hauswände sind meist heruntergekommen, schaffen aber eine romantische Atmosphäre (...) Auffällig viele Afrikaner stehen in ihrer farbenfrohen, traditionellen Kleidung in den Hauseingängen und Hinterhöfen, grillen Maiskolben auf Behelfsöfen und bieten Alltagsramsch in Flohmarktmanier an.« Keine zehn Minuten von hier entfernt liegen der legendäre Friedhof Pere Lachaise und die gotische Kathedrale Notre-Dame. »Jetzt müssen wir fahren«, sagt Caroline unvermittelt. Wir benötigen drei Taxen, damit unsere Gruppe Platz findet.

Wir haben Glück, und nach gut zehn Autominuten können wir für einen weiteren Moment den Atem anhalten: Am Boulevard Haussmann passieren wir Duftstoffe aller Art, Stände, die Rohkostschneider, Haarspangen, Bügeleisen, Bademäntel und Krawatten feilbieten. Es riecht geradezu aufdringlich nach Zwiebeln und anderem Gemüse, das die Verkäufer der Rohkostschneider zu Demonstrationszwecken bergeweise zerkleinern. Ansonsten wehen billige Parfumnoten, wahrscheinlich allesamt Imitate und in Hinterzimmern von drittklassigen Duftpanschern zusammengemischt. Einen nicht nur duftenden, sondern auch ästhetischen Kontrapunkt setzt der Dufttempel der Marke »Guerlain« in der Rue Tronchet. Im Jahre 1828 hat Pierre

François Pascal Guerlain den Grundstein für sein Imperium gelegt, und sein Name steht noch heute für alle Hilfswerkzeuge der Schönheit: Duft, Glanz, Make-up und sogar Zahnweißer.

Genau hier steigen wir aus und sind von dem glitzernden Pomp des Dufthauses beeindruckt. Hier hätte auch der kleine Grenouille seine wahre Freude gehabt. Abseits des billigen Massendufts hätte er hier die grün und golden schimmernden Wässerchen, die »Déodorants« und »Eau de Colognes Impérials« als Literflasche im Schaufenster bewundern können. Jetzt bewundern wir sie, und Mademoiselle Caroline erzählt uns sogleich etwas über die Entstehung des Hauses. Offenbar nur die erlesensten Odeure sind hier versammelt, und wir können es Grenouille gleichtun, der hier sicher tief durchgeatmet und sich diesen einzigartigen Duftwelten hingegeben hätte. Die Zeit vergeht wie im Fluge, und es ist bereits früher Nachmittag. Diesen haben wir alle zur freien Verfügung. Flugs gibt uns Mademoiselle Caroline noch ein paar Tipps, wo man stilecht essen und noch einen typisch französischen Espresso trinken kann.

Gegen 19 Uhr wollen wir uns alle am Pont Royal treffen und das einzigartige Flair rund um die Seine kennenlernen. Vor allem aber wollen wir die Duft-Spur des Jean-Baptiste Grenouille aufnehmen und die Gegend erleben, in der er seinen ersten Mord begangen hat. Wir wollen wissen, wo der Duftgott das Mirabellenmädchen hinterrücks ermordet hat. Wir werden da sein und freuen uns auf weitere Erlebnisse mit unserer charmanten Duft-Führerin.

Wenn es langsam Abend wird in Paris, werden die Straßen zu bunten Glitzerwelten. Überall strahlen die

Scheinwerfer der Autos, leuchten die Schaufenster, die Straßenlaternen. Die Seine steht diesen funkelnden Welten in nichts nach. Unzählige Ausflugsboote sind ebenso erleuchtet und lassen es rund um uns herum leuchten und blitzen. Mademoiselle Caroline ist die Einzige, die sich etwas verspätet. Sie hat sich umgezogen, trägt jetzt eine schwarze Jeans und eine weiße Bluse. Ihren Pullover hat sie sich um die Hüften geschnürt, ihr Duft ist derselbe geblieben.

»Sind wir vollzählig? – Na, dann kann es ja losgehen.« Schon setzen wir uns in Bewegung. Es sind viele Menschen, die den Sommer und die warmen Temperaturen nutzen, um an der Seine entlang spazieren zu gehen oder aber auf einer der vielen Bänke zu verweilen und das Treiben rundherum zu genießen. Zudem gibt es viele lauschige Plätzchen, und die beliebtesten sind am Ufer der Seine. Es weht ein leichter Wind, und wir segeln gewissermaßen im Kielwasser beziehungsweise im Zitronenduft unserer Modedesign-Studentin. Uns gegenüber sehen wir langsam die Lichter im Tuileriengarten erlöschen, vor uns liegt das andere Ufer der Seine, vor uns liegt die Rue des Marais. Vor uns liegt die Straße, in der das Mirabellenmädchen wohnte und in der Grenouille zum ersten Mal schwante, »dieser Duft sei der Schlüssel zur Ordnung aller anderen Düfte, man habe nichts von den Düften verstanden, wenn man diesen einen nicht verstand, und er, Grenouille, hätte sein Leben verpfuscht, wenn es ihm nicht gelänge, diesen einen zu besitzen«.

Uns allerdings genügt schon der Duft von Mademoiselle Caroline, die uns zielsicher und ohne viele Worte über den Quai Voltaire, vorbei an teuren Antiquitätengeschäften und Kunsthandlungen in die Rue de Seine führt. »Nun sind es nur noch einige Meter«, bedeutet sie und fragt, ob wir uns vorstellen können, hier hinterrücks ermordet zu werden. Natürlich können wir uns das nicht vorstellen, aber wir sind zum Glück auch keine Jungfrauen mehr. Und dann, beinahe plötzlich, stehen wir vor einem blauen Wohnungsportal. Keine knarzenden Holztüren, keine bröckelnden Fassaden, keine geheimnisumwitterte Aura warten auf uns. Nicht einmal der Duft von Mirabellen will sich einstellen. Vielmehr sehen wir eine Hochglanzfassade, die sich nur durch eine Nummernkombination elektronisch öffnen lässt.

Aber dann ist es so weit. Mademoiselle Caroline legt den Zeigefinger auf ihre Lippen, und uns wird plötzlich ganz warm ums Herz. Das Haus 6, Rue de Seine, liegt vor uns. Vor uns liegt nach der Durchwanderung einiger Hinterhöfe der Blick auf jenes »schräge Holzdach an der Mauer«, wo Jean-Baptiste Grenouille das rothaarige, jungfräuliche Mädchen durchs Fenster beobachtete, wie es stumm und ohne Ahnung der nahenden Tat die Mirabellen entkernte. Wir sind einigermaßen ernüchtert, denn wo früher das Fenster gewesen sein mag, sehen wir heute nichts als eine Reihe von Mülltonnen. Caroline steckt keck ihre Nase in die Luft, und wir tun es ihr gleich. Doch den »Schweiß so frisch wie Meerwind, den Talg ihrer Haare so süß wie Nussöl, ihr Geschlecht wie ein Bouquet von Wasserlilien, die Haut wie Aprikosenblüte« können wir beim besten Willen nicht erschnuppern. Ein wenig betreten schauen wir alle zu Boden.

Doch ganz schnell haben wir diesen Zustand überwunden, denn wir sind auf dem Pont au Change. Und

Mademoiselle Caroline beginnt weiterzuerzählen, indem sie noch einmal Hackensberger zitiert: »Jene Brücke zählte Mitte des 18. Jahrhunderts zu den feinsten Geschäftsadressen. Goldschmiede, Perückenmacher, Epaulettensticker, Reitstiefelhändler und Parfümeure hatten da ihre Läden – wie heute noch die Juweliere auf dem Ponte Vecchio in Florenz. Vom einstigen Flair renommierten Handwerkertums ist allerdings nichts geblieben.«

Hier tobt ringsherum der Straßenverkehr, und es stinkt nach Abgasen. Immer wieder beginnt der Boden leicht zu beben. Beinahe direkt unter unseren Füßen liegt die Metro-Station Chatelet. Von der einstigen Bebauung der Brücke mit vierstöckigen Häusern, wovon Patrick Süskind berichtet, sehen wir nichts mehr. Und das hat seinen Grund: Wegen der stetigen Einstürze, von denen im »Parfum« auch das Haus Baldinis heimgesucht worden ist, ließ man zunehmend davon ab. Im Haus des Parfümeurs und Handschuhmachers Baldini begann Grenouille als Gehilfe und bescherte dem verblassten Ansehen seines Lehrherrn in kurzer Zeit öffentliche Reputation, aber auch Reichtum. Hier lernt Jean-Baptiste Grenouille erstmalig eine noch heute bedeutende handwerkliche Methode der Duftgewinnung, die Destillation, kennen. Wir kommen in Grasse noch darauf zurück.

Mit diesen Informationen und Erlebnissen endet unser Tag in Paris. Es war ein gelungener Auftakt; soviel ist sicher. Paris ist nun für uns, wie auch für Grenouille, erst einmal Vergangenheit. Wir sind gespannt auf Montpellier. Zuvor will uns Mademoiselle Caroline den Plomb du Cantal auf der Fahrt dorthin näherbringen. Gut so, denken wir, denn Berge wollten wir nicht unbedingt mit eigenen Füßen erklimmen. Und schon gar nicht diesen 2000 Meter hohen Vulkan.

2 Plomb du Cantal: Hier ruhte der Meister

Am nächsten Tag sitzen wir in einem modernen Reisebus und erleben die Landschaften nur aus dem Fenster. Düfte dringen hier keine ein, wir sind ganz unter uns. Und wir wollen eigentlich ohne Umschweife die legendär gewordenen Lavendelfelder sehen, wollen eintauchen ins Mekka der Düfte und in den Rausch der Farben. Wir wollen nach Grasse. Doch es geht uns ähnlich wie Grenouille. Bevor wir bereit sind für diesen einzigartigen Landstrich, fahren wir ins Gebirge. Wir fahren vom lärmenden und duftenden Großstadtgetümmel in die Einsamkeit. Grenouille will weg von den Menschen, und der »menschenfernste Punkt des ganzen Königreichs befand sich im Zentralmassiv der Auvergne, etwa fünf Tagesreisen südlich von Clermont, auf dem Gipfel eines zweitausend Meter hohen Vulkans namens Plomb du Cantal«. Der Vulkan ist schon seit Jahrhunderten erloschen, kann sich aber einer weiteren Attraktion erfreuen. Im Jahre 2004 ging genau hier die zehnte Etappe der »Tour de France« steil bergauf, und auch Jan Ullrich hat sich den Plomb du Cantal emporgequält.

Wir jedoch fahren an diesem Punkt vorbei. Unsere Reiseleiterin scheint unsere Freude darüber zu spüren und lässt sich von unserer guten Stimmung anstecken. »Ich kann Sie gut verstehen«, sagt sie und lacht. »Den

Plomb schenken wir uns.« Grenouille war ja für uns da. Nachdem er bei Baldini ausgelernt und ganz Paris olfaktorisch erfasst hat, wird es ihm zu langweilig und er zieht weiter. Zu Fuß macht er sich auf, um nach Grasse zu kommen. Auf seiner Wanderung merkt Grenouille, dass ihm der Geruch der Menschen zuwider ist und er darum in die größtmögliche Einsamkeit muss, die es auf seinem Weg gibt. Somit entflieht er auf diesen hohen Vulkan. In dieser absoluten Isolation verbringt er dann ganze sieben Jahre, lebt in einer Höhle, ernährt sich von Moosen, Kleingetier und Wasser und durchlebt in seinem Inneren ungezählte orgiastische Duftkompositionen. Schließlich gerät er in eine innere Krise, nämlich durch die Bewusstwerdung seiner eigenen Geruchlosigkeit. Nun will er der absoluten Weltentfremdung entfliehen und macht sich, in Lumpen gekleidet, auf den Weg. In Montpellier kommt er wieder in der Zivilisation an, allerdings beinahe als Monster. »Er sah fürchterlich aus. Die Haare reichten ihm bis zu den Kniekehlen, der dünne Bart bis zum Nabel. Seine Nägel waren wie Vogelkrallen«.

Mademoiselle Caroline sieht uns fragend an. Will sie von uns wissen, wie es weitergeht? Will sie von uns wissen, auf wen der zerlumpte Grenouille dort trifft? Nein, das alles will sie nicht wissen. Sie wünscht uns vielmehr ein wenig Ruhe und Entspannung und noch ein paar schöne Eindrücke. Und dann überlässt sie einen jeden sich selbst. Von Paris nach Montpellier sind es gut 800 Kilometer. Wir sind präpariert. Die Nacht kann kommen.

3 Montpellier: Eine herausfordernde Zwischenstation

Als wir in Montpellier ankommen, wissen wir sofort: Diese Stadt ist nicht die unsere. Wir können Grenouille, der sich ebenfalls nicht lange hier aufhielt, allzu gut verstehen. Wir halten direkt am Place de la Comédie, inmitten der Stadt, die für uns nichts als den Umstand bereitzuhalten scheint, dass Jean-Baptiste Grenouille hier erstmalig zum Menschen wird. Wir erblicken wuchtige und blitzsaubere Fassaden, abgezirkelte Blumenbeete und spüren das Gefühl, nach Grasse zu wollen. Warum wir sogleich weiterwollen, ist vielleicht dem Umstand geschuldet, dass die Erfahrung der Metropole noch sehr frisch ist und wir uns nach Ruhe und Überschaubarkeit sehnen. Von alledem ist hier nichts zu verspüren, vielmehr erwarten uns hier eine Hektik und ein Gewimmel von Menschen und Autos, das demjenigen in Paris in nichts nachzustehen scheint. Wir sind benommen.

Mademoiselle Caroline nimmt unsere Stimmung auf und spricht aus, was alle denken. Sie wäre keine gute Reiseleiterin, wenn sie nicht auf die Stimmungen ihrer Gruppe Rücksicht nehmen würde. Aber bevor sie die Sache für uns in die Hand nimmt, ergreift sie kurz das Wort, um uns die wichtigsten Ereignisse aus dem »Parfum« nahezubringen. »Meine Lieben«, beginnt sie, »ich sehe, dass unser Aufenthalt hier von kurzer Dauer sein wird. Daher nur einige wenige Sätze. Erinnern Sie sich, was hier mit Jean-Baptiste passiert ist? Nein? Grenouille trifft hier auf unseren dilettantischen und skurrilen Wissenschaftler, auf den Marquis de la Taillade-Espinasse. Der Name stammt vom französischen ›taillade‹

und bedeutet soviel wie ›Schnitt‹. Er ist sozusagen ein Schneider, der aus den vorliegenden Stoffen anhand eines passenden Schnitts Kleidung herstellt. Er macht aus Kleidern Leute. In unserer Geschichte übernimmt er die Aufgabe, Grenouille in die Gesellschaft einzuführen, und das gelingt ihm sogar. Grenouille ist jedoch an diesem Menschen nicht weiter interessiert und bemüht sich seinerseits nur, sich selbst zu vervollkommnen. Er schafft es, ein besonderes Parfum herzustellen, er schafft eine Mischung aus den unterschiedlichsten Ingredienzien. Dazu verwendet er neben sich zersetzendem Käse und Katzendreck auch frische Düfte von Pfefferminze und Lavendel sowie Blütenöle der Orange, Rose und des Jasmins. Als Ergebnis kann er dann tatsächlich zwei Flakons eines Parfums abfüllen, dessen Aroma von Menschengeruch nicht zu unterscheiden ist. Dieses Parfum verleiht ihm einen eigenen Körperduft. Zum ersten Mal in seinem Leben fühlt sich Grenouille als Mensch, verbreitet einen menschlichen Geruch und wird ganz ungeahnte Wirkungen auf andere ausüben. Das ist der Sinn dieser Stadt gewesen. Zumindest für unseren Helden.«

Wir sind froh, dass Mademoiselle Caroline sich so knapp gefasst hat. Nach kurzer Zeit sitzen wir wieder im Bus. Das verschafft uns spürbare Ruhe. Eigentlich wollte man uns noch eine andere Errungenschaft von Montpellier ins Gedächtnis rufen, und eine bedeutsame dazu: eine große Erfindung nämlich des botanischen Institutes der Universität Montpellier mit Namen »Le Dirigèable«, »Der Lenkbare«. Hintergrund für diese Entwicklung ist die Suche nach immer neuen, pflanzlichen Duftstoffen, »Natural Secrets« genannt. Nach denen suchen wenige Parfümeure unseren Planeten ab. Und die

Duftgänger werden immer wieder fündig. So etwa in Südchina, wo Blüten des »Aglaia odorata«, eines dort heimischen Mahagoni-Gehölzes, ihren Duft nach Zitronen und Jasmin für »Woman« von Hugo Boss verströmen und die erfrischende Harznote der Rinde des Okoumé-Baums aus Gabun in »Rush for men« von Gucci gewandert ist. Weil die Parfumbranche in den neunziger Jahren florierte und immer mehr Designer-Marken nach immer ausgefalleneren Düften verlangten und weil diese abgelegenen Gebiete nur mit Maultier und Lastenträgern zu erreichen sind, kommt der »Lenkbare« zum Einsatz. Mit diesem zeppelinartigen, dieselmotorgetriebenen Heißluftballon macht man sich die Düfte untertan. Unter ihm schwebt eine dreieckige Plattform, die präzise an jede Farb- und Duftinsel in dem unendlichen grünen Blättermeer der Ur- und Regenwälder der Erde herandirigiert werden kann. Doch das alles verschweigt uns Mademoiselle Caroline, weil sie uns nicht über Gebühr strapazieren und unsere Spannung auf Grasse nicht weiter auf die Folter spannen will. Vor uns liegen noch rund 320 Kilometer, und vor uns liegen die beinahe unendlichen Weiten der Blumenfelder.

4 Grasse: Die ewige Duftstadt

In den späten Nachmittagsstunden desselben Tages ist es dann so weit. Wir können unseren Augen kaum trauen. Die Duftexpertin Caroline, die ebenso viel menschliches Fingerspitzengefühl wie Kompetenzen in Sachen Duft aufweist, stimmt uns auf den Höhepunkt unserer Tour ein. Mit dem Brief eines fiktiven oder zumindest unbekannten Parfümeurs, an eine ebenfalls fiktive oder unbekannte Freundin gerichtet. Horst Maria Faber hat etwa zwanzig solcher Briefe zusammengetragen:

»Gerade habe ich Sie verlassen, aber – obwohl Mitternacht längst vorbei ist – sinne ich noch den anregenden Gesprächen dieses Abends nach und denke an das Versprechen, das ich Ihnen gab. Wie war das noch? Sie machten mir ein Kompliment über die treffsichere Auswahl des Ihnen geschenkten Parfums, dessen feiner Duft so gut zu Ihnen passt und auf Ihrer Haut erst zum Leben erwacht – wie ich mich überzeugen konnte. Sie gestanden mir, dass Sie bei der Wahl Ihrer Parfums immer ein wenig ängstlich und voller Zweifel an mich denken, weil Sie meine Kritik fürchten. Sie gestanden mir aber auch, dass Sie eine Vorliebe oder, mehr noch als dies, geradezu eine Leidenschaft haben für diese kleinen flüssigen und flüchtigen Kostbarkeiten in den geschliffenen Kristallphiolen, die so verführerisch in den eleganten Schaufenstern der Großstädte stehen – und so viel Geld kosten. Sie erzählten mir, dass Sie an einsamen Abenden oft aus dem besonderen Fach Ihres Toilettentisches die Sammlung von kleinen Flakons hervorholen, die Sie sich aus Paris und Venedig, aus Barcelona und Nizza als Reiseerinnerung mitbrachten, und dass Ihre Düfte Sie an fremde Gestade und in ferne Länder versetzen, besser als jedes Reisetagebuch.

Und wie seltsam: Nicht nur die Erinnerung steigt auf an jene Orte, in denen Sie einst weilten, sondern gleichzeitig wird die Stimmung dieser Stunden in Ihnen lebendig, Ihre eigene Beschwingtheit oder Ihr leises Heimweh, der Sonnenglanz auf dem weißen Strand, die schäumende Gischt des Meeres mit seinem Geruch nach Salz, Wind und Weite, als hätten Sie es eben erst erlebt. Ich glaube, dass man die Frage nicht so schnell und leicht beantworten kann, denn um diese Verzauberung zu erklären, müsste man doch ein wenig wissen von der Parfümerie und ihren Geheimnissen. Es war etwas leichtsinnig von mir, Ihnen das Versprechen zu geben, ein klein wenig von meinem Metier zu erzählen, natürlich nicht von der trockenen Wissenschaft dieses Handwerks, sondern von dem, was eine Frau, die sich gern mit der Atmosphäre eines besonderen Duftes umgibt, interessiert. Wenn man Tag für Tag nur ›Fachmann‹ ist, so kommt es einem ein wenig abwegig, um nicht zu sagen komisch vor, wenn man über Dinge, die ein gehäuftes Maß an Arbeit und Können erfordern, nun auf einmal plaudern soll, als wären es kleine Spielereien. Es wäre viel einfacher, über diese Dinge sich bei einer ästhetischen Teestunde zu unterhalten, aber da uns beiden unsere Berufe zu wenig Zeit lassen zu unserem Eigenleben, so will ich wenigstens versuchen, Ihnen in meinen Briefen einiges zu erzählen. Und ich hoffe sehr, dass ich Sie nicht langweile – wie schnell und ausdauernd langweilen sich doch Frauen, besonders wenn sie merken, dass sie belehrt werden sollen! Aber vielleicht wird Ihre schöne Leidenschaft zu den Düften Ihnen noch liebeswerter, wenn Sie einen kleinen Blick hinter die Kulissen ihrer Entstehung geworfen haben. (…)

Ich würde Sie so gerne einladen, einmal mit mir nach Grasse zu reisen, dem kleinen Städtchen in den Alpes Maritimes, das in seiner Art einmalig ist in der ganzen Welt. Ich sehe die Berghänge vor mir, blau von Lavendel, der umschwärmt wird von einem Heer von

Bienen, ich schreite mit Ihnen durch Felder von Narzissen und Tuberosen und am betäubend duftenden Jasmin und an Mimosensträuchern vorbei; ich sehe dies alles nicht nur in der Erinnerung, diese blauen, violetten, gelben und weißen Flächen, ja ich spüre ihren Duft fast körperlich. Ich glaube, meine liebe Freundin, wenn ich Sie einmal durch diese Blütenpracht führen könnte, deren Düfte auch in Ihren kleinen, so heiß geliebten Fläschchen enthalten sind, dann würden Sie es schon ein wenig mehr verstehen, warum Sie verzaubert werden. Grasse ist die Stadt, die im und vom Duft lebt; aus tausend und aber tausend Blumenkelchen holt man ihre Seele heraus, die, von allen Schlacken befreit und durch diffizile Arbeitsmethoden geläutert, als ›Absolues‹ den Weg in die Parfümerien der ganzen Welt findet. Man kann wohl sagen, ohne Grasse gibt es kein Parfum in der Welt. Man hat schon an vielen Orten in anderen Ländern versucht, Blumen zu kultivieren und ihre Düfte zu gewinnen, aber keine dieser Essenzen kommt denen aus Grasse überhaupt nahe. Diese göttliche bukolische Landschaft, durch ihre Berge vor allen widrigen Winden geschützt, dem nahen blauen Meer hingebungsvoll und sich verströmend geöffnet, ist ein Paradies der Düfte.

Wenn Sie nun, verehrte Freundin, Ihre kleinen Flakons öffnen und ein Tröpfchen ihres Inhaltes auf der Handfläche verreiben, so steht plötzlich, nach einer schnell vorüberrauschenden Ouvertüre, leibhaftig Grasse vor Ihnen und verschwendet an Sie seine kostbaren Düfte, die man in den Tälern und an den Hängen der Alpes Maritimes eingefangen hat. Die ganze unbeschreibliche Harmonie, die jedes Meisterparfum ausströmt, verdankt den Grasser Essenzen, für die jedes Jahr Millionen und Abermillionen Blüten ihren Duft ausatmen müssen, ihr Dasein. Versuchen Sie nun einmal zu ergründen, welchen Blütendüften Ihre Lieblingsparfums Wärme und Leben verdanken, dem Duft der Mairose, dem schwülen Jasmin, der betäubenden Orangenblüte, der Tuberose, der Mimose oder Narzisse – ich glaube nicht, bei aller Hochachtung vor Ihrer feinen Nase, dass Ihnen dies gelingt. Denn dazu gehört sehr, sehr viel Übung und Erfahrung, und außerdem enthalten die großen Meisterparfums nicht nur einen, sondern mehrere Blumendüfte, die miteinander verschwägert eine unentwirrbare Symphonie ergeben. Ich nehme an, dass unsere weite Reise nach Grasse und seine betäubenden Düfte Sie so ermüdet haben, dass mir nichts bleibt, als Ihnen eine tiefe Nacht voll blütenseliger Träume zu wünschen …«

Während wir dem Brief lauschen, der uns mit seinen duftenden Worten perfekt einstimmt auf das »Rom der Düfte«, taucht er endlich auf, der Lavendel. Es ist ein Meer in Lila, es ist ein überwältigendes Duftkonzert, das uns nunmehr direkt durchs Busfenster hinein in unsere Nasen weht. Doch dann erhält unsere Euphorie einen kleinen Dämpfer, denn je näher wir Grasse kommen, desto mehr Hecken verbergen die blühende Bracht, desto intensiver werden auch die unterschiedlichsten Gerüche. Wir werden immer unruhiger, immer neugieriger.

Und dann sind wir endlich da, wir stehen auf dem Cours Cresp, einem prominenten Aussichtspunkt, einer riesigen Terrasse und schauen in die Weite und bis aufs Meer hinaus. »Nun, meine Damen und Herren, habe ich Ihnen zu viel versprochen?« Caroline lächelt schelmisch und weist sogleich auf einen sich anschließenden Gebäudekomplex hin, der am Ende dieser riesigen Terrasse auf uns wartet. »Wer es noch nicht weiß«, sagt Mademoiselle Caroline, »es ist ein Gebäude aus dem 18. Jahrhundert und wurde von Mirabeaus Schwester, der Marquise de Capris, erbaut.« Wir fragen uns, ob der kleine Grenouille hier auch gewesen ist, aber die Frage bleibt stumm und wir denken uns, dass ihm dieses Palais bestimmt aufgefallen sein wird.

»Über viele Jahre ist hier eine Parfumfabrik gewesen, und seit 1921 ist es ein Museum, das nach dem berühmtesten Maler der Stadt, der von 1732 bis 1806 lebte, benannt ist: Jean Honoré Fragonard. Wenn wir nun ein Stockwerk tiefer gehen, sehen wir neben einigen Porträtgemälden auch Originalzeichnungen und Stiche des Meisters. Im Untergeschoss befindet sich ein Lokalmuseum mit allerlei historischen Gewändern und Gebrauchsgegenständen aus der Zeit des 16. Jahrhunderts. Und natürlich aus der Welt des Duftes. Fragonard«, berichtet unsere Reiseführerin, »ist auch eines der traditionsreichsten Familienunternehmen, die Parfums herstellen. Heute gibt es noch ein Museum, das die Produktionsstätten der vergangenen Zeit ausstellt. Wir werden es morgen besichtigen. Doch nun überlasse ich Sie erst einmal sich selbst und dem Zauber der Stadt.«

In dem Geflecht von engen, verwinkelten und schmalen Gassen von Grasse ist es eine Freude, überall den Atem von Jean-Baptiste zu spüren. Das Wasser rinnt wie einst zu Grenouilles Zeiten noch immer in kleinen Bächen entlang den Bürgersteigen, allerdings erschnüffeln wir keinen Fäulnisgeruch mehr. Es ist schweißtreibend hier, wo er seine Meisterschaft erlangte und sein Duftgenie zur Vollendung bringen konnte. Ein morbider Charme liegt über dem Stadtkern, der uns gefangen nimmt. Wir lassen uns darauf ein, schlendern durch die engen Gassen mit ihrem historischen Mauerwerk, aber auch ihren modernen Glasfassaden. An die Autoschlangen sind wir bereits seit Paris gewöhnt, nur sind sie hier in der Enge viel präsenter und aufdringlicher als in den breiten Boulevards der Metropole. Viele kleine Lädchen mit allerlei Souvenirs, vor allem mit Duftimitaten großer Labels, bieten sich uns dar. Den Kontrast bilden luxuriöse Parfümerien, die wir ebenso interessiert aufsuchen.

Später werden wir noch die Gegend um die Rue Droite erkunden, wo Grenouille genau den Duft wiedergefunden hat, den er in der Rue des Marais in Paris im September 1753 zum ersten Mal entdeckte, den Duft des rothaarigen Mirabellenmädchens. Aber noch schöner ist diese Duftspur jenes Mädchens, die er hier aufnimmt: »Es gehörte jenem schwerblütigen Typ von Frauen an, die wie aus dunklem Honig sind, glatt und süß und ungeheuer klebrig (…). Und sie war jung, blutjung, der Reiz des Typus war noch nicht ins Sämige verflossen.« Dieses Mädchen wird später in einem Rosenfeld, »halben Wegs zwischen Grasse und dem östlich gelegenen Flecken Opio«, gefunden. Wir können es uns gut vorstellen, denn Rosenfelder spannen sich hier immer noch auf wie das Blau des Himmels.

Die Krönung seiner Düfte findet Grenouille allerdings in der schönen Laure, jenem Wesen, »das Besucher jeden Alters und Geschlechts augenblicklich erstarren« ließ, die »ihr Gesicht geradezu leckten mit den

Augen, als leckten sie Eis mit der Zunge«. Der Vater, Antoine Richis, spürt die Gefahr und glaubt doch alles unter Kontrolle zu haben. Er will Laure in ein nahe gelegenes Kloster, das Kloster von Saint-Honorat, bringen – aber es gelingt ihm nicht. Zu schnell ist der gewiefte Grenouille ihr wieder auf der Spur. Und er wird ihr mittels der Enfleurage ihr einzigartiges Odeur entreißen, wird ihre Duftaura ins Fett verbannen und sich selbst ein duftendes Denkmal setzen.

Hier, in der Rue Droite, wird sich Grenouille noch einmal wiederfinden, nachdem er dem Schafott entronnen und von Richis statt als Mörder verdammt zum Sohn erkoren wird. Vor diesem Entsetzen hat Grenouille in einem kleinen Parfumatelier bei Madame Arnulfi gearbeitet, unweit der Porte des Fénéants, genauer in der Rue de la Louve. Auch dieser Stelle machen wir unsere Aufwartung, nicht ohne zwiespältige Gefühle allerdings. Und dann erleben wir noch die grandiose Szenerie des Cours, der in Grasse eine unvergessliche Aura hat; hier sollte Grenouille hingerichtet werden. Tausende von Menschen waren versammelt, um dem Spektakel beizuwohnen. Doch statt der Hinrichtung erlebt die geifernde Menge das größte Bacchanal aller Zeiten. Diese Szene können wir uns heute, im Gedränge der Autos und der hier herrschenden Hektik, nun wirklich nicht mehr vorstellen. Unsere Vorstellungskraft reicht nicht aus, um zu ermessen, wie hier und an den Hängen, über die Grenouille Grasse für immer verlassen wird, zu »Tausenden die betrunkenen, von den Ausschweifungen des nächtlichen Festes erschöpften Gestalten« herumlagen, »manche nackt, manche halb entblößt und halb bedeckt von Kleidern, unter die sie sich wie unter ein Stück Decke verkrochen hatten«. Es riecht heute nicht mehr »nach saurem Wein, nach Schnaps, nach Schweiß und nach Pisse«, und noch viel weniger nach »Kinderscheiße und nach verkohltem Fleisch«.

Wir sehen noch saftige, grüne Hügel und bergiges Hinterland. Da und dort blitzt zwischen den Hügeln ein Streifen des Meeres auf. Was wir heute riechen, wirkt neben den beinahe allgegenwärtigen Abgasen der Autos wie eine Befreiung. Es ist ohnehin ein Wunder, dass wir überhaupt noch ein differenziertes Geruchsempfinden haben, denn im Laufe der Evolution haben sich unsere Geruchsrezeptoren immer weiter zurückgebildet. Wir geben unser Bestes und werden belohnt: Der Duft des Meeres vermengt sich mit dem der provenzalischen Wiesen und treibt unser olfaktorisches Minimalsensorium zur Höchstform – und gleicht einer geruchlichen Totalentspannung.

Am nächsten Morgen um neun Uhr sind wir in einem der Traditionshäuser der Parfumkunst, im Hause Fragonard, verabredet. Es wird die letzte Attraktion werden. Hier hat schon Patrick Süskind hospitiert, um sich in der Kunst der schönen Düfte zu vervollkommnen. Mademoiselle Caroline empfängt uns mit leuchtenden Augen, denn hier scheint sie ihre volle Begeisterung und Leidenschaft für den flüchtigsten aller Stoffe, den reinen Duft, ganz ausleben zu können. »Absolue« wird dieser Stoff auch in der Fachsprache genannt. Man braucht eine Tonne Jasmin, etwa sieben Millionen Blüten, um einen Liter »Absolue« zu gewinnen. »Ich begrüße Sie in einem der bedeutendsten Dufthäuser der Welt«, hebt sie an, »wo nicht nur bedeutende Kunstwerke, sondern auch ebenso bedeutende

Künstler gewirkt haben. Lassen sie mich sogleich mit diesen Künstlern beginnen, denn sie wirken bis heute namenlos in ihren Duftlabors und bleiben, auch wenn der Duft dank ihrer Kreativität und ihrem Können ein Welterfolg wird, immer noch ungenannt. Die selbständigen Parfümeure, die sich entscheiden können, für welche Labels sie arbeiten, gibt es erst seit Beginn des 20. Jahrhunderts. Bis zur Französischen Revolution gehörten in Frankreich etwa die Parfümeure zur Zunft der Handschuhmacher und Parfümeursmeister, deren Gründung nachweislich auf ein Edikt des französischen Königs Philipp II. vom August des Jahres 1190 zurückgeht. Die Zunft selbst untersagte es ihren Mitgliedern, eigene Läden zu eröffnen. Einzig Ausnahmepersönlichkeiten von herausragender Meisterschaft wie etwa René le Florentin, dem Parfümeur der Katharina von Medici, war es erlaubt, einen eigenen Laden zu führen. Oder dem berühmten Martial, der am Hofe Ludwigs XIV. seines Amtes waltete.

Ansonsten arbeiteten die Parfümeure in der Abgeschiedenheit ihrer Laboratorien. Erst nach der Französischen Revolution mit der Aufhebung des Zunftzwangs war es möglich, dass die Duftmischer sich selbständig machen konnten – es erfolgte daraufhin eine Vielzahl von Neugründungen. Aus ihnen entstehen später die großen, internationalen Häuser, hinter denen die Namen der Parfümeure wieder verschwinden. Wie etwa Guerlain und Coty, die aufgrund der neuen Freiheiten und ihres Genius spektakuläre Ideen entwickeln, mit denen sie die moderne Parfümeurskunst maßgeblich mitprägen. Aber auch Ernest Beaux mit ›Chanel No. 5‹ oder Yves Saint Laurent mit seinem

›Opium‹ bleiben neben vielen anderen, großen Düften in unseren Nasen.

In der zweiten Hälfte des 18. Jahrhunderts schießen die ersten Parfumhäuser aus dem Boden und entwickeln sich zu Hochburgen der eleganten und galanten Welt, bieten die Geheimnisse der weiblichen Schönheit feil: Alle möglichen Sorten von Riechsalz, Gesichtswassern, parfümierte Puder und zarte Blütenwässer. Viele der großen Meisterparfümeure lebten und leben in der historischen ›Hauptstadt des Parfums‹. Hier haben die Wunderriecher Tradition. So kreierte Ernest Beaux, durch einen Zufall beim Komponieren, das legendäre ›Chanel No. 5‹, das bis heute eines der meistverkauften Parfums aller Zeiten ist. Hier, im sonnig-milden Klima zwischen Meer und Seealpen, gedeihen selbst empfindlichste Blumen in allerbester Qualität. Hier, in Grasse, lebt auch der Altmeister des Duftes, der über neunzigjährige Edmond Roudnitska, der mehr als ein Dutzend berühmter Parfums geschaffen hat. Kann ein Laie im Normalfall einige Dutzend der bekanntesten Gerüche unterscheiden, so hat Roudnitska über dreitausend Duftbausteine im Kopf, mit denen er arbeitet. Seiner Kreativität kann er dann an einer sogenannten Duftorgel freien Lauf lassen. Mehrere Manuale nicht mit Tasten, sondern mit Fläschchen sind vor ihm angeordnet. Hier kann er zugreifen, und genau hier komponiert er neue Düfte, die nur in seltenen Fällen ein Jahrhundertparfum entstehen lassen. Grundsätzlich operiert er, wie alle andern auch, mit Duftfamilien, Grundkonzepten, von denen es insgesamt sieben Stück gibt.«

Nachdem wir an großen Kesseln, an Rohren und

Maschinen vorbeigekommen sind, werden wir für Momente selbst zu Duftmischern. Wir stehen vor einer Duftorgel, die für uns etwa 130 Stoffe bereithält, und wir können nun selbst einmal mischen und schütteln, riechen und entscheiden, wie duftbegabt wir sind. Mademoiselle Caroline klärt uns zunächst über die Duftfamilien auf, aber das können wir so schnell nicht umsetzen. Ob es nun Gerüche aus der »Zitrus-Reihe« sind, bei der man ätherische Öle aus der Kaltpressung der Schalen von Zitrone, Bergamotte, Orange gewinnt, oder ob wir »Blumig« hervorbringen, können wir nicht treffsicher entscheiden. »›Blumig‹ sind sehr viele Herznoten unserer heutigen, gut verkäuflichen Parfums«, werden wir belehrt.

Wir trauen uns weiter, zu mischen und zu atmen. Das Duftkonzept »Fougere« bezieht sich in den meisten Fällen auf einen Akkord aus Lavendel-, Holz-, Eichenmoos- oder Bergamottenoten, und das scheint tatsächlich einer von uns geschafft zu haben. Jedenfalls riecht es plötzlich sehr holzig. Und dann wollen wir wie François Coty eine »Chypre«-Note herstellen, die aus vorwiegend mediterranen Duftkomponenten geschaffen ist und die Coty einst nach der Insel Zypern benannt hat. Das Chypre-Konzept ist von einem Duftakkord aus Citrusfrische und, im Gegensatz dazu, aus Eichenmoos geprägt. Innerhalb der Duftfamilie unterscheidet man dann noch einmal zwischen fruchtig (zum Beispiel »Champagne« von Yves Saint Laurent), blumig-animalisch, blumig (»Paloma Picasso«), frisch (»4711 Echt Kölnisch Wasser«, »Fahrenheit« von Dior oder aber »Kenzo pour Homme«) und grün (etwa »Private Collection« von Estée Lauder). »Holzig« und

»Ledrig« schaffen wir gar nicht. Nach einigen weiteren Versuchen und vielen Duftstäbchen erkennen wir schnell: Es ist schwer, eine abgerundete Kreation zusammenzustellen. Roudnitska, den Starparfümeur, werden wir so schnell nicht übertreffen.

Er, dessen Zusammentreffen mit Christian Dior im Jahre 1943 ein Meilenstein für ihn war, hat Düfte wie »Diorama«, »Eau Sauvage« und etwa für Hermés »Eau D'Hermés« kreiert. Die Parfümeure jedoch bleiben immer hinter den großen Namen ihrer Düfte zurück, denn genannt werden nicht sie, sondern nur die Firmen oder die Schauspieler, in deren Namen die Düfte vermarktet werden. Zumeist bilden leicht flüchtige, ätherische Öle die Grundlage für das, was wir als Duft wahrnehmen. Als Hauptquelle für die Gewinnung von kostbaren Düften dienen auch heute noch Pflanzen und ihre Blüten, Stengel und Blätter, Fruchtschalen, Wurzeln, Harze und Balsame. Wie nun können diese Rohstoffe genutzt werden? Schon Grenouille war nach Grasse gekommen, um »dort einige Techniken der Duftgewinnung besser zu lernen«.

Zunächst lernte Grenouille noch bei Baldini in Paris die Methode der Destillation. »Sie ist heute«, erklärt Caroline, »die gebräuchlichste Form der Gewinnung ätherischer Öle: ein Trennverfahren für Flüssigkeitsgemische, das auf deren unterschiedlichen Siedepunkten beruht. Besonders gern wird die Wasserdampfdestillation angewendet: Bei ihr wird Wasserdampf über die zu lösenden Stoffe geleitet, etwa über Rosenblätter. Dort entbindet er die vorhandenen ätherischen, flüchtigen Öle. Diese kondensieren mit dem Wasserdampf und werden anschließend in einem Gefäß aufgefangen.

Bei Madame Arnulfi in Grasse wird Grenouille in die Kunst der Mazeration eingeführt, die allerdings heute keine Anwendung mehr findet. Sie ist viel zu aufwendig und dauert zu lange, die Ausbeute ist zu gering. Wir erinnern uns: Grenouille bekommt durch das ständige Kesselrühren, das der Verteilung der Blüten in dem flüssigen Fett diente, ›bleierne Arme, Schwielen an den Händen und Schmerzen im Rücken‹. Für besonders feine Parfums, die etwa aus Jasmin und der Nachthyazinthe gewonnen werden, erlernt Grenouille die Enfleurage: Für diese Methode, die schon die Ägypter für sich in Anspruch nahmen und die heute fast ausschließlich in Grasse angewendet wird, benötigt man tierische Fette. Heute gibt es nur noch sehr wenige Pflanzendüfte, die auf diese Weise gewonnen werden, so etwa das Jasmin in Grasse. Bevor Grenouille mittels dieser Methode seinen Meisterduft kreiert, übt er. Er erschlägt einen Hund und enfleuriert den Geruch.

Ob nun ein Hund, die schöne Laure oder aber eine Vielzahl von Blüten, immer wird eine Glasscheibe mit Holzrahmen benötigt, ebenso braucht man Schweineschmalz und Blütenblätter. Die Glasscheibe wird von beiden Seiten mit dem Schmalz bestrichen, anschließend drückt man die Blütenblätter darauf. Nachdem das Fett alle Duftstoffe aus den Blütenblättern gesaugt hat, werden diese gegen neue ausgetauscht. Der Vorgang wird so oft wiederholt, bis das Fett komplett gesättigt ist. Das Duft-Fett-Gemisch nennt man Pomade. Zum Herauslösen der reinen Duftstoffe aus dieser Pomade wird Alkohol verwendet. Um ein Kilogramm reiner Duftstoffe zu erhalten, sind rund acht Millionen Einzelblüten nötig. Nicht nur deshalb ist dieses Verfahren auf dem Rückzug und wird nur noch in ausgewählten Fällen angewendet, etwa wenn ein sehr hochwertiges Parfum hergestellt werden soll. Das auf diese Weise gewonnene Extrakt hat eine weit bessere Qualität als etwa dasjenige der Destillation.«

Für heute haben wir genug erfahren, und mit dieser Vielzahl von Eindrücken streifen wir am Ende durch die Verkaufsshops der Parfumfabrik. Allerlei olfaktorische Accessoires warten auf uns – nicht nur für das Badezimmer, auch für unsere Körper. Wir sind entzückt. Unsere selbstgeschaffenen Werke bleiben in ihren Fläschchen, und wir nehmen sie mit als schönes Souvenir aus diesem verwunschenen Reich.

5 Paris: Ein letzter Duft und das Ende

Am nächsten Tag kommen wir nach einer langen Fahrt wieder in Paris an, fahren am Pont Neuf vorbei und erinnern uns an Grenouille, der ebenfalls hierher zurückkehrte – allerdings nach einem langen Fußmarsch. Hochzufrieden und erschöpft schauen wir nach draußen und schwelgen in der Gegenwart der Eindrücke.

Mademoiselle Caroline zieht ein Resümee unserer Reise und gibt uns noch ein paar Anregungen mit auf den Weg: »Coco Chanel«, so sagt sie, »soll einmal behauptet haben, dass man den Duft dort auftragen müsse, wo man geküsst werden will. Die etwas weniger provokante Empfehlung lautet, den Duft dort aufzutragen, wo das Blut dicht unter der Hautoberfläche pulsiert, hinter den Ohren oder im Dekolleté. Und Estée Lauder soll empfohlen haben, den exquisiten

Duft an den Körperstellen, die sich bewegen, aufzutragen – also an den Innenseiten des Ellenbogens, an die verletzliche, weiche Rückseite der Knie, den Puls, auf die Handfläche. Die natürliche Bewegung der Glieder bewirkt nämlich, dass sich der Duft von Moment zu Moment in seiner Ausstrahlung verändert und damit lebendig bleibt.«

Wir werden es bei unserer nächsten Duftanwendung beherzigen. Unsere Dufterlebnis-Tour neigt sich dem Ende zu. Wie gerne würden wir bleiben und weiter Südfrankreich erobern, wie gerne weiter riechen und genießen, erleben und zuhören. Doch dafür bleibt keine Zeit. Mademoiselle Caroline scheint unsere Beklommenheit zu spüren und hellt unsere Stimmung durch ihre frische Art sogleich wieder auf. Sie öffnet ihr Täschchen und bedauert ebenfalls, dass unsere Reise zu Ende geht. Wir dürften aber nicht mit leeren Händen gehen. Dafür würde sie schon sorgen. Wir seien schließlich eine sympathische Reisegruppe gewesen, und es habe ihr allergrößte Freude bereitet, mit uns diese Tage zu verbringen. Wir sind ein letztes Mal gespannt. Und nun verteilt sie kleine Duftpröbchen an uns, lacht einem jeden mit ihrem bezaubernden Lächeln und ihren blitzenden Augen ins Gesicht. »Damit Sie mich und diese Reise immer in guter Erinnerung behalten«, sagt sie. Mit einem spitzbübischen Grinsen sagt sie schnell noch, dass es zwar kein französischer Duft sei, aber immerhin der erfolgreichste Unisex-Duft unserer Tage. Sie trage ihn übrigens auch. Wir freuen uns, dass sie dieses Geheimnis gelüftet hat, denn nun wissen wir endlich, welchen Namen diese zitronige und fruchtige Frische trägt.

Gerne – und nun flüstert sie fast – hätte sie uns ein

Pröbchen vom schönen Grenouille-Duft mitgegeben. Sie wisse aber bis heute nicht, wo es den zu kaufen gebe. Sie sagt uns auch, dass sie eigentlich ganz glücklich darüber sei, ihn bis heute nicht gefunden zu haben. Sonst würden wir jetzt alle übereinander herfallen. Wir lachen und schauen bang auf Nebenfrau und Nebenmann in Jeans und in Cordhose. Mitten hinein in unsere Blicke fällt Carolines befreiendes Schlusswort: Angetan mit dem Duft aller Düfte aus dem Zauberlabor des Meisters, hätten wir alle ein trauriges, ein baldiges Ende zu gewärtigen. Das könne sie nicht verantworten.

Auch wir wollen nicht in fremder Leute Mägen enden. Immerhin tragen wir nun einen Abglanz der Grenouille'schen Künste in der Tasche und auch ein wenig von Mademoiselle Carolines zentralfranzösischem Charme, mit dem sie uns die Fläschlein überreicht. Heute bändigt keine Schleife ihr langes braunes Haar. Sie verabschiedet sich genauso herzlich am Markt im Faubourg Saint-Antoine, wie sie uns dort vor drei Tagen begrüßte. Dann ist sie verschwunden. Wir atmen einen letzten Hauch ihres Zitronendufts. Wir fühlen uns plötzlich ein wenig allein und fühlen uns ein wenig wie Jean-Baptiste Grenouille. Wir denken an das berühmte Gedicht von Rainer Maria Rilke, »Der Duft«. Dort heißt es, direkt an den Duft gewandt, den »Unbegreiflichen«, der allein Nähe sei: »Ach, wer Musik in einem Spiegel sähe, / der sähe dich und wüsste, wie du heißt.« So ist es. Wir leben noch.

Anstatt eines Nachworts:

Die Basisnote

Lange dauerte es, länger als sonst, ehe Jean-Baptiste Grenouille die Augen öffnete. Er wollte ihn hinauszögern, diesen Moment des Erwachens und Entdeckens, diesen Moment, da die Düfte zum Bild sich zusammenfügen. Hatten sie nicht immer getrogen, trogen sie nicht auch noch jetzt? Was sind das nur für Wesen, dachte er, die ihr Herz an Bilder hängen? Er hatte sich geschworen, niemals den Augen zu trauen, nicht einmal den eigenen. Er wusste ja, zu welch schamlosen Mittelchen, welch sündhaft teuren Stoffen die schiechen Menschlein sich überreden ließen, nur um einander zu gefallen. Mode schien ihm ein anderes Wort für Moder, für faulenden Prang und trügerisches Glück, und auch den Farben einer Landschaft, den Konturen eines knospenden Körpers konnte er wenig abgewinnen. Dass es ausgerechnet ihn unter die Menschen verschlagen hatte, reizte ihn zum Lachen, wenn er denn zu lachen verstünde. Er wollte einfach nur in Ruhe gelassen werden. Er wollte sich die Welt vom Leibe halten. Doch sie ließen nicht von ihm ab, die Gerüche eines Hochsommersonntagmorgens.

Bald gesellten sich Geräusche dazu. Da stöckelte und schlurfte es, da tuschelte und tschiepte und zischelte es. Holz stieß auf Holz, Metall auf Holz und Tuch auf

Holz. Ein Stock fiel zu Boden, wurde unter winziglauten Aaahs und Eeehs und Tscht-tscht-tschs wieder aufgerichtet. Die Tür wurde geöffnet und nach dem ersten Krrrrr wieder ruhig gestellt. Ein Paar Schuhe trippelte in die Richtung des Geräusches, die Stille wuchs, und noch sanfter und diesmal ganz leise beendete die Tür ihre Fahrt über den Ozean des Bretterbodens. Aus der anderen Ecke des Schlafgemachs meldete sich ein Flügelschlag. Als griffe man mit Daumen und Zeigefinger nach einer Serviette, bewegte das Linnen zwischen den Kuppen im ewiggleichen Ab und Auf und Auf und Ab: So suchte ein Falter den Heimweg.

Schwer aber machten es die Düfte den Klängen. Was verschlägt schon ein Pfeifen, kaum hörbar, der Gruß eines herbstlich milden Lebens, wenn zugleich durch das Fenster ein Rosenbeet dringt und wenn hier, an Jean-Baptiste Grenouilles Bett, Milch und Weizenbrot und Schweiß und Kaffee und Paprika und Pfeffer und Menschenhaut und Menschenhaar und Kakao und Erdbeere und Banane ineinander verschmelzen? Es war keine außergewöhnliche Kombination, er hatte schon viel komplexere Düfte errochen und erfunden, doch seltsamerweise versetzte ihn genau diese Mischung in einen behaglichen Zustand, mit dem er ganz und gar nicht gerechnet hatte. Es half alles nichts. Er musste die Augen öffnen.

Er hätte es bleiben lassen sollen. Er sah und war überfordert. Alles begann zu wabern. Menschenvoll war sein Schlafgemach. Klein und groß, dick und hager, älter und jünger drängelten sich die Menschen um sein Bett. Da war Jean, der Boule-Spieler, der einen Pfiff nicht hatte unterdrücken können, weil er immer leise durch die Zähne pfiff, wenn er aufgeregt war. Da war der Maître Mussard und hielt eine winzige goldene Muschel in Händen. Da war der sonderbar verjüngte Marquis de la Taillade-Espinasse mit einem großen Buch voll endloser Zahlenkolonnen. Da war der stadtbekannte Kontrabassist, der nun eine Flöte trug und lächelte. Da wer der ganz in sich ruhende Herr Sommer, dessen Hut vor Freude zitterte. Sein Wanderstock stand fest in der Ecke. Da war der berühmte Geophysiker Erasmus R. Demuth. An seinen Füßen leuchteten rot und gelb Turnschuhe der allerneusten Sorte. Da war der stille Monsieur Jonathan Noel. Er deutete mit der Rechten auf einen neu bespannten Koffer und bewegte dazu die Linke wellenförmig – als sei er im Begriff, sich einzuschiffen für die große Fahrt. Da war Monsieur Baldini, der auf dem Fenstersims eine Duftorgel im Miniaturformat aufgebaut hatte. Und auch der scheue Dichter Windisch und der berühmte Pferdeliebhaber und Sprachkritiker Süskind mitsamt seinem jüngsten Sohn waren aus dem Nachbarland im Osten gekommen. Sie alle, so schien es Jean-Baptiste Grenouille, spitzten die Lippen im selben Augenblick und gaben der Luft, die aus ihren Lungen kräftig entströmte, dieselbe Färbung: »Glückwunsch, lieber Jean-Baptiste. Alles Gute zum Geburtstag.« Man schrieb nämlich den 17. Juli.

Antoine Richis stand am Ende des Bettes, dem Geburtstagskind genau gegenüber. Neben ihm leuchteten Laures Augen. Vor allem aber duftete die himmlische, sanfte, zarte Laure nach Jasmin und frischem Gras und Kirschblüte. Konnte es denn wahr sein, dass ein Mensch so märchenhaft roch? Jean-Baptiste

Grenouille sah auf Laure und Laure sah auf Jean-Baptiste und der Falter flatterte zurück und Herr Sommer summte ein Lied und Monsieur Baldini griff zur Duftorgel und der Maître legte die goldene Muschel auf das Bett und Jonathan Noel entnahm seinem Koffer eine Flasche Château Cheval Blanc und Jakob Windisch zog aus seiner Weste ein Buch mit der Aufschrift »Loreley« und alles war in bester Ordnung. Ein Traum, was sonst?